本书获2015年贵州省出版传媒事业发展专项资金资助

奇异中草药·单方验方

第1册

杨卫平　夏同珩◎编著

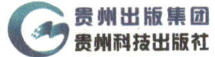

图书在版编目（CIP）数据

奇异中草药·单方验方.第1册/杨卫平,夏同珩编著.--贵阳：贵州科技出版社,2016.6（2025.1重印）
ISBN 978-7-5532-0441-3

Ⅰ.①奇… Ⅱ.①杨…②夏… Ⅲ.①中草药—基本知识②中草药—验方 Ⅳ.①R282②R289.5

中国版本图书馆CIP数据核字(2016)第033632号

出版发行	贵州出版集团　贵州科技出版社
地　　址	贵阳市中天会展城会展东路A座（邮政编码：550081）
网　　址	http://www.gzstph.com　　http://www.gzkj.com.cn
出 版 人	熊兴平
经　　销	全国各地新华书店
印　　刷	北京兰星球彩色印刷有限公司
版　　次	2016年6月第1版
印　　次	2025年1月第2次
字　　数	325千字
印　　张	7.5
开　　本	890mm×1240mm　1/64
书　　号	ISBN 978-7-5532-0441-3
定　　价	49.00元

天猫旗舰店：http://gzkjcbs.tmall.com

前 言

时代的进步加快了人们前进的步伐,人们的生活方式日新月异,以提高生活质量为追求的目标。要提高我们的生活质量,有很多方面的内容,其中最主要的一方面,就是追求健康强壮的体魄,以此为基础更好地工作和生活。要有健康强壮的体魄,除了有良好的心态和合理的体育锻炼、正常的生活起居外,更重要的是疾病的预防和治疗。疾病的预防和治疗,使用药物是常用的手段之一。我国目前对于新药的分类,是将药物分为中药、天然药物、化学药品和生物药品三大部分,其中化学药品及生物药品在防治疾病的同时,也对人体产生一定的毒副作用,有些化学药品长久使用,可对人体造成伤害,尤其对血液、肾脏、肝脏等重要组织和脏器有毒性作用,甚至造成不可逆的损害。中药(中草药)相对于西药来说,除有毒性的外,大部分对人体的毒副作用都较小,作用温和,对人体有一定的营养、滋补作用,可以提升人体的素质,增强抗病能力。再加上当前人们厌倦钢筋混凝土"森林"的枯燥乏味生活,追求回归自然的生活方式,除到大自然中去放松身心、陶冶情操外,用毒副作用小的中草药来防病治病,强身健体,已成为当前一种流行时尚。因此,有一部图文并茂、易学、易懂、易用,方便随身携带的中草药图书,就可以为人们在用中草药防治疾病方面多提供一种选择。

为顺应时代需求，我们特撰写了口袋书系列中的《奇异中草药·单方验方》一书，共四册。

本书收载的中草药品种，是在参考相关书籍的基础上，以方便、易得、有效为原则，并兼顾观赏、食用等方面而选择的。

每药按中文名（附拉丁文名）、别名、医籍记载、药物来源、形态特征（突出鉴别特征）、生境及分布、药用部位及采收、性能功效及单方验方举例、观赏或药膳、主要化学成分、现代研究（含临床应用）等列项编写。每个品种配图2~4幅。图片美观清晰、形态特征明显。

本书主要编写人员为贵阳中医学院药学院教师，除署名作者外，还有冯泳、夏璇、杨成华、熊源新、杨传东、云雪林、周静、梅颖、董发发、刘绍欢、宋胜武、严福林、李琼、刘虹、黄敏、姜东辉等参加了本书的编写。

由于编者受学识水平所限，书中难免有错漏之处，敬请广大读者不吝指正，对此深表谢意。

编著者

目 录

1 八角枫 ·············1
2 芭 蕉 ·············4
3 沿阶草 ·············7
4 吉祥草 ············10
5 侧 柏 ············13
6 狗 脊 ············16
7 车 前 ············19
8 西河柳 ············23
9 重阳木 ············26
10 万年刺 ············29
11 草沉香 ············32
12 算盘子 ············34
13 大毛桐 ············37
14 粗糠柴 ············40
15 蓖 麻 ············43
16 乌 桕 ············46
17 油 桐 ············49
18 灯心草 ············52
19 枸 骨 ············55
20 冬 青 ············58
21 铁冬青 ············61
22 合 欢 ············64
23 紫云英 ············67
24 大夜关门 ············70
25 云 实 ············73
26 紫 荆 ············76
27 皂 角 ············79
28 大果油麻藤 ············82
29 油麻血藤 ············84
30 血人参 ············87
31 鸡眼草 ············90
32 洋 槐 ············93
33 鸡血藤 ············96
34 紫 藤 ············99
35 马醉木 ···········102
36 马缨花 ···········105
37 闹羊花 ···········108
38 映山红 ···········111
39 杜 仲 ···········114
40 珙 桐 ···········117
41 观音座莲 ···········119
42 海金子 ···········122

43	海桐	125
44	核桃	128
45	枫杨	131
46	桦木	134
47	夹竹桃	137
48	蛇根木	140
49	萝芙木	143
50	枫树	146
51	芙蓉花	150
52	木槿	153
53	旌节花	157
54	板栗	160
55	橡实	163
56	槲白皮	165
57	苦木	168
58	山蜡梅	171
59	蜡梅	174
60	喜树	177
61	楝	180
62	罗汉松	184
63	大叶紫珠	187
64	大青	190
65	臭梧桐	193
66	牡荆	196
67	蔓荆子	200
68	木天蓼	203
69	南五味子	206
70	厚朴	209
71	莽草	213
72	辛夷	216
73	八角	220
74	木棉	223
75	女萎	227
76	威灵仙	230
77	八月瓜	232
78	大血藤	236
79	连翘	239
80	迎春花	242
81	女贞	245
82	盐肤木	248
83	干漆	251
84	紫薇	254
85	栀子	257
86	玉叶金花	261
87	六月雪	264
88	钩藤	267
89	苦杏仁	270
90	郁李仁	273
91	木瓜	276
92	野山楂	279

93	石楠	282	118	狗脊贯众	359
94	枸杞	285	119	三颗针	362
95	小花清风藤	289	120	淫羊藿	365
96	金银忍冬	292	121	十大功劳	368
97	结香	295	122	南天竹	372
98	柘木	298	123	泡桐	375
99	山茶花	301	124	亚麻	378
100	油茶	304	125	柳	380
101	山茱萸	307	126	白杨	383
102	四照花	310	127	野牡丹	386
103	柳杉	313	128	地菍	390
104	大枣	316	129	金锦香	393
105	酸枣仁	319	130	博落回	396
106	南蛇藤	322	131	榆	399
107	鬼箭羽	325	132	乌棒子	402
108	扶芳藤	328	133	枳	405
109	昆明山海棠	331	134	化橘红	409
110	雷公藤	334	135	黄柏	412
111	无患子	337	136	枸橘	415
112	梧桐	340	137	见血飞	418
113	五加皮	343	138	花椒	421
114	樗木	346	139	大叶花椒	425
115	三角枫	350	140	樟	428
116	刺楸	353	141	阴香	431
117	通草	356	142	楠	434

143 凌 霄 …………437
144 楸 木 ………… 440
145 梓 …………443
146 槟 榔 …………446
147 棕 榈 …………450
中文名笔画索引……453
拉丁文名索引…………463

1 八角枫

【别名】八角风,白金条,白龙须。

【医籍记载】《本草从新》:"治麻痹风毒,打仆瘀血停积。"

【来源】八角枫科植物八角枫 Alangium chinensa (Lour.) Harms.。

【形态特征】落叶小乔木或灌木,高3~5m。幼枝紫绿色。叶互生;叶纸质,近圆形或椭圆形,先端顶尖或锐尖,基部阔楔形或截形,两侧不对称,叶上面无毛,下面脉腋内有丝毛。聚伞花序腋生,花7~30朵,小苞片线形;花萼先端

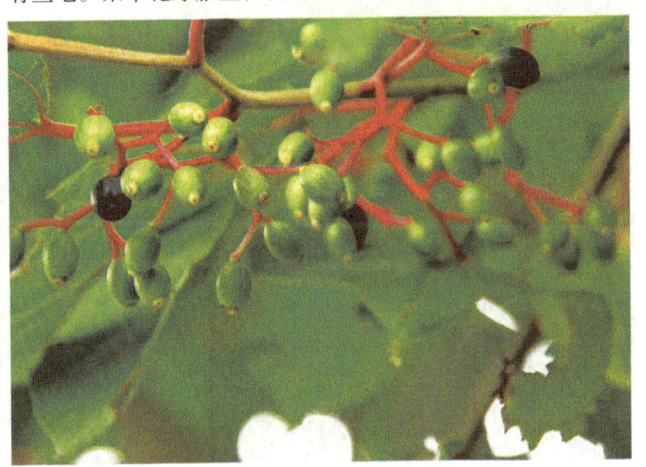

分裂；花瓣6~8瓣，初白色，后变为黄色；雄蕊6~8枚；子房2室。核果卵圆形，熟时黑色。花期5~7月，果期7~10月。

【生境及分布】生于海拔2000m以下的山野或疏林边。喜温暖湿润气候，以土壤深厚、肥沃而排水良好的沙质土栽培为宜。分布于我国长江流域以南各地。

【药用部位及采收】药用其叶、根、须根。叶：春夏季采收，鲜用或晒干备用。根：秋冬季采挖，洗净，晾晒至干燥，阴凉处贮存备用。用时切段。

【性能功效】根、叶同用。味辛、苦，性微温；有毒，须根大毒。祛风除湿，活血止痛。

【单方验方】1. 治风湿关节痛：八角枫10g，透骨香

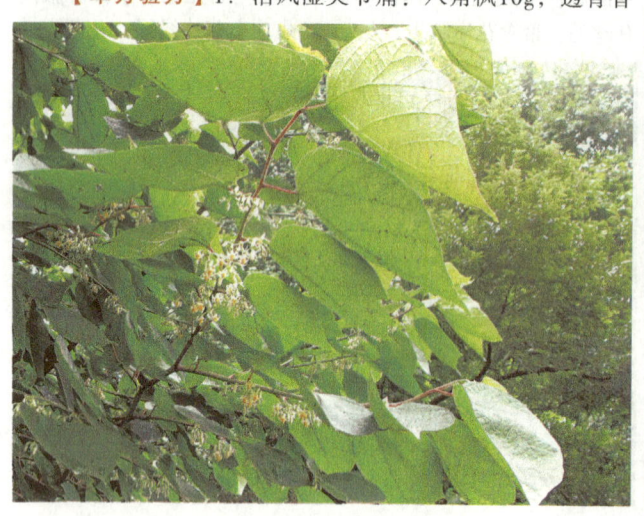

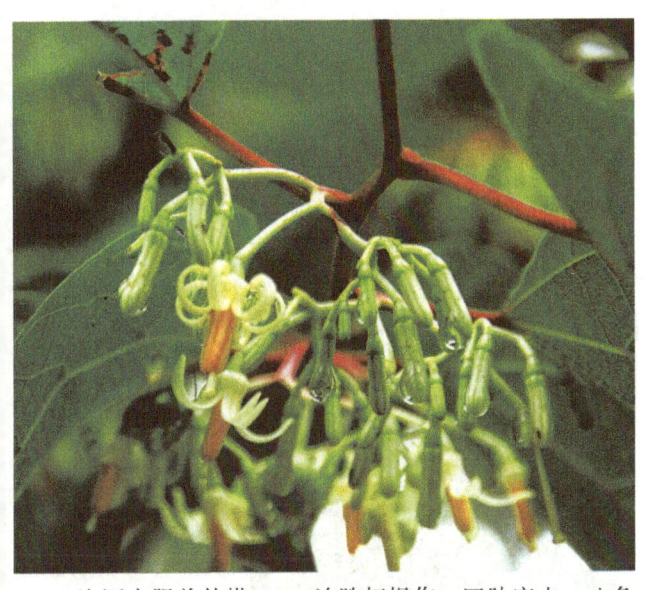

30g，泡酒内服兼外搽。2. 治跌打损伤、四肢麻木：八角枫10g，酒水各半煎服。3. 治咳喘：八角枫10g，山蚂蝗根30g，水煎服。4. 治疗疖肿痛：八角枫叶适量，捣烂外敷。

【园艺价值】做园林绿化、林下绿雕塑观赏。观叶类。

【主要化学成分】根、茎及枝条含生物碱，酚类，氨基酸，有机酸和树脂等。须根含生物碱及糖苷，强心苷等。

【现代研究】药理研究显示，八角枫有肌肉松弛作用，能抑制心脏使血压下降，调节呼吸。临床上用于治疗风湿性关节麻木，跌打损伤，劳累后腰痛，喘咳和肺结核咳嗽等。

2 芭 蕉

【别名】芭蕉根。

【医籍记载】《本草从新》:"泻热解毒。治一切肿毒,发被欲死,赤游风疹,风热头痛,产后血胀,消渴饮水,天行热狂,血淋涩痛,疮口不合。"

【来源】芭蕉科植物芭蕉 Musa basjoo Sieb. et Zucc.。

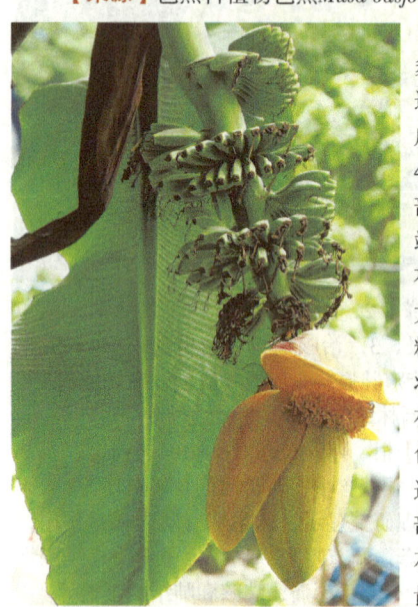

【形态特征】多年生草本。茎短,通常为叶鞘包围而形成高大的假茎,高约4m。叶长2~3m,基部圆形或不对称,先端钝,表面鲜绿色,有光泽,中脉明显粗大,侧脉平行;叶柄粗壮,长达30cm。穗状花序顶生,下垂,苞片佛焰包状,红褐色或紫色;花单性,通常雄花生于花束上部,雌花在下部,花冠近唇形,先端5齿裂;雄蕊5枚,离生,伸出花冠;雌花子房下位3室,花柱1枚。浆果三棱状长圆形。种子多数。

【生境及分布】多栽培于庭院及农舍附近,喜温暖炎热的气候,忌严寒。分布于山东至长江流域以南地区。

【药用部位及采收】药用花、根。全年可以采挖根和叶,晒干备用或鲜用。春季采花,阴干备用。

【性能功效】味甘、淡,性寒。解毒,利水,化瘀。

【单方验方】1. 治心悸:芭蕉花、小贯众各15g,水煎服。2. 治消渴病:芭蕉根、胖血藤、红禾麻根各20g,水煎服。3. 治水肿:芭蕉根、毛蜡烛根、川木通各10g,水煎服。4. 治瘰疬:芭蕉根捣烂外敷。5. 治烧烫伤:鲜芭蕉叶适量,研末。水疱已破者,用麻油调敷;水疱未破者,鸡蛋清调敷。

【药膳】芭蕉果实可作为新鲜水果,剥皮后食用。

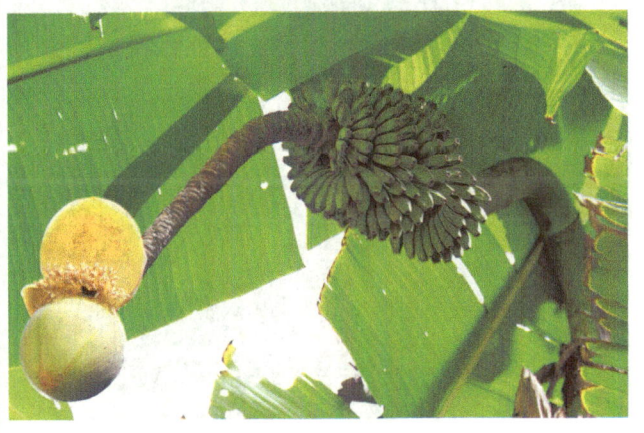

【园艺价值】除做水果栽培外,亦用于庭院和园林绿化。

【主要化学成分】根含水分,灰分,盐酸可溶物,粗蛋白质和粗纤维素等。

【现代研究】临床上芭蕉用于治疗头晕目眩,丹毒,疔疮,乳糜尿,糖尿病和带下等。

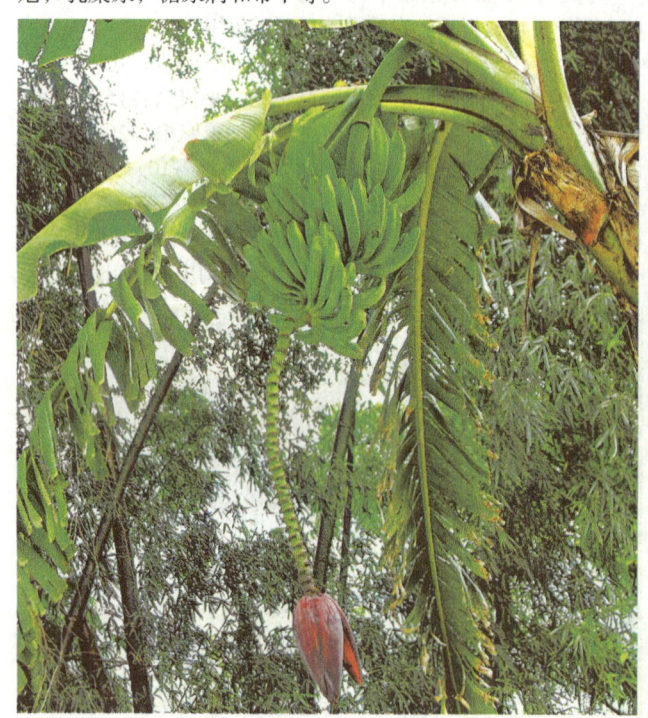

3　沿阶草

【别名】麦门冬，麦冬。

【医籍记载】《神农本草经》(简称"《本经》")："主心腹结气，肠中伤饱，胃络脉绝，羸瘦短气。"

【来源】百合科植物沿阶草 *Ophiopogon bodinieri* Lévl.。

【形态特征】多年生草本，高15～40cm。地下匍匐枝细长，须根常有部分膨大成肉质块根。叶丛生，窄线形，叶柄鞘状。总状花序顶生于花茎上；苞片膜质，花常1～3朵簇生于苞片腋内；淡紫色或白色；花被片6片，展开，披针形；雄蕊6枚；花柱细长，圆柱形，子房3室。浆果球形，早期绿

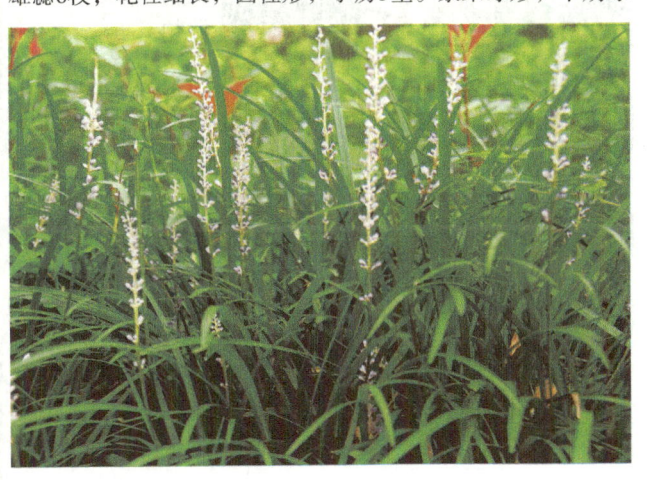

色，成熟后暗蓝色。花期5~8月，果期7~9月。

【生境及分布】生于海拔600~1500m的山坡阴湿处、林下或路旁。喜温和气候、较阴湿环境，以土层深厚、肥沃、疏松的沙质土生长较好。我国各地普遍分布或栽种。

【药用部位及采收】药用块根。野生者在清明后采挖，栽种者可在立夏时采挖。挖取后剪下块根，洗净泥土，暴晒3~4天，堆通风处，使其返潮，蒸发水分，3日后再晒，如此反复2~3次，除去须根、杂质，备用。

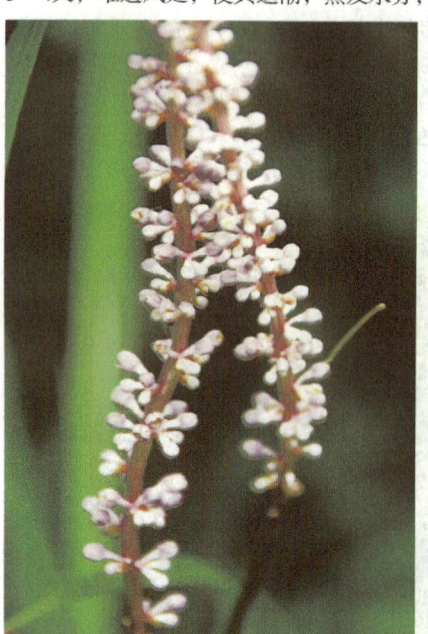

【性能功效】味甘、苦，性寒。润肺止咳，清心除烦。

【单方验方】1.治咳嗽：沿阶草、枇杷叶各30g，水煎服。2.治口渴：沿阶草、鲜芦根、竹叶各20g，水煎服。3.治骨折：沿阶草、水冬瓜、泽兰各适量，捣烂外敷再固定。

【药膳】块根干燥后收藏。干品

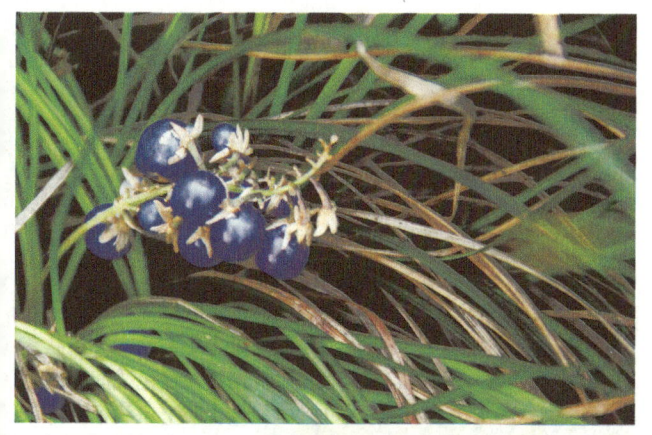

温水浸泡后炖肉、熬粥，或泡茶及浸酒食用；鲜茎叶洗净，开水焯后凉拌，或做汤食用。

【园艺价值】做地栽、盆栽、切花或插花配材观赏。观叶类。6~9月观淡蓝白色花。翌年春季观宝蓝色或黑色果。

【主要化学成分】块根含沿阶草皂苷A、B、C及β-谷甾醇、豆甾醇等。

【现代研究】药理研究显示，沿阶草有增强心肌收缩力，加大冠脉血流量，抗休克、抗心肌梗死、抗心律失常及改善心肌缺血、缺氧状态等作用。对中枢神经系统有镇静、催眠、抗惊厥和拮抗咖啡因兴奋的作用。临床上用于治疗失眠，肺炎，小儿支气管哮喘，小儿厌食，小儿夏季热，冠心病，肺源性心脏病，病毒性心肌炎，脑轻微障碍综合征和阿尔茨海默病等。

4 吉祥草

【别名】观音草。

【医籍记载】《本草拾遗》："主明目，强记，补心力。"

【来源】百合科植物吉祥草 *Reineckea carnea*（Andr.）Kunth。

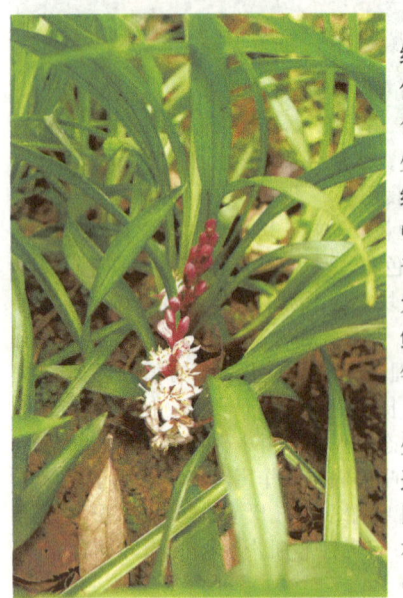

【形态特征】常绿多年生草本。根状茎匍匐，绿色或间有紫白色，节上生须根。叶丛生于根茎顶端或节部，线状披针形；平行脉，中脉明显。圆锥花序生于叶腋，花两性；花被紫红色。浆果紫红色或鲜红色。花期冬末及次年初春。

【生境及分布】生于山沟阴湿处、林边、草坡及疏林下，山区多见。喜阴，耐寒。在排水良好的沙质土壤中生长良好。分布于我

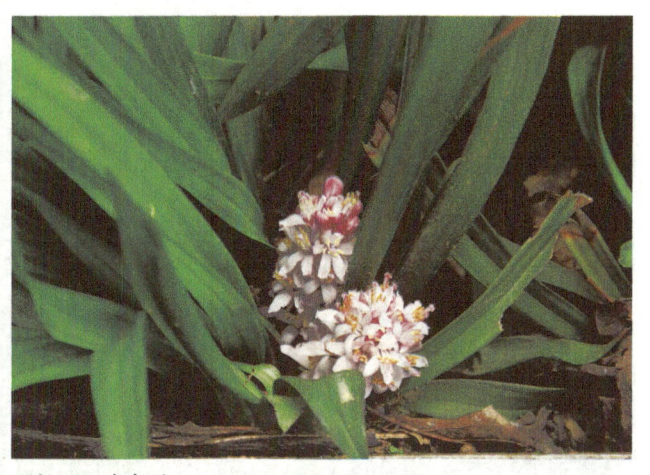

国长江以南各地。

【药用部位及采收】药用带根全草。全年采收，洗净，阴干或晒干备用。

【性能功效】味苦、甘，性寒。润肺止咳，清热活血。

【单方验方】1．治咳嗽：吉祥草、鱼腥草、虎杖各20g，水煎服。2．治湿热黄疸、胁痛：吉祥草、齐头蒿各30g，水煎服。3．治跌打损伤：吉祥草、九龙盘、九龙藤各20g，酒水各半煎服。4．治风湿痹痛：吉祥草、花蝴蝶叶各适量，捣烂外敷。5．治骨折：吉祥草、冷水花、四块瓦各适量，捣烂包患处。

【园艺价值】做地栽、盆栽或地被观赏，观叶类；还可观红色浆果。

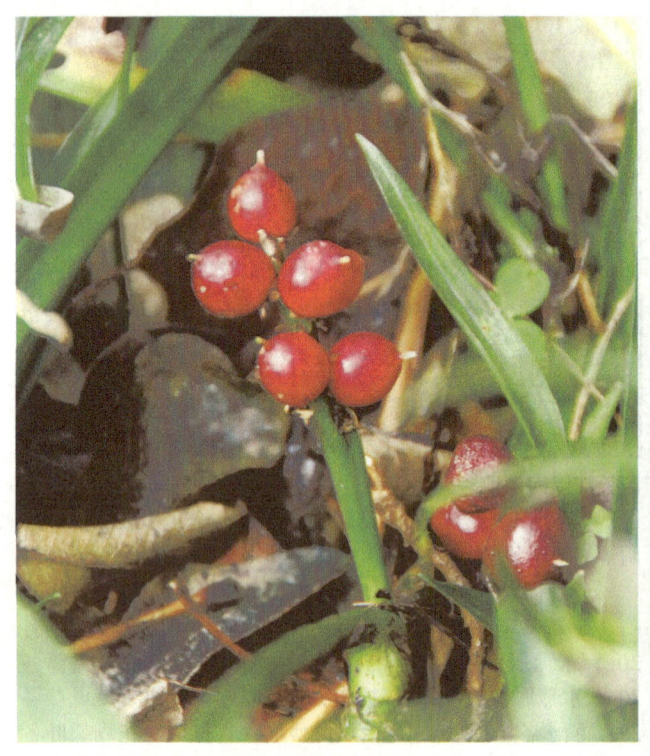

【**主要化学成分**】含薯蓣皂苷元,奇梯皂苷元,钦兰皂苷元,吉祥草皂苷元和异万年青皂苷元等。

【**现代研究**】临床上吉祥草用于治疗肺结核咳嗽,黄疸型肝炎,跌打损伤,骨折,吐血和小儿消化不良等。

5 侧 柏

【别名】侧柏叶，柏子仁。

【医籍记载】《本经》：（子）"主惊悸，安五脏，益气，除风湿痹。"《名医别录》：（叶）"主吐血、衄血、血痢、崩中赤白。轻身益气，令人耐寒暑，去湿痹，生肌。"

【来源】柏科植物侧柏 *Platycladus orientalis*（L.）Franco。

【形态特征】常绿乔木。高达20m。树皮薄，淡灰褐色，裂成长条状；树枝密，小枝扁平，排成一平面，直展。鳞形叶交互对生，扁平，有腺点；侧面叶呈龙骨状，覆盖在正面叶上。雌雄同株，球花生于上年短枝顶上。球果卵状椭圆形。花期4~5月，果期10~11月。

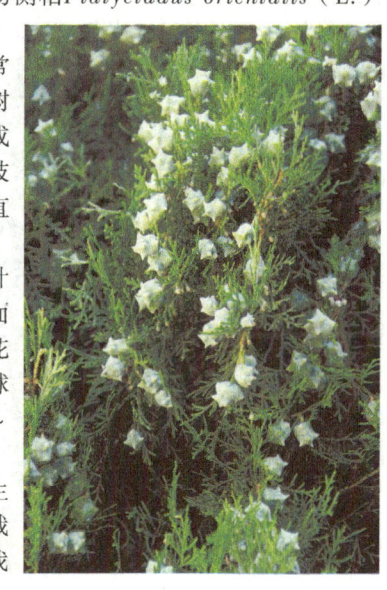

【生境及分布】生于阴湿肥沃的山坡或栽培于园林中。分布于我

国各地。

【药用部位及采收】 药用枝梢及叶片（药名为"侧柏叶"）或成熟种仁（药名为"柏子仁"）。侧柏叶：夏秋采收，剪取小枝，晾干备用。柏子仁：冬初种子成熟时采收，晒干，压碎种皮，阴干备用。

【性能功效】 种仁：味甘，性平；养心安神，止汗，润肠。叶：味苦、涩，性凉；凉血止血，祛痰止咳。

【单方验方】 种仁：1. 治心悸怔忡，虚烦失眠：柏子仁、牡蛎各20g，人参、五味子各5g，水煎服。2. 治失眠健忘：柏子仁、酸枣仁、熟地各20g，麦冬、远志各10g，黄连3g，水煎服。

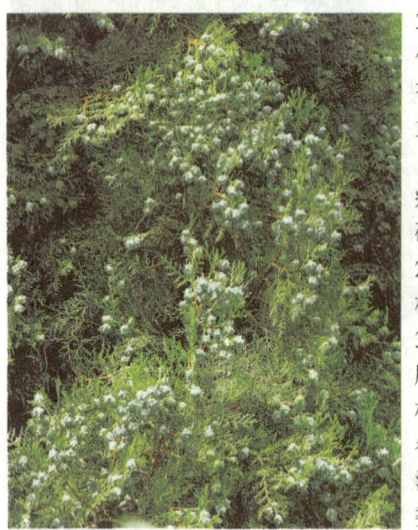

3. 治肠燥便秘：柏子仁、火麻仁、郁李仁、杏仁各12g，陈皮6g，制丸服或蜂蜜水煎服。

叶：1. 治胃脘疼痛、吐血：侧柏研末，每次吞服3g。2. 治崩漏下血：侧柏、地锦、铁苋菜各30g，水煎服。3. 治肺热咳嗽、咯血：侧柏、大毛香、岩豇豆各30g，水煎服。4. 治湿热痢疾：侧柏、委陵菜各30g，水煎服。5. 治皮肤瘙痒：侧柏50g，泡酒100ml，外搽。

【园艺价值】做园林绿化、林下绿雕塑观赏。观叶类。

【主要化学成分】柏子仁含柏木醇，谷甾醇，双萜类成分，脂肪油，少量挥发油和皂苷等。侧柏叶含挥发油类，黄酮类，有机酸类，鞣质，树脂和维生素等。

【现代研究】药理研究显示，侧柏种仁有润肠通便作用，对损伤造成的记忆再现障碍和记忆消失有明显改善作用。临床上用于治疗斑秃，脱发，失眠，神经衰弱，流行性腮腺炎和习惯性流产等。叶片有缩短出血、凝血时间及止血作用，明显镇咳、祛痰、平喘作用，抗菌、镇静、降压等作用。临床上用于治疗胃、十二指肠溃疡病并发出血，痔疮出血，脂溢性皮炎瘙痒，功能性子宫出血，急性、慢性菌痢脓血便，慢性气管炎咳嗽和高血压病等。

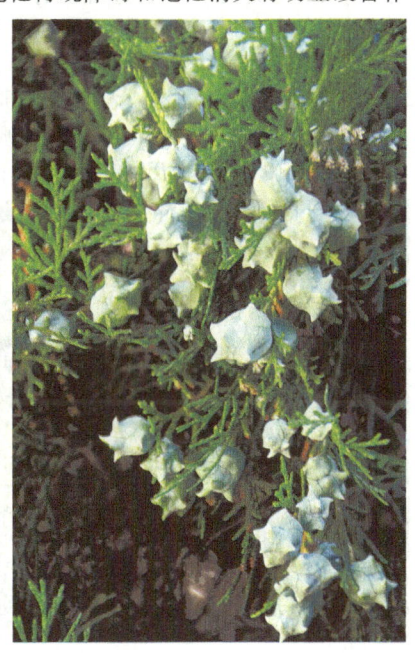

6 狗 脊

【别名】金毛狗脊,金毛狗。

【医籍记载】《本经》:"主腰背强,机关缓急;周痹寒湿膝痛,颇利老人。"

【来源】蚌壳蕨科植物金毛狗脊 Cibotium barometz (L.) J. Sm.。

【形态特征】大型土生蕨类,高2~3m。根茎横卧、粗壮,密生金黄色节状长毛,有光泽,形如金毛狗头。叶丛生,叶柄长1~12cm;叶片革质或厚纸质,宽卵形;3回羽状深裂,羽片10~15对,互生,狭长圆形;2回羽片18~24对,

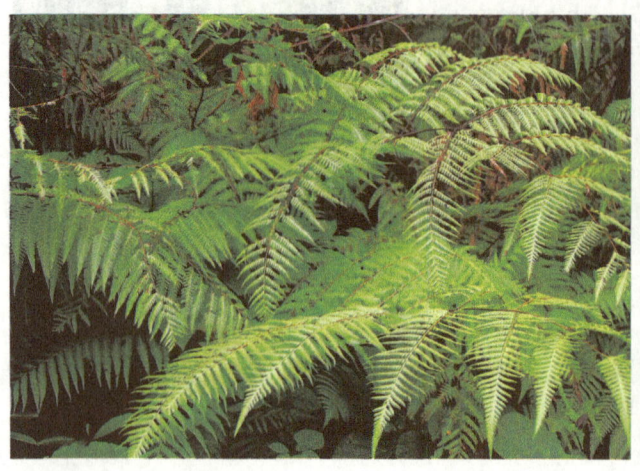

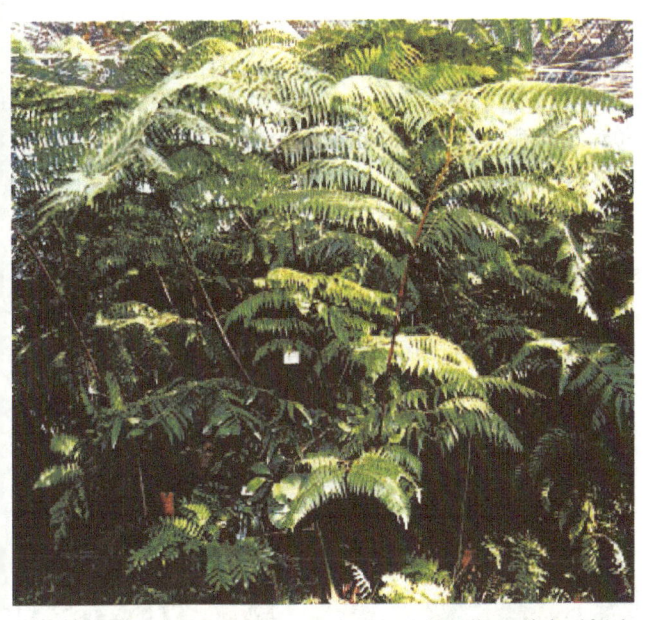

线状披针形；末回羽片23~25对。孢子囊群位于裂片下部边缘，囊群盖2瓣。

【生境及分布】生于山坡灌木林下阴湿处酸性土壤上。分布于我国中南、华南和西南地区。

【药用部位及采收】药用根茎。秋末冬初地上部分枯萎时采挖，挖取根茎，除去茎叶、泥土，或除去细根、叶柄及黄色柔毛，洗净，切片晒干备用。

【性能功效】味苦、甘，性温。祛风除湿，止血。

【单方验方】1. 治风湿骨痛：狗脊、大禾麻根各30g，水煎服。2. 治腰痛：狗脊、爬岩姜、行杆各30g，炖肉吃。3. 治骨质增生疼痛：狗脊、小铁仔、万年炮、水凤仙各30g，泡酒服。4. 治外伤吐血：狗脊根茎上柔毛适量，研末外敷伤处。

【园艺价值】做地栽、林下栽种，或切花配叶观赏。

【主要化学成分】根茎含蕨素R，金粉蕨素，绵马酚，淀粉和鞣质等。

【现代研究】药理研究显示，狗脊有类似于明胶海绵的止血作用。临床上用于治疗胃体部溃疡，结核病，小儿脱肛，滑胎，脊柱炎，老年性骨关节炎及疲劳性骨折等。

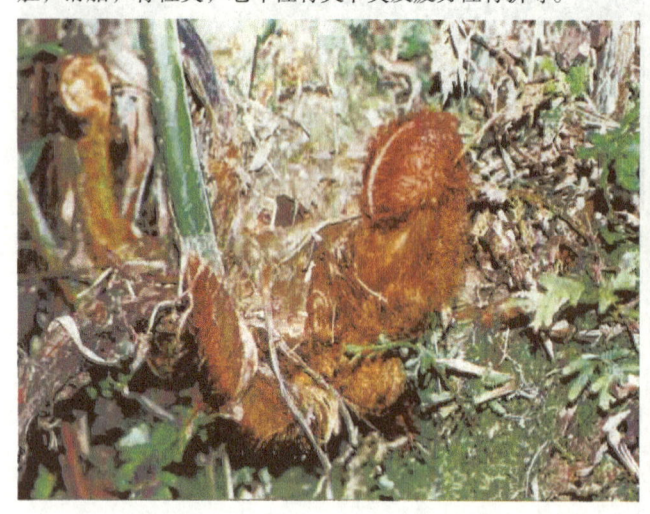

7 车前

【别名】车前子，车前草。

【医籍记载】《本经》：（种子）"主气癃，止痛，利水道小便，除湿痹。"《名医别录》：（全草）"主金疮，止血，衄鼻，瘀血血瘕下血，小便赤。"

【来源】车前草科植物车前 *Plantago asiatica* L. 以及同属近缘多种植物。

【形态特征】多年生草本，连花茎高达50cm，具须根。叶根生，具长柄，几乎与叶片等长或稍长，基部阔大；叶片卵形或椭圆形，基部狭窄成长柄，全缘或具不规则波状浅齿，有5~7条弧形脉。花茎数个；穗状花序，淡绿色花；花萼4片，花冠小，膜质，卵形，先端4裂，裂片三角形；雄蕊4枚。蒴果卵状圆锥形。种

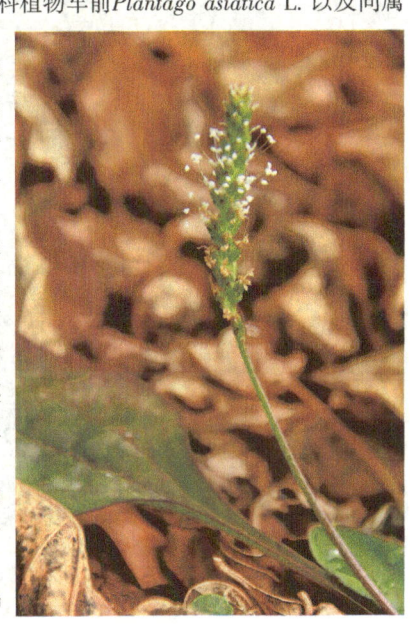

子4~8粒。花期6~9月，果期7~10月。

【生境及分布】生于山野路旁、花圃、菜地及池塘边等。我国各地普遍分布。

【药用部位及采收】药用种子（药名为"车前子"）或全草（药名为"车前草"）。全草：夏季采收，拔起全株，除去泥沙，洗净，晒干备用。种子：秋季果实成熟时采收，割取果穗，晒干后搓出种子，筛净果皮和杂质备用。

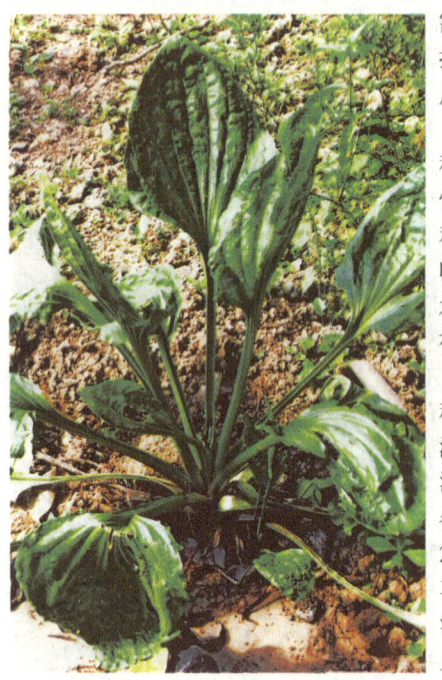

【性能功效】种子：味甘、淡，性寒。清热除湿，利尿通淋。全草：味甘，性寒。利水，清热，明目，祛痰。

【单方验方】种子：1.治热淋：车前子15g，滑石、木通、瞿麦各10g，水煎服。2.治暑湿泄泻：车前子6~12g，米汤送服。3.治肝火目赤肿痛：车前子、菊花、决明子、夏枯草各12g，水煎服。4.治肺热咳嗽痰多：车前子、瓜蒌、黄芩各10g，水煎服。

全草：1.治热淋尿血：鲜车前草适量，绞烂取汁，空腹服。2.治疳型肝炎：车前草、青风藤、齐头蒿各30g，水煎服。3.治肠炎、下利：车前草、凤尾草各30g，水煎服。4.治热毒疮疖：鲜车前草不拘量，捣烂，取渣外敷患处，取汁内服。

【药膳】鲜嫩茎叶洗净，开水焯后凉拌、炒、做馅、做汤，或下火锅烫食。

【园艺价值】做地栽、地被或草坡栽种观赏。

【主要化学成分】种子含黏液质，琥珀酸，车前烯醇，胆碱，车前子碱，脂肪油，有机酸，苯丙苷，环烯醚萜苷，挥发油，黄酮及其糖苷，豆甾醇，果胶，熊果酸，维生素A和B族维生素等。全草含桃叶珊瑚苷，车前

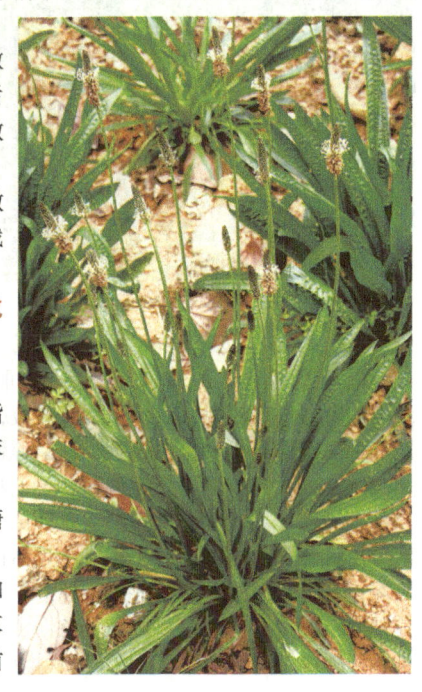

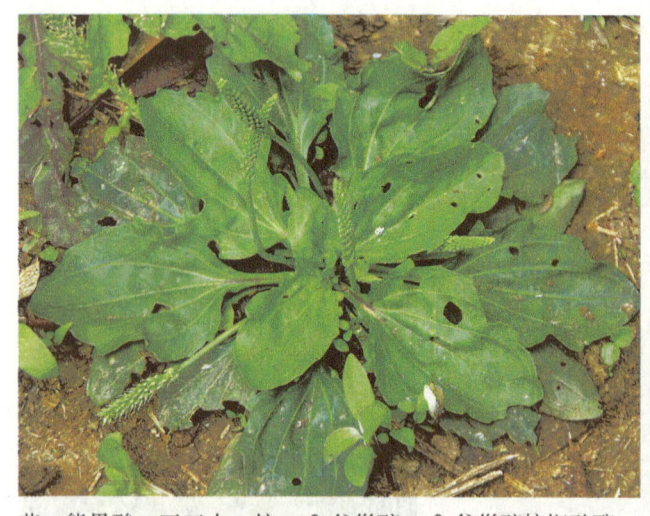

苷，熊果酸，正三十一烷，β-谷甾醇，β-谷甾醇棕榈酸酯，维生素B_1和维生素C等。

【现代研究】药理研究显示，车前子有利尿，预防肾结石，促进呼吸道黏液分泌，稀释痰液，抑制伤寒杆菌、大肠杆菌、绿脓杆菌和金黄色葡萄球菌等作用。全草有利尿，镇咳，祛痰，抑制同心性毛癣菌、羊毛状小芽孢癣菌、金黄色葡萄球菌、宋氏痢疾杆菌、大肠杆菌，抗炎，双向调节胃液分泌等作用。临床上种子用于治疗高血压病，充血性心力衰竭，小儿秋季腹泻和小儿单纯性消化不良等。全草用于治疗慢性气管炎，急性扁桃腺炎，急性黄疸型肝炎，泌尿道感染，泌尿道结石，急性、慢性细菌性痢疾和乳糜尿等。

8 西河柳

【别名】柽柳,三春柳。

【医籍记载】《本草汇言》:"凉血分,发痧疹,解痧毒之药也。"

【来源】柽柳科植物柽柳 Tamarix chinensis Lour.。

【形态特征】灌木或小乔木,高2.5~4m。茎多分支,枝条柔弱,扩张或下垂;树皮及枝条均为红褐色。叶互生;无叶柄;叶片细小,鳞片状,卵状三角形、卵状长圆形或披针形,先端尖,基部鞘状,蓝绿色。花为圆锥状复总状花序,顶生,长2~5cm;花小,粉红色;萼片5片;花瓣5瓣。蒴果狭小。

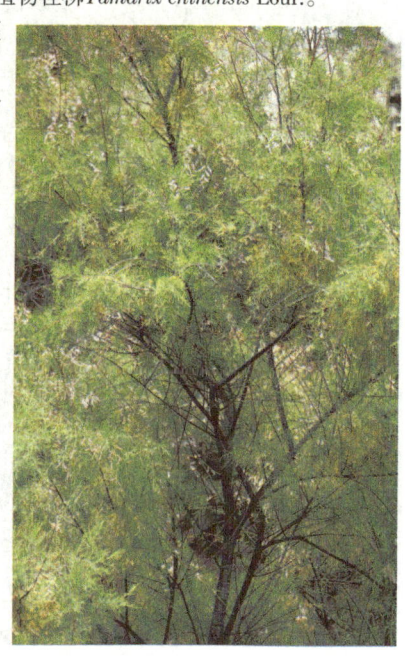

【生境及分布】适应性较强,耐旱,平坝、丘陵均可生

长。我国各地多种于庭院，亦常见野生。

【药用部位及采收】药用嫩枝叶。4~5月花未开时，折取细嫩枝叶，阴干备用。

【性能功效】味甘、辛，性平。解表透疹，祛风除湿。

【单方验方】1. 治感冒：西河柳9g，薄荷、荆芥各6g，生姜3g，水煎服。2. 治麻疹不透：西河柳、芫荽、浮萍、樱桃核各6g，水煎服。3. 治慢性气管炎：西河柳细嫩枝叶制成煎剂、颗粒剂、丸剂或注射剂等应用。

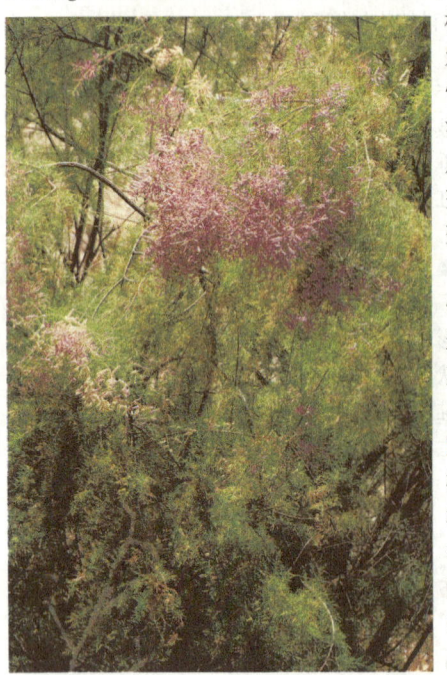

【园艺价值】做园林绿化、河边林荫树观赏。观叶类。

【主要化学成分】含树脂，槲皮素-甲醚，柽柳酚，柽柳酮，柽柳醇，β-谷甾醇，胡萝卜苷，3′,4′-二甲基槲皮，槲皮素，没食子酸甲酯-3-甲醚，2-羟基-4-甲氧基肉桂酸和鼠李素等。

【现代研究】药理研究显示，西河柳有明显止咳，解热，抑制肺炎球菌、甲型链球菌、白色葡萄球菌及流感杆菌等作用。临床上用于治疗感冒，慢性气管炎和鼻咽癌等。

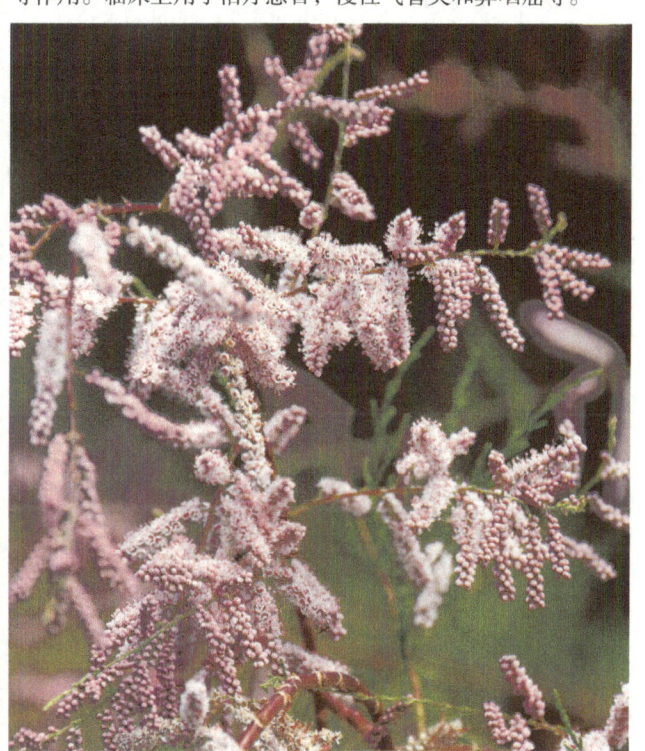

9 重阳木

【别名】红水树。

【医籍记载】《秦岭巴山天然药物志》:"行气活血,消肿解毒。"

【来源】大戟科植物重阳木 Bischofia polycarpa (Lévl.) Airy-Shaw。

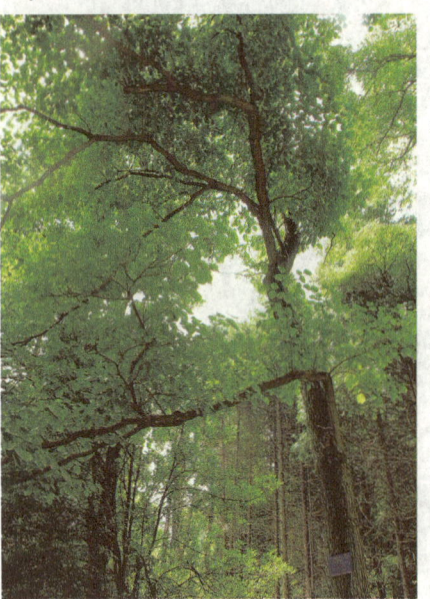

【形态特征】落叶乔木,高可达20m。全株光滑,树皮灰褐色,有裂纹。掌状复叶,小叶3片;总叶柄长6~10cm;小叶片近圆形或广椭圆形,先端尾状短尖或急尖,基部钝圆或微心形,边缘锯齿较密;两面无毛。花小,雌雄同株,淡绿色,排成腋生的总状花序;雄花雄蕊5枚,退化子房盾状;雌花具粗壮花梗，子房3室或4室，每室有胚珠2个，花柱不分裂。蒴果扁球形，紫色。种子小，长圆形。花期4~5月，果期7~8月。

【生境及分布】生于平地林中及河谷沟边。分布于江苏、浙江、江西、湖北、广东、广西、贵州和云南等地。

【药用部位及采收】药用根、树皮。树皮：春季雨水充沛时剥取，晾晒干燥备用。根：秋冬季采取，洗净泥土，除去须根，洗净，微火烘干备用。

【性能功效】味辛、涩，性凉。理气活血，解毒消肿。

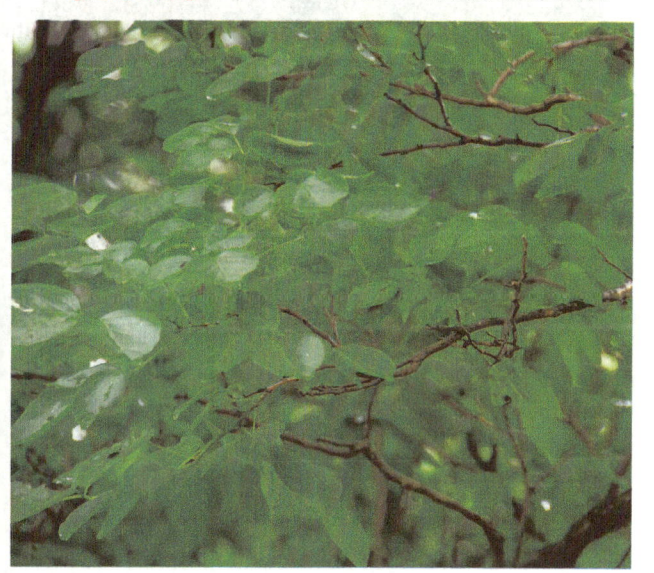

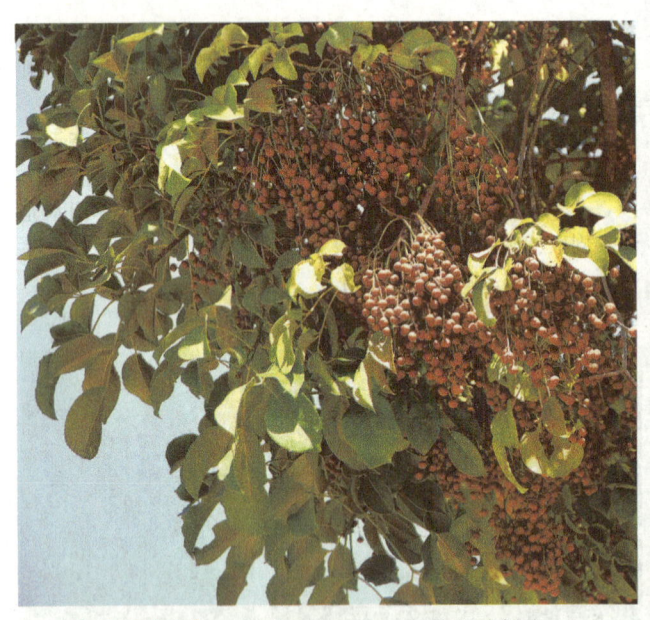

【单方验方】1. 治风湿骨痛：重阳木根或树皮9~15g，浸酒服，并用药酒外搽。2. 治黄疸：重阳木鲜叶60g，合欢皮15g，积雪草30g，冰糖15g，水煎服。3. 治咽喉肿痛：重阳木鲜叶、荸荠各30g，捣烂取汁饮服。4. 治痈疮肿毒：重阳木鲜叶适量，捣烂外敷患处。

【园艺价值】做园林绿化、林下绿雕塑观赏。观叶类。

【现代研究】临床上重阳木用于治疗风湿病，传染性肝炎，咽喉炎，肺炎，疮疡痈疽等。

10 万年刺

【别名】铁海棠,霸王鞭。

【医籍记载】《福建民间草药》:"化痰排脓,消痈解毒。"

【来源】大戟科植物铁海棠 *Euphorbia milii* Ch. des Moulins。

【形态特征】矮小多刺灌木,高可达 1 m。茎密被硬刺,刺长 1~2.5 cm。叶生嫩枝上,互生,常为倒卵形,黄绿色,长 2.5~5 cm,顶端圆而具凸尖,叶基楔形,无柄。5~9月开花,从茎枝顶端长出长花序梗,总苞钟形,顶端5裂,腺体4对,总苞基部有2片苞片,鲜红色,倒卵状圆形,直径 1~1.2 cm;子

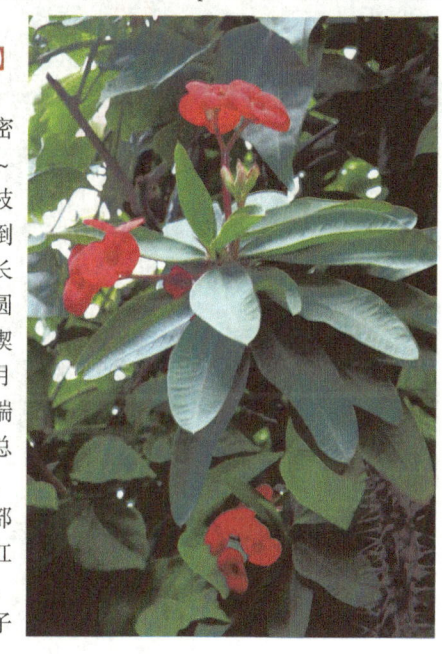

房3室，花柱3枚，中部以下合生，花柱顶端2条浅裂。结扁球形蒴果。花期5～9月，果期6～10月。

【生境及分布】多栽培于庭院。分布于广东、广西、福建和贵州等地。

【药用部位及采收】药用茎叶、根。全年可采，除去泥沙及杂质，洗净，晒干备用。

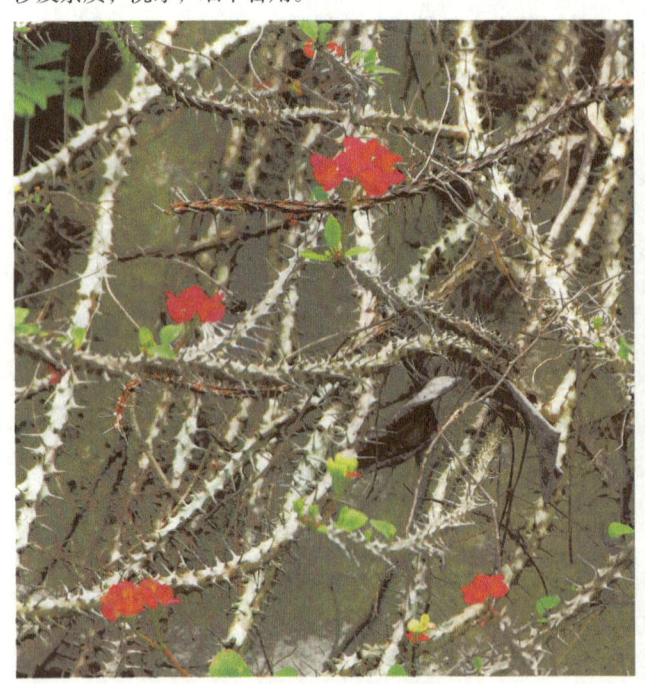

【性能功效】味苦，性凉；有毒。排脓，解毒，逐水。

【单方验方】1. 治痈疮肿毒：铁海棠鲜根适量，捣烂同酒糟炒热敷患处。2. 治对口疮：鲜铁海棠茎叶适量，酌加红糖，捣烂外敷患处。3. 治烧烫伤：铁海棠鲜叶适量，捣烂取汁涂患处。

【园艺价值】做园林绿化、植篱栽种。观叶类。

【主要化学成分】茎含大戟醇，β-谷甾醇，β-香树脂醇乙酸酯和铁海棠碱等；根含铁海棠碱A、B；叶含大戟醇和β-谷甾醇等。

【现代研究】临床上万年刺用于治疗化脓性感染，皮肤痈疖，跌打损伤，烧烫伤，肝炎和水肿等。

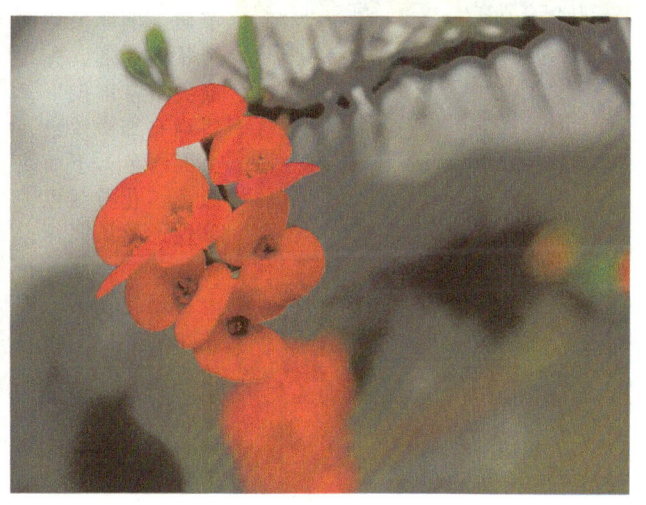

11 草沉香

【别名】刮筋板。

【医籍记载】《分类草药性》："治吐血，去风寒痰，消肿，格食症。"

【来源】大戟科植物草沉香 *Excoecaria acerifolia* F. Didr.。

【形态特征】常绿木本，高30~60cm。树皮平滑，有多数皮孔，皮层内含有乳液，切伤后流出。单叶互生，半草质，倒卵形或椭圆状披针形，先端渐尖，基部楔形，边缘有细微锐齿，上面绿色，下面淡绿色。花黄绿色，单性，雌雄同株；穗状花序，雄花在上，雌花在下；雄花20朵左右，雄蕊3枚；雌花花萼3片，子房圆球形，3室，分果圆球形，成熟后紫红色，分裂为3

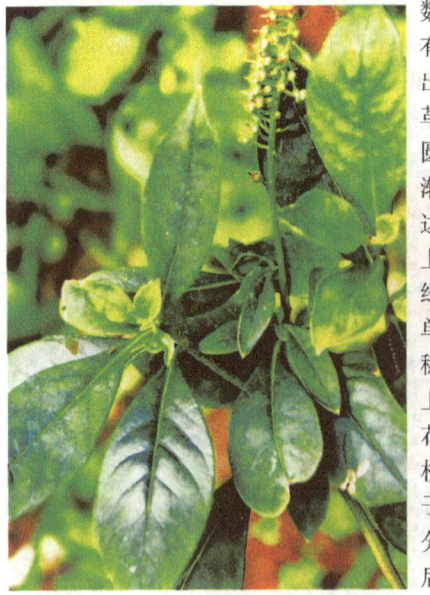

个小干果。花期4~6月，果期7~9月。

【生境及分布】生于大山的竹林间，有栽培。喜温暖气候，栽培以土壤深厚、肥沃为佳。分布于我国西南地区和陕西、湖北、湖南、西藏等地。

【药用部位及采收】药用幼嫩全株。9~10月采收，除去泥沙及杂质，洗净，晒干备用。

【性能功效】味苦，性微温。行气，破血，消积。

【单方验方】
1．治鼓胀：草沉香、苦荞头各6g，隔山消、虎杖各12g，水煎服。2．治小儿食积、疝气：草沉香6g，隔山消、鸡矢藤、萝卜各12g，水煎服。3．治黄疸：草沉香6g，炖肉吃。

【现代研究】临床上草沉香用于治疗水肿，小儿消化不良和慢性肝病等。

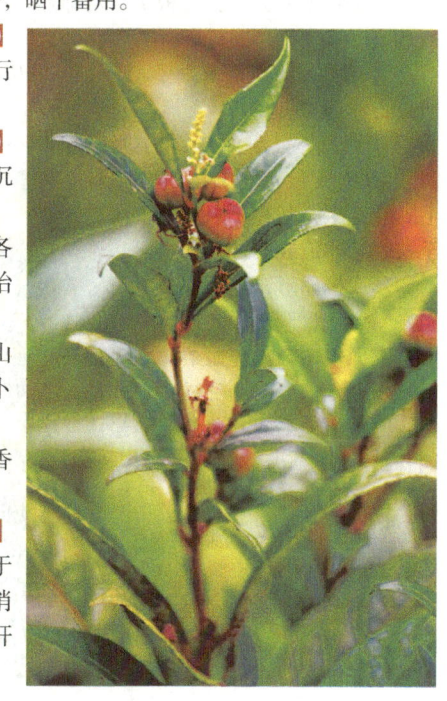

12 算盘子

【别名】算盘子根。

【医籍记载】《四川中药志》：（果实）"治气痛，腰痛。"《草木便方》：（根）"清肺热，利咽喉，消积，解毒，散疡核。"

【来源】大戟科植物算盘子 Glochidion puberum（L.）Hutch.。

【形态特征】直立多枝灌木，高1~3m。小枝灰褐色，密被锈色或黄褐色短柔毛。叶互生；叶片长圆形至长圆状卵形或披针形，稀卵形或倒卵形，先端钝至急尖，基部楔形至钝形，上面仅中脉被疏短柔毛或几无毛，下面粉绿色，密被短柔毛。花单性同株或异株，花小，2~5朵簇生于叶腋；萼片6片，2轮；雄花花梗细，雄蕊3枚；雌花花梗长，子房8~10室。蒴果扁球形，算盘珠状，常具8~10条明显纵沟，成熟时带

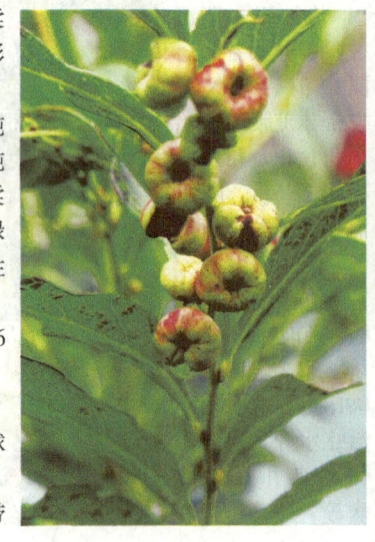

红色,种子近肾形,具三棱。花期6~10月,果期8~12月。

【生境及分布】生于山坡灌木丛中。喜温暖气候,以土层深厚、肥沃的沙质土壤为佳。分布于我国长江以南各地。

【药用部位及采收】药用根、果实。根:秋季采收,洗净泥土,除去须根,洗净,微火烘干备用。果实:秋季果实成熟时采收,洗净,晒干备用。

【性能功效】果实:味苦,性凉;有小毒。清热利湿,活血,解毒。根:味苦,性凉;有小毒。清热,利湿,行气,活血,解毒消肿。

【单方验方】果实:1. 治痢疾:算盘子20g,鸡屎藤10g,水煎服。2. 治胃痛:算盘子、青木香、苦荞头各15g,水煎服。3. 治经闭:算盘子20g,泽兰、桃仁各10g,水煎服。4. 治痔疮:算盘子、铁包金各20g,水煎内服又外洗。

根:1. 治感冒发热、咳嗽:算盘子根30g,生姜、食盐

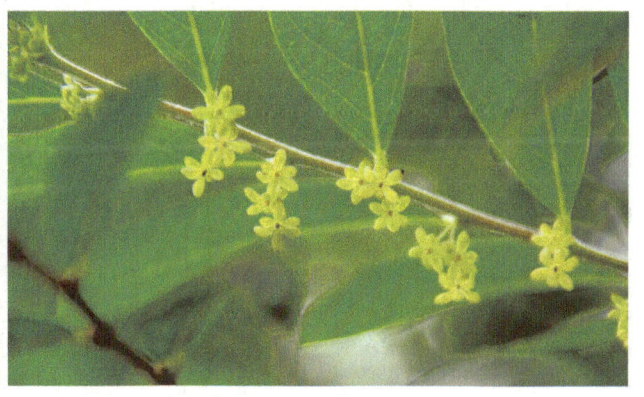

各1.5g，水煎服。2. 治小便短赤、涩痛：算盘子鲜根90g，车前子9～12g，水煎，冲烧酒服。3. 治风湿病关节疼痛：鲜算盘子根、茎叶各24～30g，切细，水煎，炖猪蹄服。4. 治闭经：算盘子根30g，蒸烧酒服。5. 治蛇咬伤：算盘子根90g，一枝黄花根、朱砂根各24g，白茅根15g，水煎服；另取算盘子鲜叶捣烂外敷。

【园艺价值】做花木、防护树栽种，观叶类。9～11月观红色叶；亦可观红色果。

【主要化学成分】果实含鞣质，酚类，氨基酸，糖类和算盘子碱等。

【现代研究】算盘子果实临床上用于治疗细菌性痢疾，带下病，月经不调，跌打损伤和急性泌尿道感染等。根临床上用于治疗感冒发热，咽喉炎，咳嗽，牙痛，细菌性痢疾，带下病，痛经，闭经，风湿病，跌打损伤和小便淋痛等。

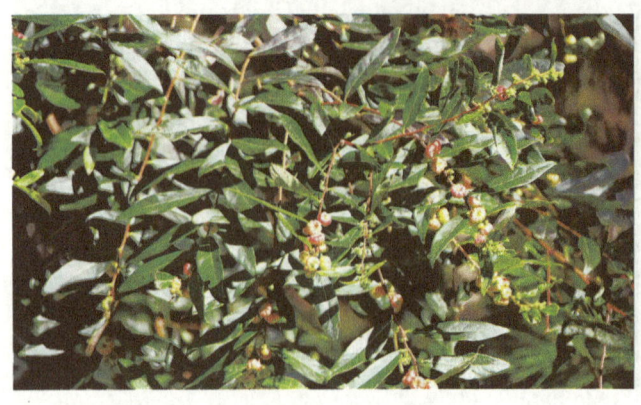

13 大毛桐

【别名】大毛桐子根。

【医籍记载】《广西本草选编》:"清热利尿。"

【来源】大戟科植物毛桐 *Mallotus barbatus*(Wall.) Muell.-Arg.。

【形态特征】落叶灌木或小乔木,高1~4m。幼枝密被棕黄褐色星状绵毛。叶互生,叶柄长5~22cm,被绵毛;幼叶红色,质厚,绒状;叶片纸质,卵形或卵圆形,先端渐尖,基部浑圆,边缘具疏锯齿,不分裂或3条浅裂,上面幼时密被星状茸毛,后渐变无毛,绿色叶脉7~11条。总状花序顶生或

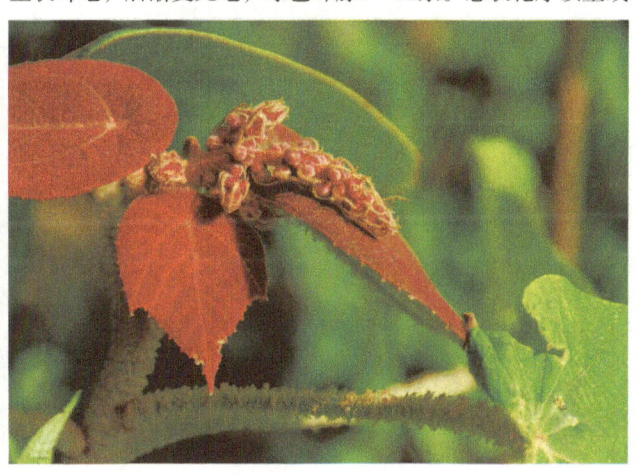

腋生；花序柄背面；花单性，雌雄异株；雄花5~8朵簇生，萼片4~5片，雄蕊多数；雌花单生于苞腋内，花萼4裂，子房方圆形，有乳头样突起，4室。蒴果扁球形，被软刺和星状茸毛。种子卵形，黑色，光亮。花期4~6月，果期7~10月。

【生境及分布】生于山坡、疏林或灌木丛中。分布于湖南、湖北、广东、广西、四川、贵州和云南等地。

【药用部位及采收】药用根、叶。根：秋冬季采挖，洗净泥土，除去须根，洗净，微火烘干备用。叶：春夏季枝叶茂盛时采收，洗净，晾晒干燥备用。

【性能功效】味苦，性平。清热，利湿。

【单方验方】1. 治肺痨咯血：大毛桐根60g，稚公鸡1只，炖服。2. 治褥疮：大毛桐叶、毛漆公叶各等量，晒干研

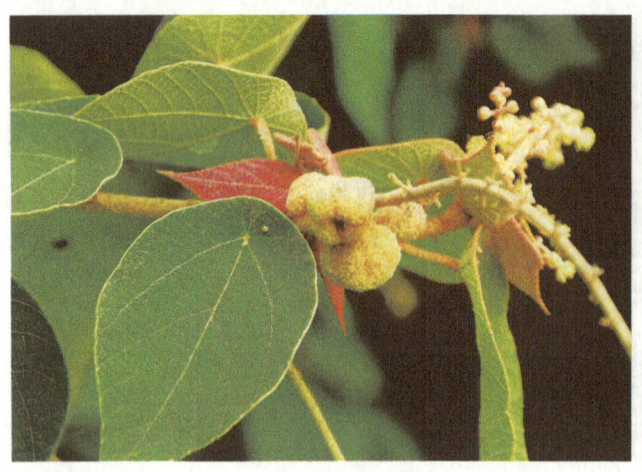

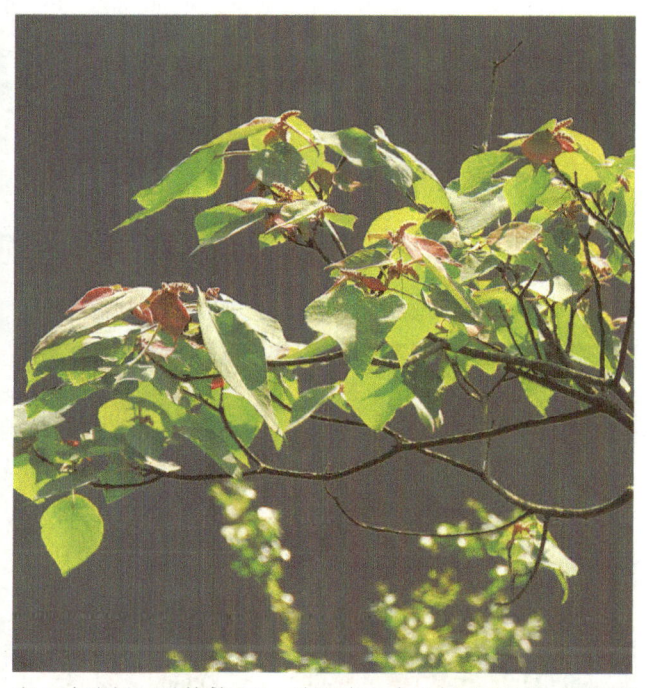

末，清洁创面后外敷。3. 治湿疹：大毛桐叶适量，晒干研末，外敷。

【园艺价值】做园林绿化栽种。观叶类。

【现代研究】临床上大毛桐用于治疗肺结核咯血，肠炎腹泻，小便淋痛，皮肤溃疡，褥疮，漆疮，背癣和外伤出血等。

14　粗糠柴

【别名】红果果毛。

【医籍记载】《全国中草药汇编》：（叶）"清热利湿。"

【来源】大戟科植物粗糠柴 *Mallotus philippinensis* (Lam.) Muell.-Arg.。

【形态特征】常绿小乔木。小枝、叶及花序均被褐色星

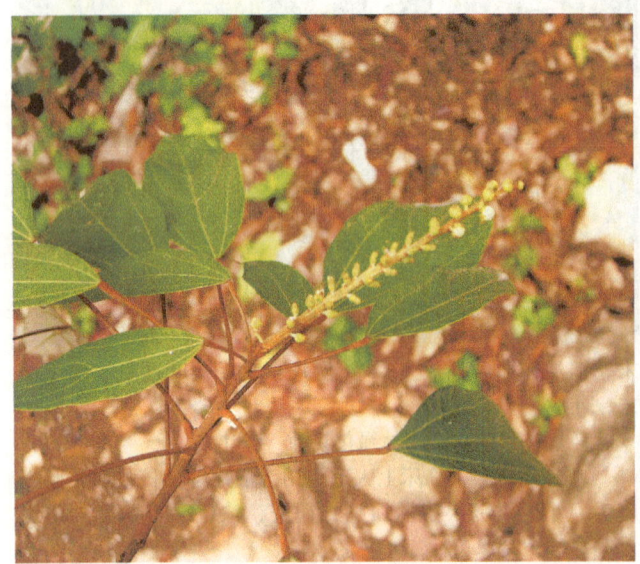

状柔毛。叶互生,卵状披针形,基部浑圆,先端渐尖,基出三脉,近叶柄有腺体2个。总状花序顶生或腋生,常有分支;花单性,雌雄同株;花小,无花瓣;雄花序成束或单生,萼片3~4片,雄蕊18~32枚;雌花序单生,花萼管状。蒴果近球形。种子球形。花期3~4月,果期7~8月。

【生境及分布】生于山坡、林缘、路旁灌木丛中。我国南北各地均有分布。

【药用部位及采收】药用叶、果实腺毛。叶:春夏季枝叶茂盛时采收,洗净,晾晒干燥备用。果实腺毛:秋季果实成熟时采收,装入布袋中,摩擦搓揉抖振,擦落毛茸,拣除果实,收集毛茸,干燥备用。

【性能功效】味淡,性平;有小毒。驱虫缓泻。

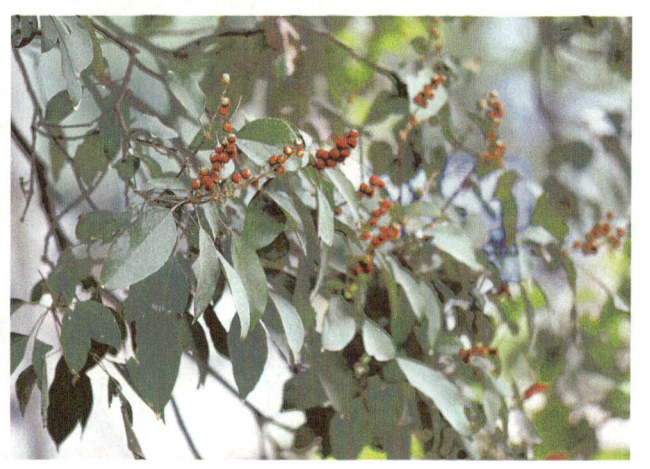

【单方验方】1. 治绦虫病：粗糠柴3g，水煎，冲服雷丸2粒。2. 治蛔虫病：粗糠柴3g，使君子、槟榔、鹤虱各6g，水煎服。3. 治湿热泄泻：粗糠柴叶6g，捣烂，加两次米泔水炖服。4. 治疮疡溃烂：粗糠柴叶适量，水煎外洗。

【主要化学成分】叶含淀粉酶，过氧化酶，磷酸化酶和多酚氧化酶等。果实腺毛含粗糠柴毒素，异粗糠柴毒素，4-羟基粗糠柴毒素，蛋白质，脂肪油，纤维素，蜡，苷类及鞣质等。

【现代研究】药理研究显示，粗糠柴有驱虫，提高小肠张力以增强肠蠕动等作用。临床上用于治疗绦虫病，蛔虫病和蛲虫病等。

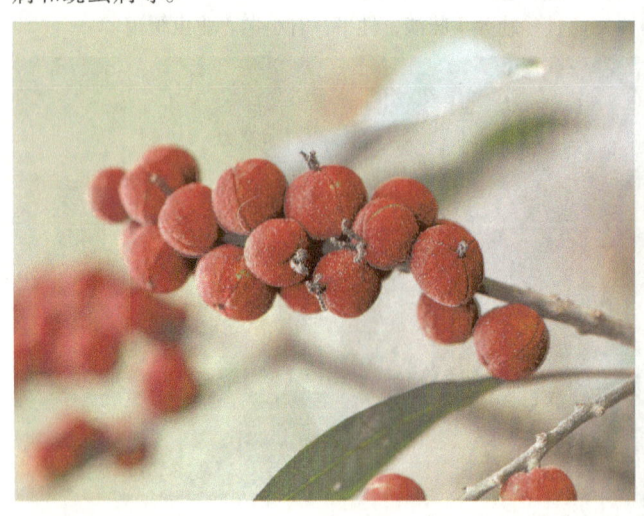

15 蓖 麻

【别名】蓖麻子。

【医籍记载】《新修本草》:"主水溺。"

【来源】大戟科植物蓖麻 *Ricinus communis* L.。

【形态特征】高大一年生草本,或变生为灌木、小乔木。幼嫩部分被白粉,绿色或稍呈紫色,无毛。单叶互生,叶片盾状圆形,掌状分裂至叶片的一半以下,裂片5~11裂,卵状披针形至长圆形,先端渐尖,边缘有锯齿,主脉掌状。圆锥花序与叶对生及顶生,下部生雄花,上部生雌花;花单性同株,雄花萼3~5裂,雄蕊多数,花丝多分支;雌花萼

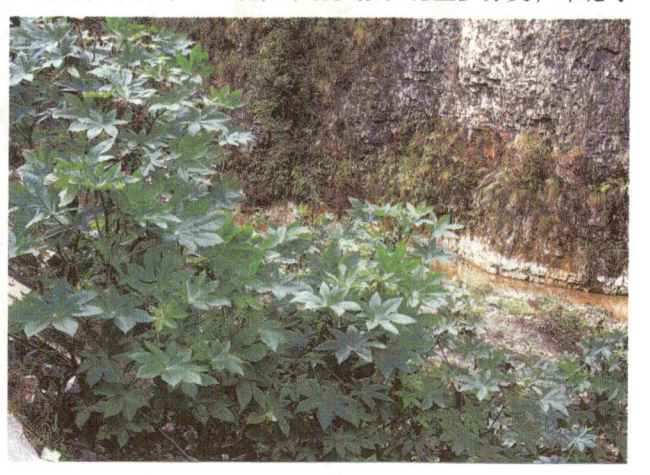

3~5裂，子房3室，深红色，2裂。蒴果球形，有软刺，成熟时开裂。种子长圆形，光滑有斑纹。花期5~8月，果期7~10月。

【生境及分布】喜温暖湿润气候，以土壤深厚、肥沃而排水良好的砂质土或腐殖质土栽培为宜。我国各地均有栽培。

【药用部位及采收】药用种子。秋季果实变棕色、果皮未开裂时分批采收，晒干，搓出种子，筛净果皮和杂质，洗净，再晒干备用。

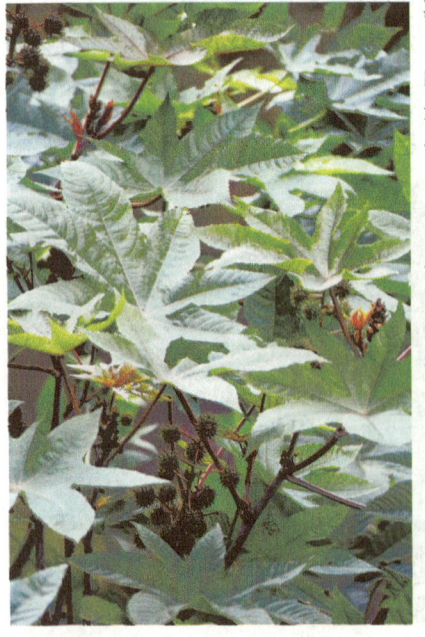

【性能功效】味甘、辛，性平；有毒。消肿拔毒，泻下通滞。

【单方验方】1. 治疗疮脓肿：蓖麻子20颗，去壳，和少量食盐、稀饭捣匀，敷患处，日换2次。2. 治痈疽初起：去皮蓖麻子1份，松香4份，研末外敷患处。3. 治瘰疬：蓖麻子炒热，去皮研末，蜂蜜制丸，每晚服1~2丸。4. 治喉痹肿痛：蓖麻子，取肉捶碎，纸卷作筒，烧烟吸之。

【园艺价值】做园林绿化、林下绿雕塑观赏。观叶类。

【主要化学成分】含脂肪油，碳水化合物，蛋白质，纤维素，无氮化合物和灰分等。

【现代研究】临床上蓖麻用于治疗面神经麻痹，急性喉炎，淋巴结结核和皮肤细菌性感染等；局部用于治疗阴道炎及子宫颈糜烂等。

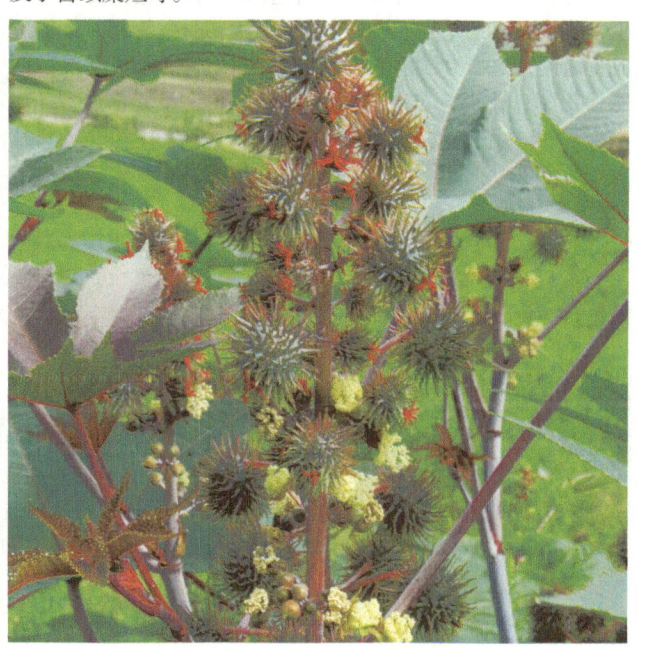

16 乌 柏

【别名】木蜡树，桊子树。

【医籍记载】《新修本草》："治暴水癥结积聚。"

【来源】大戟科植物乌桕Sapium sebiferum（L.）Roxb.。

【形态特征】落叶乔木，高达15m，含白色乳液。叶互生，菱状卵形，先端短尖，全缘，下面初时白粉色，后渐变成黄绿色，秋季为红色。花单性，雌雄同株，密集成顶生的穗状花序；花小，黄绿色，无花瓣及花盘；雄花每3朵有1

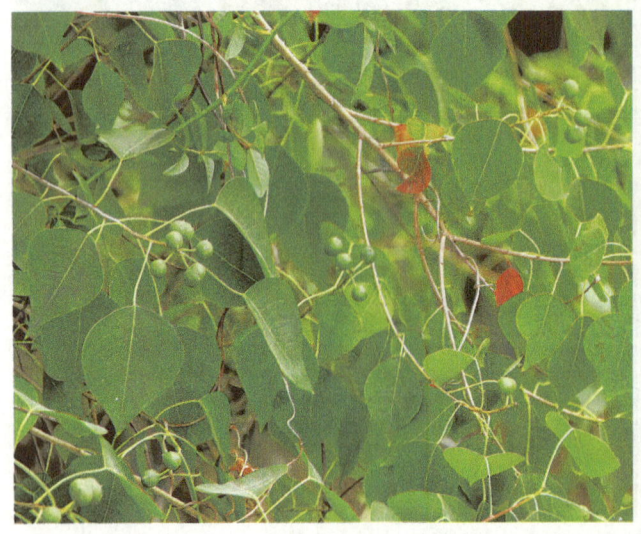

苞，生于花序顶部，花萼杯状；雌花1~4朵生于花序基部，花萼3深裂，子房3室。蒴果椭圆状球形，成熟时褐色。花期7~8月，果期10~11月。

【生境及分布】生于山坡、村旁和路边。喜温暖、阳光；耐湿性强，以土壤湿润肥厚的丘陵地区栽培为宜。分布于我国黄河以南各地。

【药用部位及采收】药用根皮、叶等。根皮：全年可采挖，将皮剥下，除去栓皮，洗净，晒干备用。叶：全年可采收，晒干备用。

【性能功效】味苦，性微温。消肿解毒，利尿泻下。

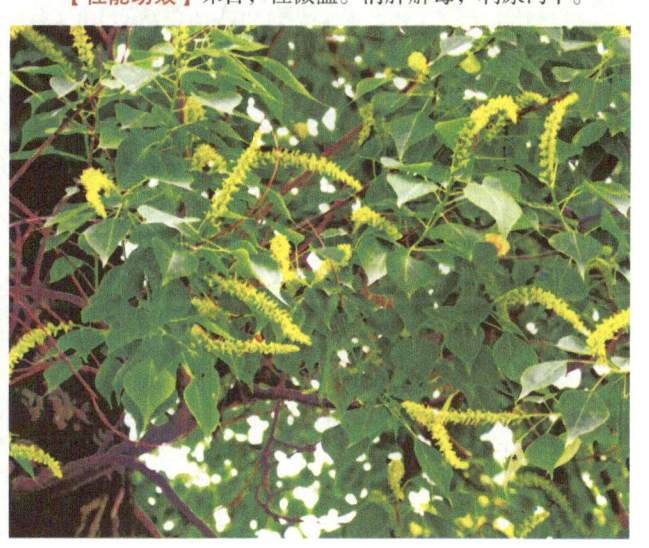

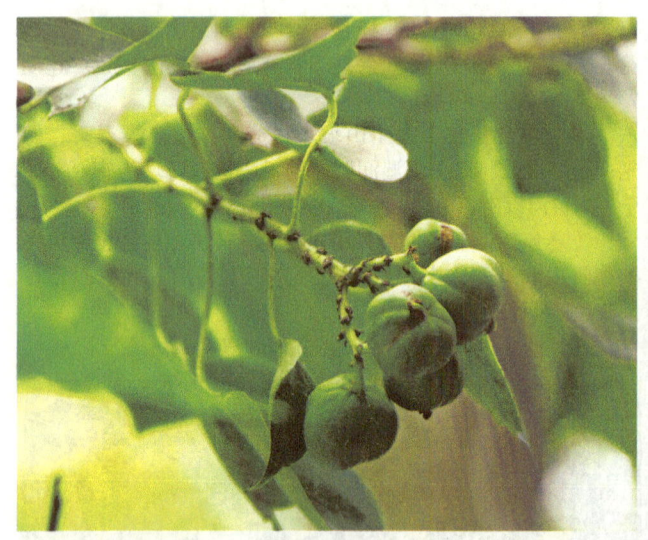

【单方验方】1.治血吸虫病：乌桕根皮10~15g，水煎服。2.治皮肤湿疹：乌桕叶200g，加水500ml煎煮，候温浸洗。3.治肠痈腹痛：新鲜乌桕根皮15g，鲜蛇莓60~120g，水煎，每日2次分服。4.治跌打损伤：鲜乌桕根皮30g，水煎服。

【园艺价值】做园林绿化、林下防护树栽种。观叶类。

【主要化学成分】根皮含花椒油素等。叶含无羁萜，谷甾醇，没食子酸，异槲皮苷等。

【现代研究】临床上乌桕用于治疗阴道炎，传染性肝炎，脚癣，蛇咬伤，手足皲裂，水肿或腹水，小便不利等。

17 油 桐

【别名】油桐子,油桐根。

【医籍记载】《本草纲目》:(种子)"吐风痰喉痹,以子研末,吹入喉中取吐。"《草木便方》:(根)"下气,治痞满。"

【来源】大戟科植物油桐 *Aleurites fordii* Hemsl.。

【形态特征】落叶乔木,高3~10m。老枝粗壮无毛,幼枝稍具长毛。叶互生,革质,卵状心形,先端渐尖,基部心形或截形,全缘,有时浅3裂,绿色有光泽;有叶柄。花先叶开放,单性,雌雄同株;成圆锥状复聚伞花序,密集小枝顶端;萼片2片,绿色;花瓣5瓣,白色;外轮雄蕊着生;子房

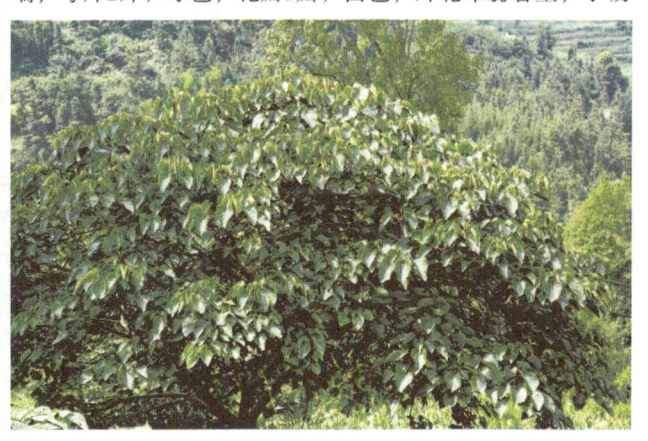

3~5室。核果近球形。

【生境及分布】生于较低的山坡、山麓和沟旁。喜温暖湿润气候,在土层深厚、肥沃的沙质土或腐殖土中生长较佳。分布于我国长江流域及以南各地。

【药用部位及采收】药用种子、花、叶及根。种子:秋季果实成熟时采收,将其堆积于阴湿处,泼水,覆以干草,经10天左右,外壳腐烂,除去外皮,收集种子,洗净,晒干备用。花:花开前期或初开时分批采摘,阴干备用。叶:春夏季枝叶茂盛时采收,洗净,晾晒干燥备用。根:秋季采挖,除去泥土和须根,洗净,晒干备用。

【性能功效】种子:味苦、辛,性寒;有毒。杀虫,解毒,通利。根:味甘、微辛,性寒;有毒。下气消积,利水化痰,驱虫。

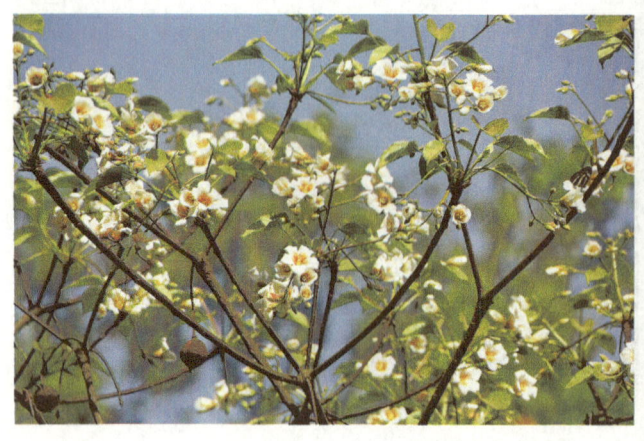

【单方验方】花：治烫火伤：油桐花、榆树皮各适量，泡麻油外搽。

根：1. 治牙龈肿痛：油桐根30g，水煎煮鸭蛋2个，吃蛋。2. 治饮食积滞、脘腹痞满：油桐根30g，水煎服或炖肉吃。3. 治小儿疳积：油桐根30g，猪肉250g，炖熟吃肉。4. 治哮喘：油桐根、盐肤木根各30g，冰糖适量，水煎服。5. 治蛔虫病：油桐根1.2~1.5g，研末，加面粉做馍，1次吃完。

叶：治疔疮：油桐叶适量，捣烂外敷。

种子：治大小便不通：油桐种子1瓣，捣烂敷肚脐，起效弃药。

【园艺价值】做园林绿化、林下防护树栽种。观叶类。

【主要化学成分】种子含油，粗蛋白和水分等。

【现代研究】药理研究显示，油桐种子对胃肠道有强刺激作用，引起恶心、呕吐和腹泻等。临床上用叶、花治疗毛囊炎，疥疮，真菌感染，烫伤，刀伤出血，漆疮等。根用于治疗饮食不消化脘腹胀满，水肿，哮喘，蛔虫病，黄疸和牙痛等。

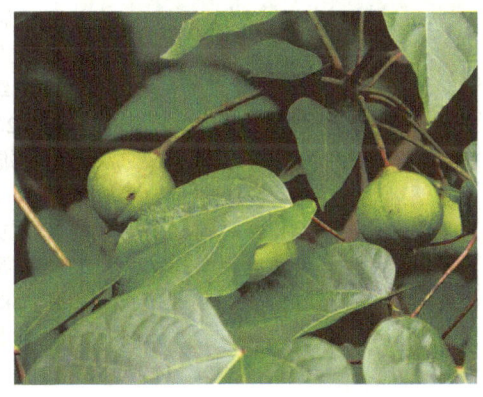

18 灯心草

【别名】灯心，灯芯草。

【医籍记载】《开宝本草》："主五淋。"

【来源】灯心草科植物灯心草 Juncus effuses L.。

【形态特征】多年生草本，高35～100cm。根茎横走，具多数须根。茎圆筒状，外具明显条纹，淡绿色。无茎生叶，基部叶鞘状，叶长者淡紫褐色，短者褐色或黑褐色。复聚伞花序，假侧生，多数小花密集成簇；花淡绿色；花被6片，2轮；裂片披针形；雄蕊3枚；子房3室。蒴果卵状三棱形或椭圆形。种子多数。花期5～6月，果期7～8月。

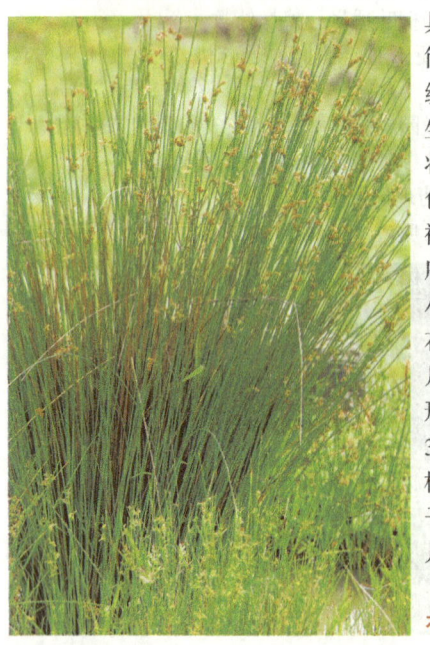

【生境及分布】生于湿地或沼

泽边缘。喜温暖湿润环境，在肥沃深厚的黏土中生长较好，一般栽培于肥沃的水田中。分布于我国各地。

【药用部位及采收】药用茎髓。秋季采收，割取茎部晒干，或将茎皮纵向剖开，取茎髓，晒干备用。

【性能功效】味甘、淡，性微寒。利小便，清心火。

【单方验方】1. 治淋证小便涩痛：①新鲜灯心草60g，豆腐300g，水煎，带汤连同豆腐同服。②灯心草15g，盐黄柏12g，盐知母12g，水煎服。2. 治小儿夜啼：单用灯心草，新生儿3g，1~6个月6g，6~12个月9g，鲜品加倍，水煎，去渣取汁服用，每日1剂。3. 治鼻衄：灯心草、仙鹤草、铁苋菜各10g，蔗糖50g，水煎，浓缩至60ml，过滤，加入蔗糖，每次服20ml，每日3次。4. 治风热咽痛：灯心草3g，麦冬9g，水煎服。

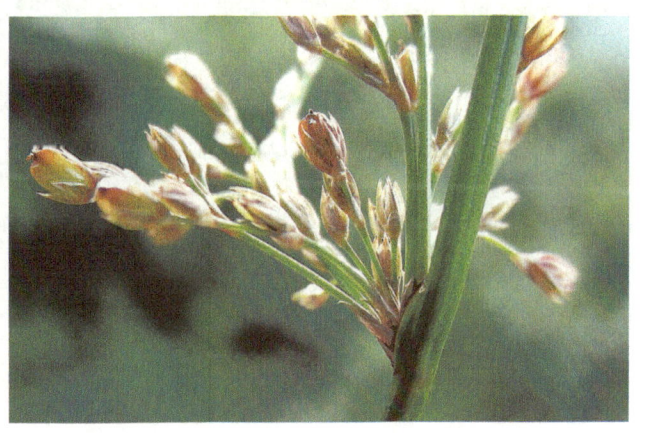

【园艺价值】水域或近水边种植观赏或做插花配材。

【主要化学成分】灯心草含挥发油，黄酮及其苷类，灯心草酚，肉豆蔻酸，硬脂酸，油酸，β-谷甾醇，纤维，脂肪油，蛋白质和多糖等。

【现代研究】药理研究显示，灯心草有利尿，止血，抗氧化和抗微生物等作用。临床上用于治疗泌尿道结石，急性尿道炎，小儿夜啼，感冒咽痛和急性咽炎等。

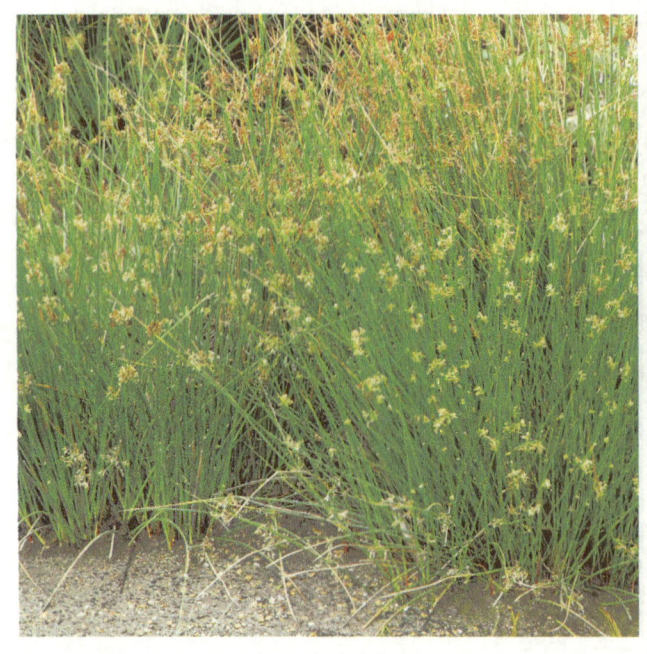

19 枸 骨

【别名】枸骨冬青，功劳叶，枸骨子。

【医籍记载】《本草拾遗》："枝叶烧灰，淋取汁，涂白癜风。亦可作稠煎敷之。"《江西草药》：（根）"祛风通络，补肾健骨。"

【来源】冬青科植物枸骨 *Ilex cornuta* Lindl. ex Paxt.。

【形态特征】常绿乔木，通常呈灌木状。树皮灰白色，平滑。根球形。单叶互生，有叶柄，硬革质，长椭圆状直方形，先端具3根硬刺，中央的刺尖向下反曲，基部各边具有1根刺；叶片上面绿色，有光泽；叶片下面黄绿色。花白色，腋生，多数排列成伞形；雄花与两性花同株；花萼杯状，4

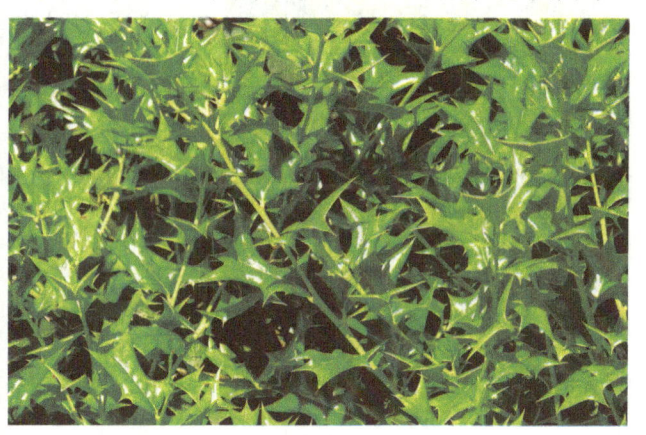

裂；花瓣4瓣；雄蕊4枚；子房上位。核果椭圆形。

【生境及分布】生于山坡灌木林中向阳处，有栽培。分布于我国大部分地区。

【药用部位及采收】药用根、叶或果实。根：全年可采收，洗净，晾晒干燥备用。叶：春夏季枝叶茂盛时采收，洗净，晾晒干燥备用。果实：冬季采收成熟果实，捡出果柄和杂质，晒干备用。

【性能功效】叶：味苦，性寒。活血，解毒，清热。根：味苦，性凉。补肝益肾，疏风清热。

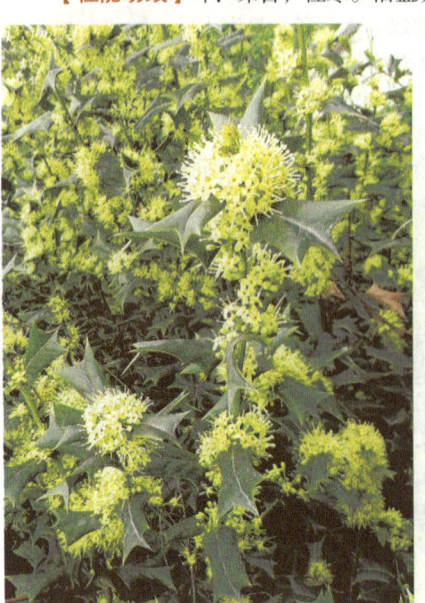

【单方验方】枸骨叶：1.治肺痨久咳：枸骨嫩叶30g，烘干，开水泡代茶饮。2.治劳伤腰痛：枸骨叶15g，桑寄生15g，猪腰子1对，水炖去药渣，兑黄酒适量，食肉喝汤。3.治潮热、盗汗：枸骨叶、狗地芽各20g，水煎代茶饮。4.治虚火牙痛：枸骨子、朝天子各10g，水煎含漱。

根：1. 治久病腰痛：枸骨根60g，猪腰子2个，酒适量，水炖，喝汤吃肉。2. 治风湿痹证关节疼痛：枸骨根20g，木本红禾麻30g，酒水各半煎服。3. 治赤眼肿痛：枸骨根15g，车前子15～30g，水煎服。4. 治疟腮：枸骨根（七蒸七晒），每天30g，水煎服。

【园艺价值】做园林绿化、植篱、林下防护树栽种。观叶类，亦可观红色果实。

【主要化学成分】叶含咖啡碱，羽扇豆醇，熊果酸，胡萝卜苷，地榆糖苷Ⅰ和苦丁茶苷等。

【现代研究】药理研究显示，枸骨叶片有加强心肌收缩力，增加冠脉流量和抗生育等作用。临床上叶片用于治疗肺结核久咳，风湿病腰，腿关节疼痛和白癜风等。根用于治疗感冒头痛，风湿久病腰膝痿弱，牙痛，荨麻疹和腮腺炎等。

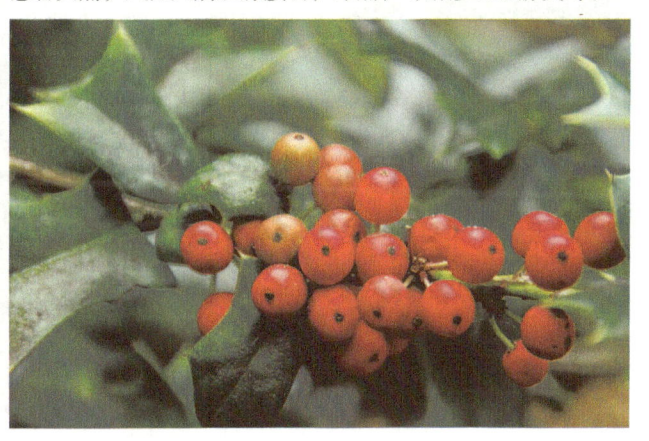

20 冬 青

【别名】四季青，冬青叶。

【医籍记载】《本草图经》："烧灰，面膏涂之。治瘫瘊殊效，兼灭瘢疵。"

【来源】冬青科植物冬青 *Ilex purpurea* Hassk.。

【形态特征】常绿乔木，高可达12m。树皮灰色或淡灰色，无毛。叶互生；叶柄长5~15cm；叶片革质，通常狭长椭圆形，长6~10cm，宽2~3.5cm，先端渐尖，基部楔形，很少圆形，边缘疏生浅锯齿，上面深绿色而有光泽，冬季变为紫红色。花单性，雌雄异株，聚伞花序着生于叶腋外或叶腋内；花萼4裂，花瓣4瓣，淡紫色；雄蕊4枚；子房上位。核果

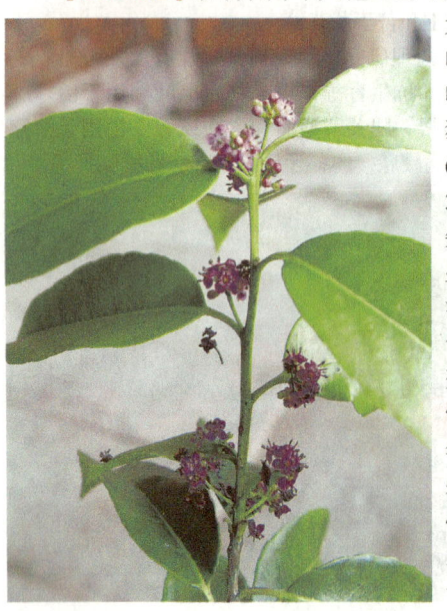

椭圆形，长6~10mm，熟时红色，内含核4颗。花期5月，果期10月。

【生境及分布】生长于疏林中。分布于我国长江以南各地。

【药用部位及采收】药用叶。春夏季枝叶茂盛时采收，洗净，晾晒干燥备用。

【性能功效】味苦、涩，性寒。清热解毒，活血止血。

【单方验方】1. 治烧烫伤：冬青叶150g，土大黄120g，紫草90g，银花60g，冰片6g，延胡索15g，紫草先煎，后加各药，用凡士林制成油纱布，局部外用。2. 治风热外感咽痛：冬青叶、马兰各30g，水煎服。3. 治热淋小便涩痛：冬

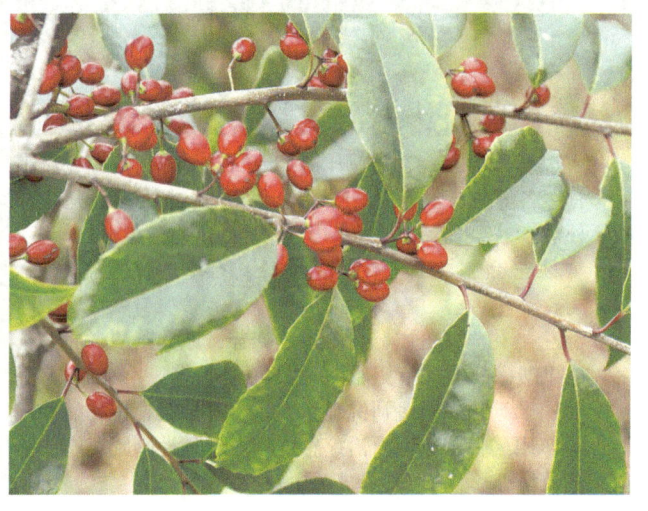

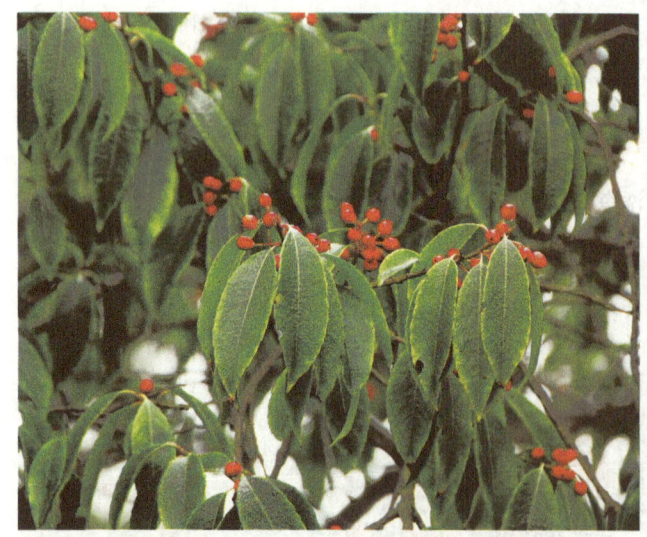

青叶、凤尾草各30g，水煎服。4. 治妇人阴肿：冬青叶、小麦、甘草各等份，水煎洗。5. 治外伤出血：鲜冬青叶适量，嚼烂外敷。

【园艺价值】做园林绿化、林下绿雕塑、行道树栽种。观叶类。

【主要化学成分】叶含冬青三萜苷，原儿茶酸，原儿茶醛，熊果酸，鞣质，挥发油，黄酮苷和糖类等。

【现代研究】药理研究显示，冬青有抗菌，抗肿瘤和抗原虫等作用。临床上用于治疗感冒咽痛，急性膀胱炎小便涩痛和烧烫伤等。

21 铁冬青

【别名】山冬青,救必应。

【医籍记载】《岭南采药录》:"清热散毒。"

【来源】冬青科植物铁冬青 Ilex rotunda Thunb.。

【形态特征】灌木或乔木,高5~15m。枝灰色,小枝具纵棱,红褐色。叶互生,有短柄;叶片纸质,卵圆形至椭圆形,先端短尖,基部圆形或阔楔形,全缘,上面有光泽,侧脉5对。花单性,雌雄异株,排列成具梗的伞形花序;花瓣4~5瓣,绿白色;子房上位。核果球形,初时黄绿色,后变

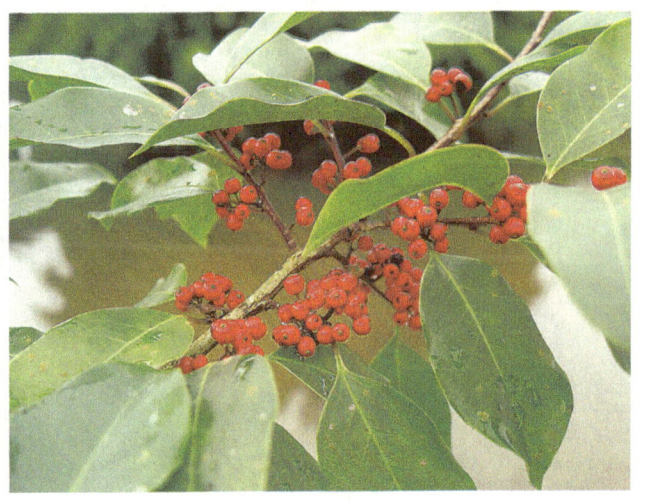

红色，顶端有宿存的柱头。花期5~6月，果期9~10月。

【生境及分布】生于山坡、林缘、路旁和溪旁等。分布于我国西南和华南各地。

【药用部位及采收】药用根、树皮和叶。春夏季枝叶茂盛时采收，洗净，晾晒干燥备用。

【性能功效】味苦、甘，性平。活血止痛，清热解毒。

【单方验方】1. 治劳伤疼痛：铁冬青、三角咪、毛青杠各20g，酒水各半煎服。2. 治风湿痹痛：铁冬青、大风藤、追风伞各20g，水煎服。3. 治湿热痢疾：铁冬青20g，水煎服。4. 治痰多咳嗽：铁冬青、九头狮子草、岩豇豆各30g，水煎服。5. 治疔疮：铁冬青鲜叶适量，捣烂外敷患处。

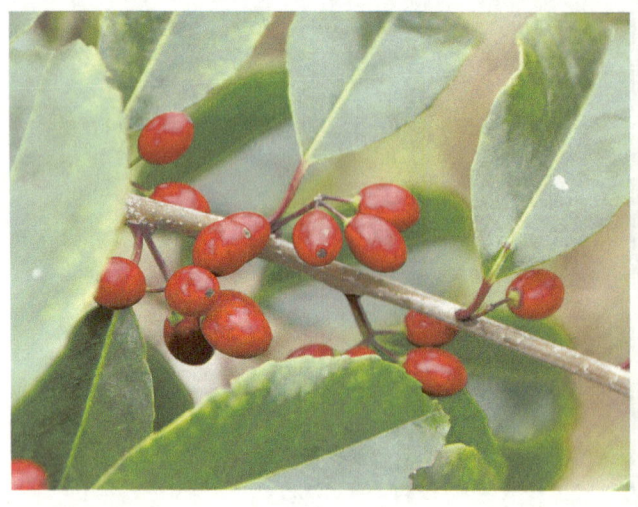

【园艺价值】 做花木栽种,观果类。9月至次年3月观红色果实及绿叶。

【主要化学成分】 树皮含黄酮苷,酚类,鞣质,β-谷甾醇和硬脂酸等。

【现代研究】 药理研究显示,铁冬青有扩张心血管,保护心肌,增强心肌耐缺氧能力,止血,解痉和抗炎等作用。临床上用于治疗急性、慢性肝炎,咽喉肿痛,感冒头痛,风湿病筋骨疼痛和神经性皮炎等。

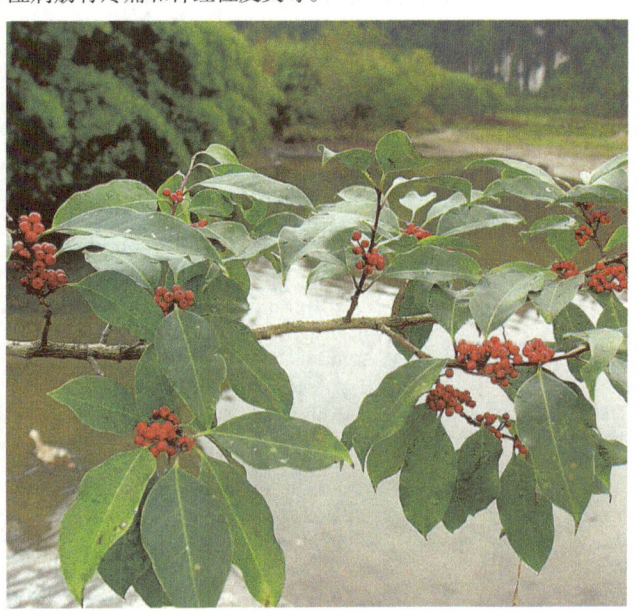

22 合 欢

【别名】合欢花，合欢皮。

【医籍记载】《本经》：（树皮）"主安五藏，和心志，令人欢乐无忧。"《分类草药性》：（花）"能清心明目。"

【来源】豆科植物合欢 Albizia julibrissin Durazz.。

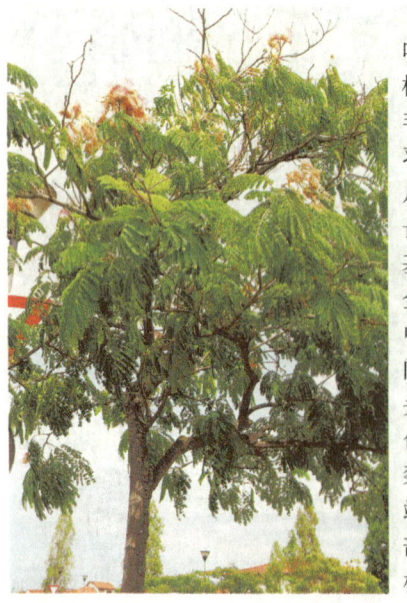

【形态特征】落叶乔木，高10m以上。树干灰褐色；小枝无毛，有棱角。2回双数羽状复叶，互生，羽片对生，小叶片镰状长方形，先端短尖，基部楔形，不对称，全缘，有缘毛；下面中脉具短毛；小叶夜间闭合。小花簇生成头状花序，花粉红色；花萼筒状，先端5裂；花冠漏斗状，先端5裂；雄蕊多数，基部联合；子房上位，柱头圆柱状。荚果扁平，黄褐色。种子椭圆形而扁，褐色。

【生境及分布】生于山坡、路旁，栽培于庭院和绿地配景。适应性较强，耐寒、耐旱，喜在向阳、肥沃、湿润、深厚的夹砂土壤生长。分布于我国大多数地区。

【药用部位及采收】药用树皮、花或花蕾。树皮：夏秋间采收，剥下树皮，晒干备用。花或花蕾：6月花初开时采收，除去枝叶，晒干备用。

【性能功效】树皮：味甘，性平。解郁安神，活血消肿。花：味甘、苦，性平。解郁安神，理气开胃，清风明目，活血止痛。

【单方验方】1. 治心烦失眠：合欢皮、夜交藤各15～30g，水煎服。2. 治劳损性肌肉、关节疼痛：合欢皮15g，金

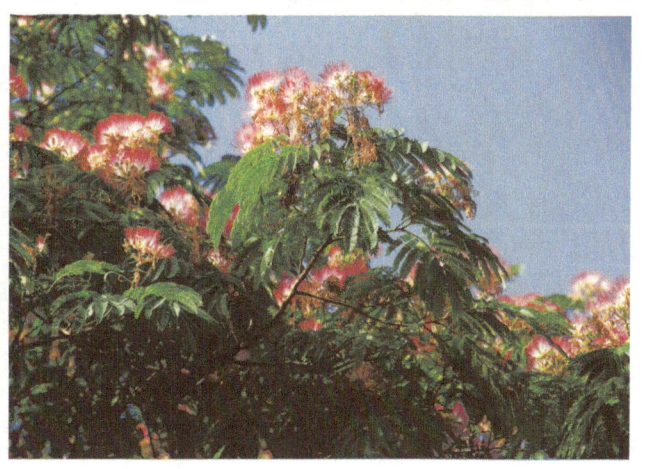

钱草50g，水煎服。3．治肺痈胸痛、咯吐脓痰：合欢皮、鱼腥草各15～30g，桔梗、甘草各10g，水煎服。4．治痈疽疔肿疮毒：合欢皮、蒲公英、紫花地丁各等量，捣烂外敷患处。5．治抑郁失眠：合欢花、柏子仁各9g，白芍6g，水煎，冲服珍珠、琥珀各3g。6．治湿困食少：合欢花、扁豆花、厚朴花各6g，水煎服。

【园艺价值】做花木、防护树栽种，观花类。5～6月观红色花。

【主要化学成分】树皮含木脂体糖苷，剑叶莎酸甲酯，金合欢皂苷元B，7,3',4'-三羟基黄酮，α-菠菜甾醇葡萄糖苷和合欢三萜内酯甲等。花含芳香成分有反-芳香醇氧化物，芳樟醇，异戊醇，α-罗勒烯和矢车菊素-3-葡萄糖苷等。

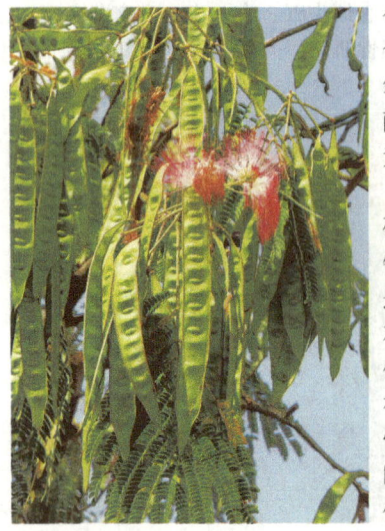

【现代研究】药理研究显示，合欢树皮有镇静，显著抗早孕，抗过敏和抗肿瘤等作用。花有镇静，中枢抑制等作用。临床上用于治疗神经官能症，慢性劳损性肌肉、关节疼痛，失眠，抑郁性神经衰弱和体表化脓性感染等。

23　紫云英

【别名】红花菜,斑鸠花。
【医籍记载】《新修本草》:"明目,去热毒。"
【来源】豆科植物紫云英 *Astragalus sinicus* L.。
【形态特征】一年生草本。茎直立或匍匐,高10~40cm。奇数羽状复叶;托叶卵形,上面有毛;小叶7~13片,倒卵形,先端微凹或圆形,基部楔形,两面被长硬毛。总状花序近伞形,腋生,有花6~12朵,总花梗长5~15cm;苞片三角卵形,被硬毛;萼钟状,外面被长硬毛,5齿,齿与萼

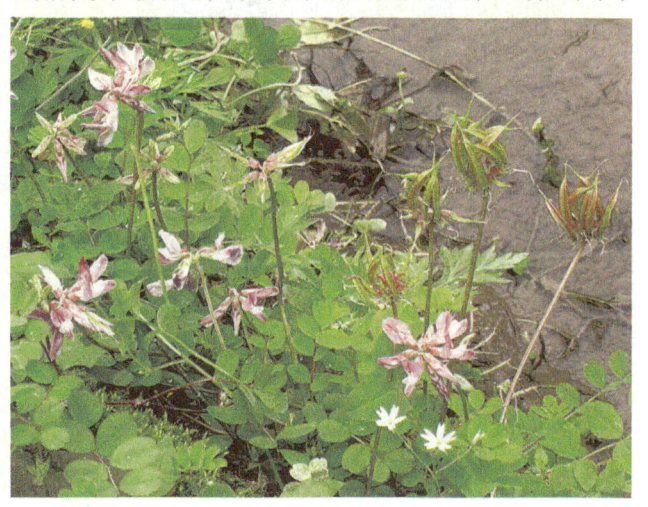

管等长，披针形；花冠紫色或白色，旗瓣长圆形，先端圆微缺，翼瓣短，有爪和耳，龙骨瓣和旗瓣等长，有爪和耳；雄蕊10枚，花柱无毛。荚果线状长圆形，稍弯，黑色，无毛。花期2~6月，果期3~7月。

【生境及分布】生于田土中、溪边或森林中潮湿处，有栽培。分布于陕西、江苏、浙江、江西、福建、河南、湖北、湖南、广东、广西、四川、贵州和云南等地。

【药用部位及采收】药用全草。3~4月间采收，洗净，晒干备用或鲜用。

【性能功效】味甘、辛，性平。清热解毒。

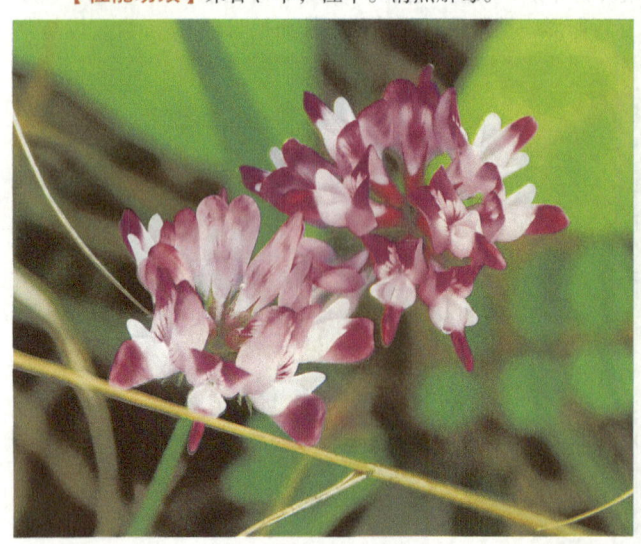

【单方验方】1. 治疗毒、外伤出血：紫云英鲜草适量，捣烂外敷患处。2. 治痔疮：外痔用紫云英鲜草，捣烂敷患处；内痔用紫云英30g，水煎服。3. 治风痰咳嗽：紫云英全草30g，白马骨15g，蓬蘽12g，水煎服。

【主要化学成分】全草含葫芦巴碱，胆碱，腺嘌呤，脂肪，蛋白质，淀粉和多种维生素等。未成熟种子含刀豆氨酸，氨基丁酸和L-天门冬氨酸等。

【现代研究】临床上紫云英用于治疗疟疾，外伤出血，急性结合膜炎，感冒咳嗽，齿龈出血，化脓性毛囊炎和急性咽喉炎肿痛等。

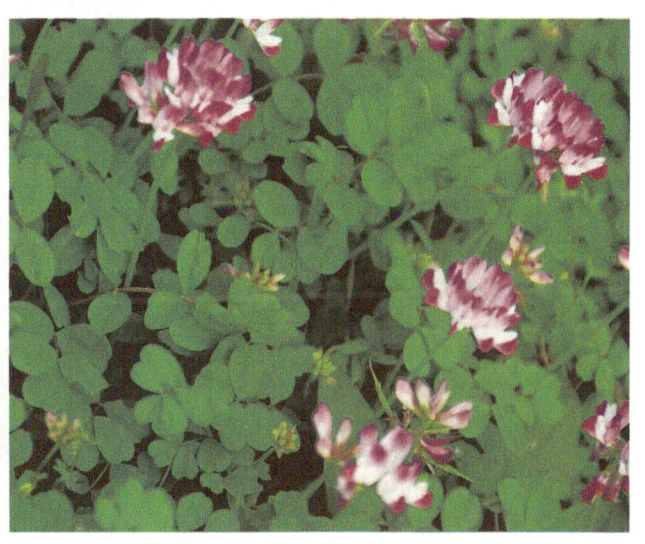

24 大夜关门

【别名】夜合叶。

【医籍记载】《贵州草药》：（根）"补肾气，提神，止血，镇咳。"

【来源】豆科植物多脉叶羊蹄甲 *Bauhinia pernervosa* L. Chen。

【形态特征】直立或攀援小灌木，高达2m。小枝纤细，具棱，幼枝被微茸毛，后渐无毛。单叶互生，叶片近肾状卵

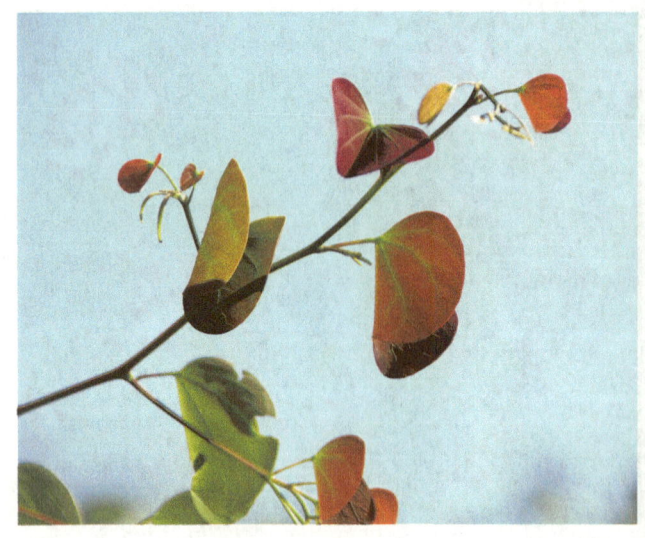

形，顶端2裂至叶片1/3~1/2，裂片先端圆，基部圆形或心形；上面无毛，下面密被白色微柔毛，并混生红棕色"丁"字形毛。伞房状总状花序，顶生或腋生，花白色；萼管陀螺形，2裂；花瓣线状倒披针形；雄蕊10枚，5长5短；子房被长柔毛。荚果倒披针形，先端偏斜。花期5~7月，果期8~10月。

【生境及分布】生于海拔400~2800m的山坡、山脚灌丛中。分布于我国西南和甘肃、陕西、湖北、广西和西南等地。

【药用部位及采收】药用根。夏秋采收，洗净，晒干备用。

【性能功效】味辛、酸、微苦，性温。镇咳，止血，补肾摄精。

【单方验方】1．治崩漏：大夜关门根30g，甜酒水煎

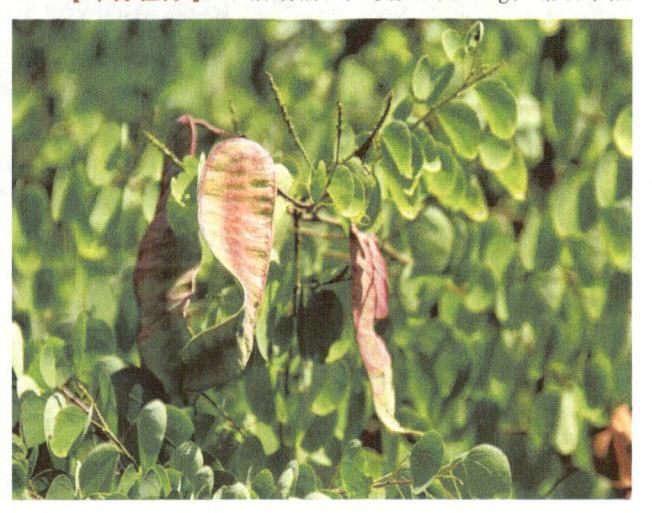

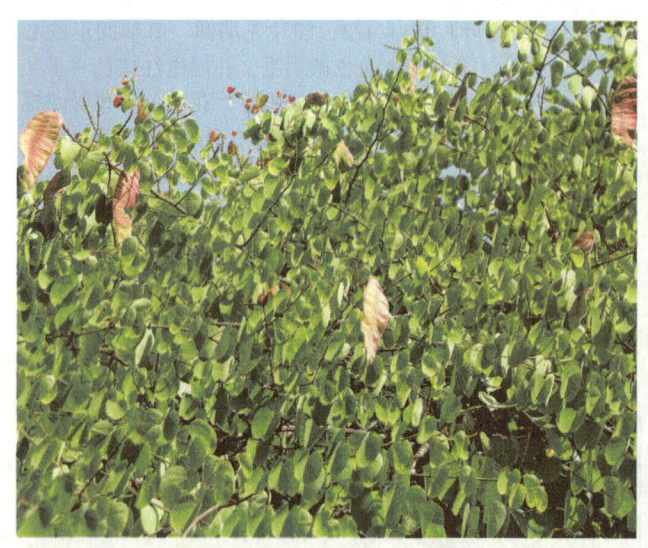

服。2. 治咳嗽：大夜关门根15g，水煎服。3. 治遗精、滑精：大夜关门根、阳雀花根各15g，水煎服或炖肉吃。4. 治遗尿：大夜关门根30g，切细，装入猪膀胱中炖服。5. 治风湿筋骨疼痛：大夜关门根15～30g，泡酒服。6. 治盗汗、遗精、夜尿多：大夜关门根30g，菌子串、仙茅根、金樱子各15g，水煎服。

【园艺价值】做园林绿化树栽种。观叶类。

【现代研究】临床上大夜关门用于治疗崩漏，感冒咳嗽，滑精，遗精和遗尿，风湿性关节炎，久咳，盗汗，腹泻，失眠，湿疹，疥癣，烫伤和痈肿疮毒等。

25 云 实

【别名】阎王刺。

【医籍记载】《本经》:"主泄痢肠澼;杀虫、蛊毒,去邪恶;结气,止痛;除寒热。"

【来源】豆科植物云实 Caesalpinia sepiaria Roxb.。

【形态特征】落叶攀援性灌木。干皮密生倒钩刺。裸芽叠生,枝、叶轴及花序密生灰色或褐色柔毛。二回羽状复叶,复叶羽片3~10对,有柄;每羽片有小叶7~15对,长圆形,先端近圆形,基部圆钝,两面有柔毛,后脱落。总状花序顶生,花亮黄色,最内一片有红色条纹;萼片5片,花瓣5瓣;雄蕊10枚,分离;子房上位,1室。荚

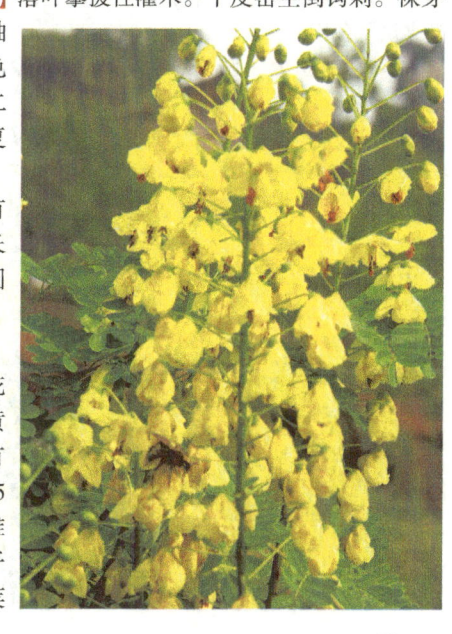

果近木质，栗色，无毛。种子6~9粒，长圆形，褐色。花期4~5月，果期9~10月。

【生境及分布】生于平原、丘陵地、山谷和河边。喜温暖向阳环境，在排水良好、土层深厚的砂质壤土中生长良好。分布于我国南方各地。

【药用部位及采收】药用种子、根。种子：秋季果实成熟时采收，果实摘下，搓出种子，筛净果皮和杂质，洗净，晒干备用。根：秋冬季采取，洗净泥土，除去须根，洗净，微火烘干备用。

【性能功效】味辛，性温。清热除湿，发表散寒，透疹。

【单方验方】1. 治感冒：云实根、马鞭草、鱼鳅串各

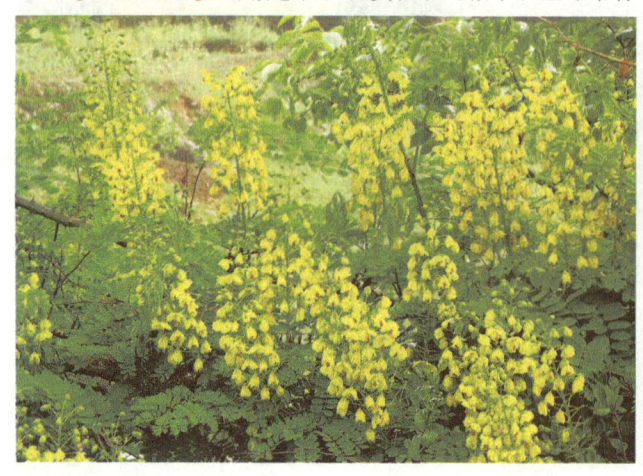

10g，水煎服。2. 治关节疼痛：云实根20g，野绿豆根15g，水煎内服又外洗。3. 治疟疾：云实种子10g，水煎服。4. 治痢疾：云实种子10g，红糖15g，水煎服。5. 治麻疹不透：云实根6g，水煎服。

【园艺价值】做植篱、绿雕塑、观赏藤木栽种，蔓木类。4~5月观黄色花。

【主要化学成分】云实根、果实含鞣质。种子含脂肪油。

【现代研究】药理研究显示，云实有止咳，祛痰，平喘和抑制金黄色葡萄球菌等作用。临床上用于治疗疟疾，痢疾，麻疹，感冒，风湿性关节炎和慢性支气管炎咳嗽等。

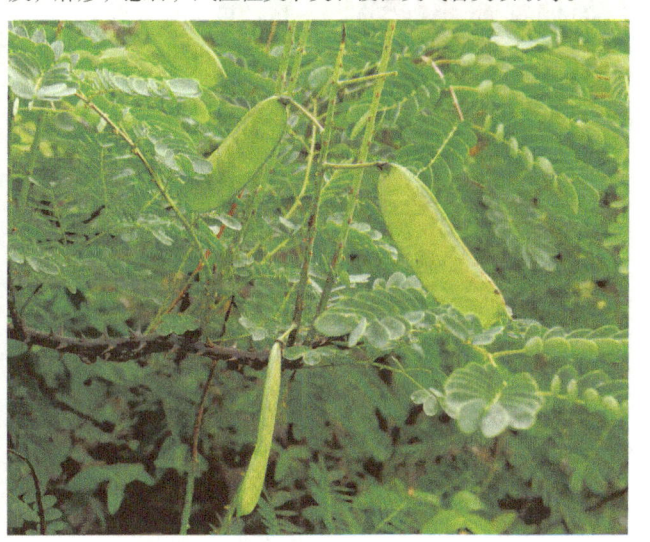

26 紫荆

【别名】紫荆花，紫荆皮。

【医籍记载】《日华子本草》：（皮）"通小肠。"

【来源】豆科植物紫荆 *Cercis chinensis* Bunge。

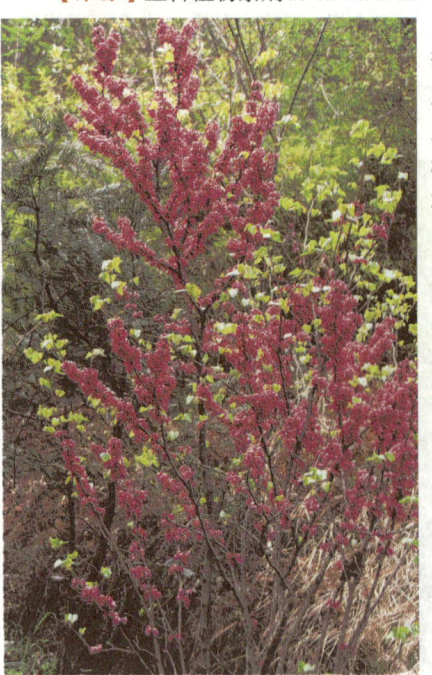

【形态特征】落叶乔木或大灌木，栽培的常呈灌木状，高达15m。树皮幼时暗灰色而有光泽，老时粗糙而有片裂。幼枝有细毛。单叶互生；叶片近圆形，先端急尖或骤尖，基部深心形，上面无毛，下面叶脉有细毛，全缘。花先叶开放，4~10朵簇生于老枝上；小苞片2片，阔卵形；花梗细；花萼钟状，5齿裂；花玫瑰红色，花冠蝶形,大小不等;雄蕊10枚,分离,花丝细长;雌蕊1枚,子房无毛,具柄,花柱上部弯曲,柱头短小,呈压扁状。荚果狭长方形,扁平,沿腹缝线有狭翅,暗褐色。花期4~5月,果期5~7月。

【生境及分布】生于山坡、溪边、灌丛中,有栽培。喜温暖湿润气候,在土层深厚、肥沃的砂质土或腐殖土中生长良好。分布于我国华北、华东、中南、西南及陕西、甘肃等地。

【药用部位及采收】药用树皮或花。树皮:7~8月剥取树皮,刷去泥沙,晒干备用。花:花开前期或初开时分批采摘,阴干备用。

【性能功效】味苦,性平。活血通经,消肿解毒。

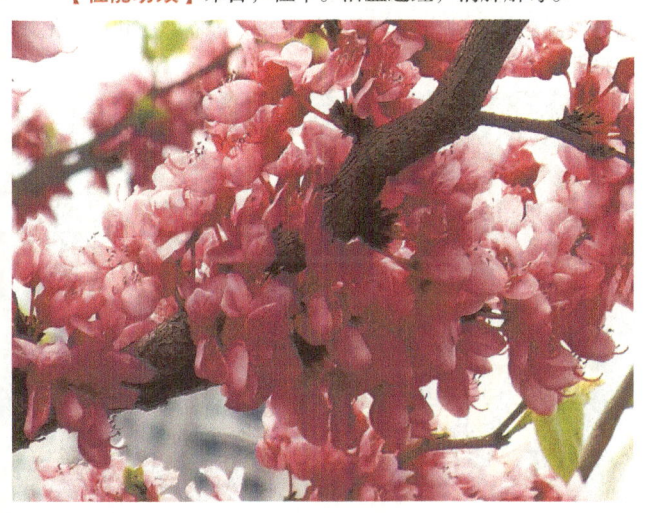

【单方验方】1. 治风湿痹筋骨疼痛：紫荆皮60g，当归、秦艽、木瓜、羌活、牛膝各10～15g，浸酒1000ml，每日服30～60ml。2. 治产后小便淋漓涩痛：紫荆皮15g，水煎服，每日1剂。3. 治痔疮肿痛：紫荆皮15g，水煎服。4. 治鼻中疳疮：紫荆花干品，适量研为末，水调敷贴局部。

【园艺价值】做独赏树、花木栽种，观花类。4月观红色花。

【主要化学成分】树皮含鞣质等。花含阿福豆苷，山柰酚，松醇和花色苷等。

【现代研究】药理研究显示，紫荆有抑制葡萄球菌、病毒生长，延缓细胞病变，抗炎镇痛等作用。临床上用于治疗急性风湿热关节肿痛，产后小便不畅，痔疮肿痛和皮肤化脓性感染肿痛等。

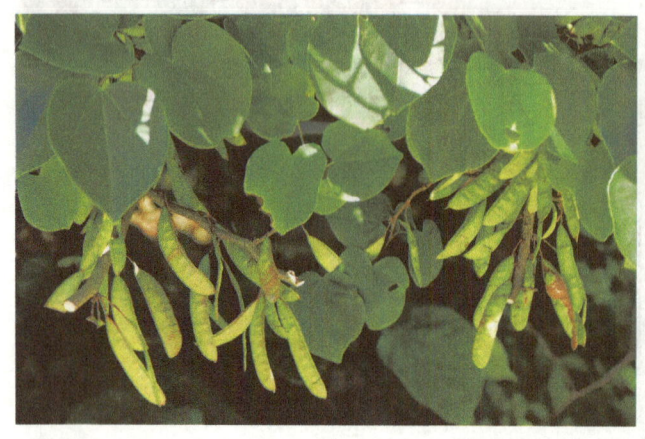

27　皂　角

【别名】皂荚，天丁，皂角刺。

【医籍记载】《本经》：（不育果实）"治风痹，死肌，邪气，风头泪出，利九窍，杀精物。"《本草纲目》：（棘刺）"治痈肿，妒乳，风疠恶疮，胞衣不下，杀虫。"

【来源】豆科植物皂荚 Gleditsia sinensis Lam.。

【形态特征】落叶乔木，高达15m。分支圆柱形，有圆锥形棘刺，坚挺，上有互生分支。双数羽状复叶簇生，小叶3～8对，先端钝，或有细尖，基部宽楔形或近圆形，边缘有细锯齿，两面均被毛。总状花序腋生，杂性花约20朵；花萼钟状，先端4裂；花瓣4瓣，椭圆形；雄蕊6～8枚。荚果长条形，长7.5～30cm，深棕色，边缘光滑，被白色粉

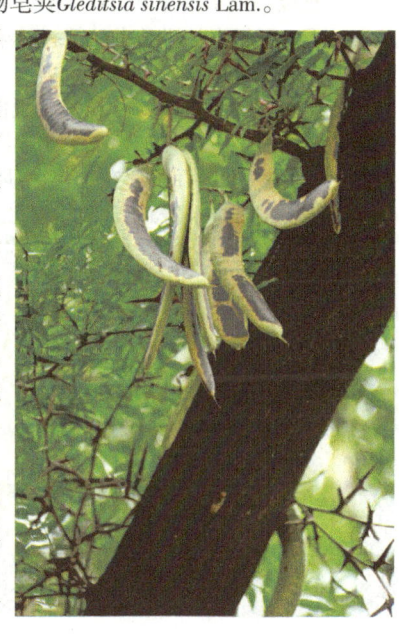

霜。种子10余粒。

【生境及分布】生于山坡、林边、路旁及平坝等地。喜温暖向阳环境和排水良好的土壤。分布于我国南北各地。

【药用部位及采收】药用不育果实、棘刺。不育果实（药名为"皂角"）：秋季果实成熟时采收，筛净杂质，洗净，晒干备用。棘刺（药名为"天丁"）：全年可采收，以9月至翌年3月采收的质量较好，晒干备用。

【性能功效】不育果实：味辛、咸，性温；有小毒。祛顽痰，通窍开闭，祛风杀虫。棘刺：味辛、咸，性温。活血消痈，祛风杀虫。

【单方验方】不育果实：1. 治大便不通：皂角实研末，加蜂蜜拌成小块，塞入肛中。2. 治泄泻：皂角煨炭，研末。每次1.5~3g，米汤吞服。3. 治卒中风口㖞：大皂角（去皮

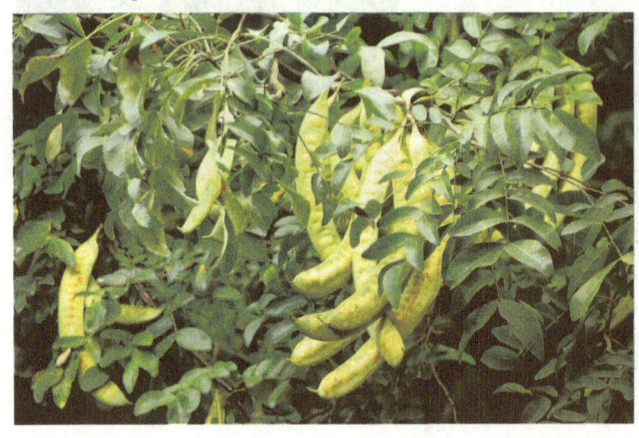

和种子，研末）30g，以醋调和。左侧喁涂右侧，右侧喁涂左侧，干后更换。4.治便毒痈疽：皂角（约33cm长）1条，加醋煮烂，研成膏，外敷肚腹。

棘刺：1.治痈肿疮毒，妇人乳痈，瘰疬：天丁10g，穿山甲、银花、生甘草各6g，水煎服。2.治风热咽喉疼痛：天丁9g，水煎，早晚各服1次，连服数日至病愈。3.治痢疾、肛周痒痛：天丁（阴干烧灰）60g，椿皮、防风、赤芍、枳壳各30g，醋500ml，熬成膏，食前服用小豆大20丸。4.治乳痈肿痛：天丁6g，蒲公英、海桐皮、夏枯草各15g，野菊花9g，水煎服。

【园艺价值】做独赏树、遮阴树栽种。观赏林木类。

【主要化学成分】皂角含三萜皂苷，鞣质，皂荚苷和皂角皂苷等。

【现代研究】药理研究显示，皂角含皂苷可刺激胃黏膜，引起呼吸道黏膜分泌量增加而产生祛痰作用；有抑制堇色毛癣菌、星形奴卡菌等真菌的作用。体外实验显示，有杀死丝虫幼虫和溶血作用。皂角在临床上用于治疗急性、慢性支气管炎痰多咳喘、胸满气急，中风，癫痫，产后大肠坚硬不通和痈疽肿毒等。

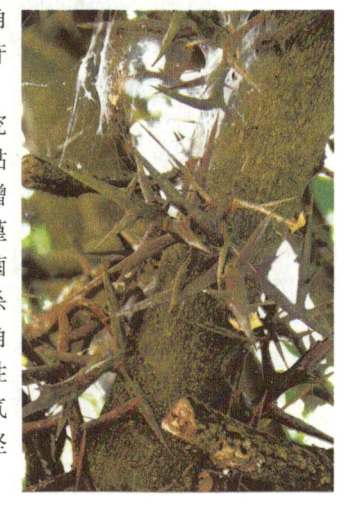

28　大果油麻藤

【别名】油麻藤。

【医籍记载】《云南中草药》："舒筋活络"。

【来源】豆科植物大果油麻藤 Mucuna macrocarpa Wall.。

【形态特征】常绿木质大藤本（向左旋缠绕）。3出羽状复叶，革质，顶生小叶卵状椭圆形，侧生小叶斜卵形，全缘。总状花序，常生于老干上，通常下垂；花大，蝶形，深紫色，旗瓣长度通常只及龙骨瓣的1/2。荚果条形，长可达60cm。花期4～5月，10月果熟。

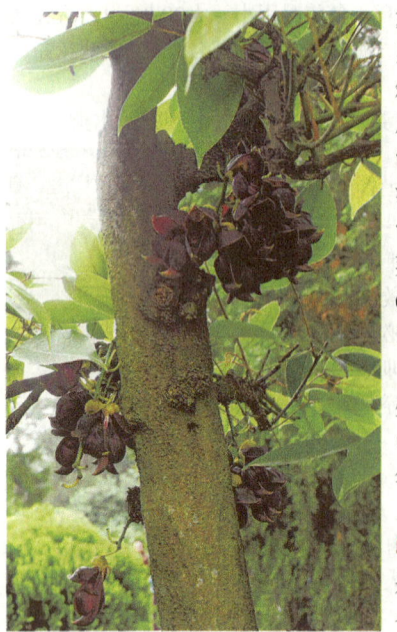

【生境及分布】生于温暖地区石灰岩土中。分布于我国西南、华南、华东地区。

【药用部位及采收】药用藤茎。夏秋季采收，割取茎部，晒干备用。

【性能功效】味苦、涩，性凉。补血活血，通经活络。

【单方验方】1. 治小儿麻痹后遗症：大果油麻藤60g，研末，加糠炒热，外包环跳穴。2. 治月经不调：大果油麻藤15g，泡酒服。3. 治风湿病筋骨痛：大果油麻藤15g，猫咪花20g，水煎服。

【园艺价值】做园林绿化、花木、藤木栽种。观叶类。

【主要化学成分】茎含羽扇烯酮，β-谷甾醇等。

【现代研究】临床上大果油麻藤用于治疗小儿麻痹后遗症，月经不调和风湿病关节疼痛等。

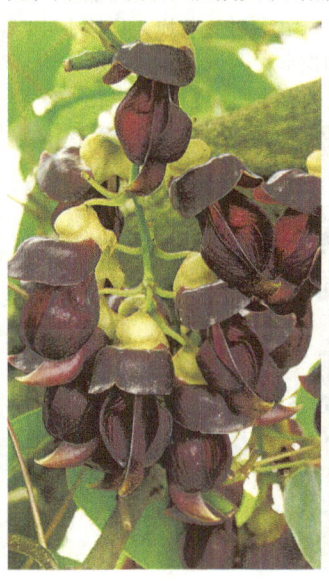
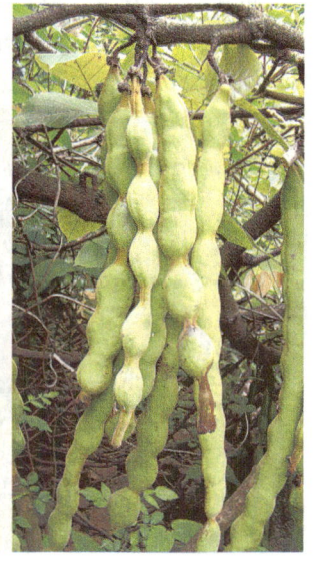

29 油麻血藤

【别名】牛马藤,过山龙。

【医籍记载】《草木便方》:"活血化瘀,舒筋,利关节。治腰脊痛。"

【来源】豆科植物常绿油麻藤 *Mucuna sempervirens* Hemsl.。

【形态特征】常绿攀援灌木,长5~10m。茎棕色或黄棕色,粗糙;小枝纤细,淡绿色。3出复叶,革质,顶端小叶长卵形或卵形,先端尖,基部阔楔形;两侧小叶长卵形,均全缘,绿色,无毛。总状花序,花下垂;花萼钟形;花冠深紫

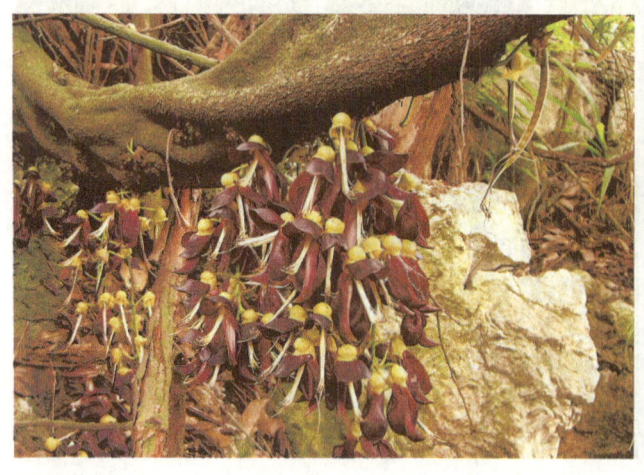

色或紫红色；雄蕊10枚；子房下位。荚果扁平，密被金黄色粗毛。种子圆形。

【生境及分布】生于山坡、林边，常缠绕于树上或攀附于岩石上。分布于我国长江以南各地。

【药用部位及采收】药用根、茎叶。根：全年可采收，将根挖出，除去泥土、须根，洗净，切碎，晒干备用。叶：春夏季枝叶茂盛时采收，洗净，晾晒干燥备用。

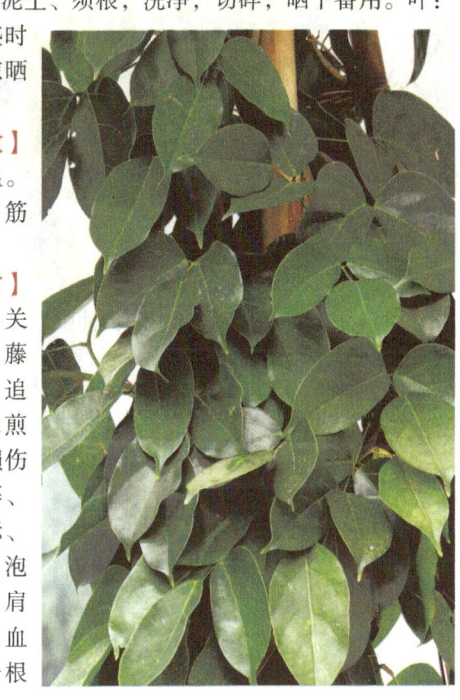

【性能功效】味苦、甘，性温。活血调经，舒筋通络。

【单方验方】

1. 治风湿性关节痛：油麻血藤30g，水麻柳、追风伞各20g，水煎服。2. 治跌打损伤肿痛：油麻血藤、矮陀陀、紫金标、七叶莲各20g，泡酒服。3. 治肩臂疼痛：油麻血藤30g，小铁子根

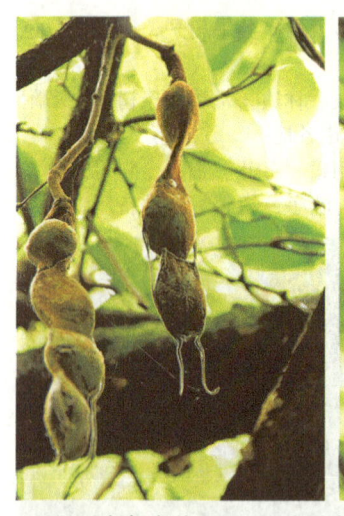
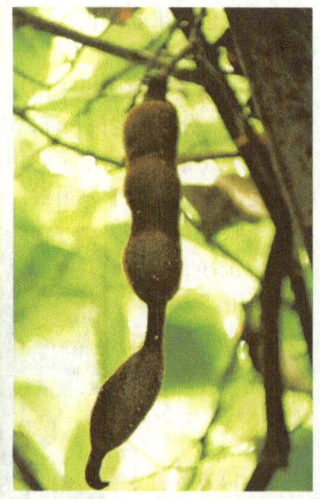

20g,酒水各半煎服。4. 治胃痛:油麻血藤、黄山药、刺天茄根各10g,水煎服。

【园艺价值】做藤木、桩景栽种,蔓木类。4~5月观紫色花垂吊于藤干上。

【主要化学成分】种子含左旋多巴,花含飞燕草素-3-葡萄糖苷和矮牵牛素等。

【现代研究】临床上油麻血藤用于治疗再生障碍性贫血,经闭,月经不调,风湿病关节疼痛,急性胃炎或消化不良胃痛和肩周炎等。

30 血人参

【别名】雪人参。

【医籍记载】《贵州民间药物》："滋阴补肾,调经活血。"

【来源】豆科植物茸毛木蓝 Indigofera stachyoides Lindl.。

【形态特征】灌木,高达3m。全体有黄色长柔毛。羽状复叶,长10~20cm,小叶40片以上,小叶互生,矩圆状披针形,顶端小叶为倒卵形,先端圆,有刺状突尖,全缘,两面密被细毛。总状花序腋生,常较叶长;小花多数,花紫红

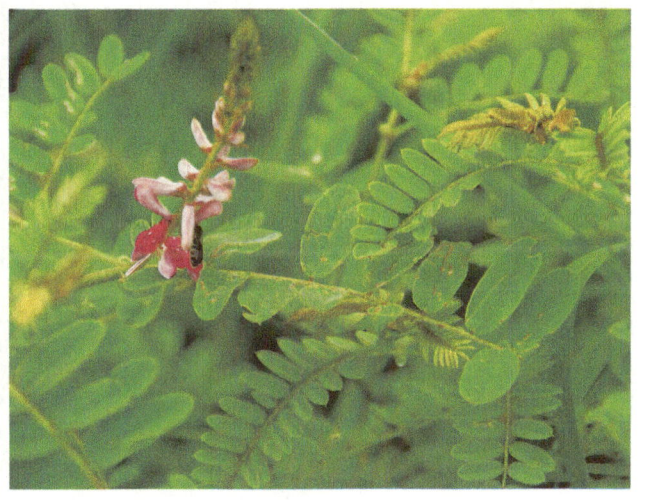

色；萼齿5枚，花冠长8mm；雄蕊10枚，2体；花柱短。荚果圆柱形，密生柔毛。种子5粒。

【生境及分布】生于山坡向阳处、灌木林中。分布于贵州、湖北、四川和云南等地。

【药用部位及采收】药用根。全年可采挖，除去粗皮，洗净，晒干备用或鲜用。

【性能功效】味甘、苦，性温。补气生血，涩肠固脱。

【单方验方】1.治久病气血两虚：血人参、阳雀花根各50g，炖肉吃。2.治下痢日久体虚：血人参、土党参各30g，水煎服。3.治便血：血人参30g，水煎服。4.治崩漏：血人参、石灰菜、扶芳藤各30g，水煎服。5.治食欲不佳：血人

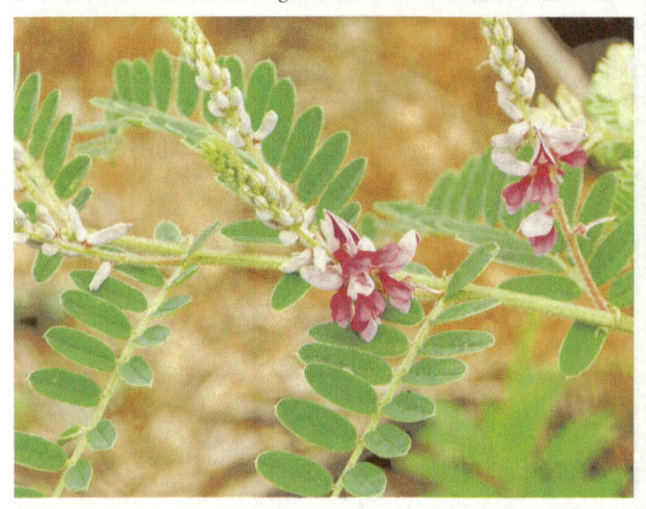

参、鲜橘叶各20g,水煎服。

【园艺价值】做园林绿化、林下灌木栽种。5~7月观紫红色花。

【现代研究】临床上血人参用于治疗痢疾日久体虚,肠炎下血,外伤溃疡等。

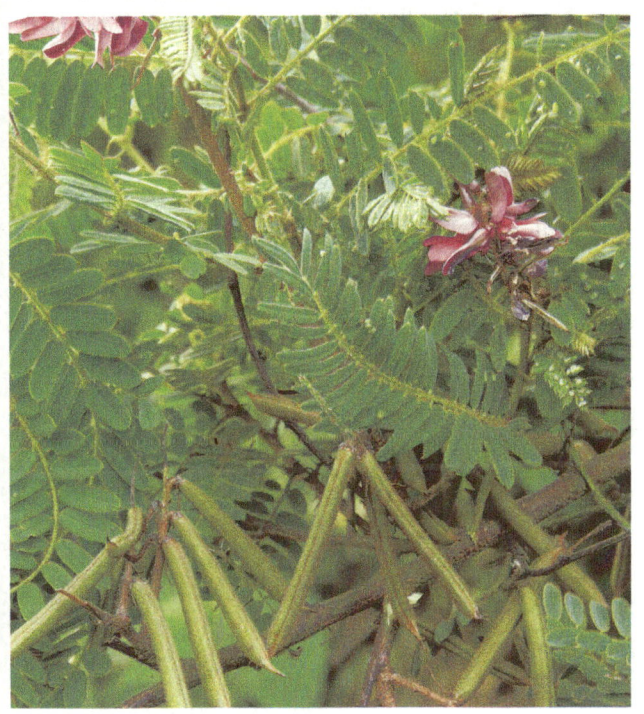

31　鸡眼草

【别名】人字草，细花草。

【医籍记载】《本草求原》："治跌打扑肿，解毒。"

【来源】豆科植物鸡眼草 *Kummerowia striata* (Thunb.) Schindl.。

【形态特征】一年生草本，高5~30cm。茎直立，多分支，被白色毛。3出复叶互生，托叶披针形，小叶片长椭圆形，长0.5~1.5cm，宽3~8mm，先端浑圆，有小突刺，基部楔形，全缘；叶脉羽状，呈"人"字形。叶腋生花1~3朵，小苞片4片；花萼钟状，深紫色；蝶形花冠浅玫瑰色，翼瓣与

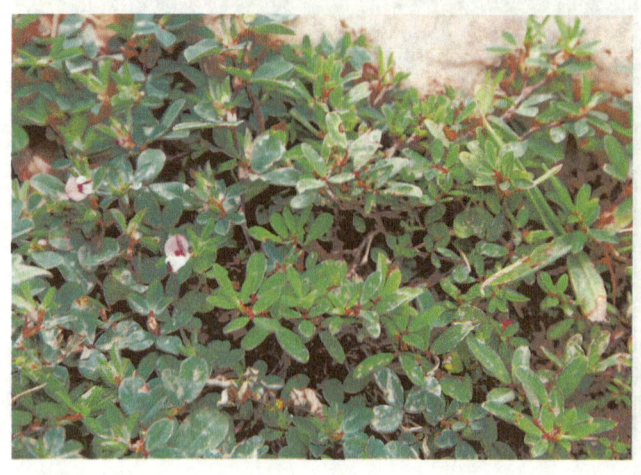

龙骨瓣末端有深红色斑点,花冠和雄蕊在果刚成形时脱落。荚果卵状矩圆形。种子1粒。

【生境及分布】生于海拔700~1200m的山坡、路旁、田坎和林中旷地。分布于我国东北、华北及江南各地。

【药用部位及采收】药用全草。7~8月采收,除去泥沙及杂质,洗净,晒干备用。

【性能功效】味甘,性凉。清热利湿,消积杀虫。

【单方验方】1.治烂脚丫:鸡眼草、皂荚各适量,醋少许,水煎泡脚。2.治胁痛黄疸:鸡眼草、水案板各20g,水煎服。3.治目赤肿痛:鸡眼草、细叶鼠曲草各10g,水煎内服又外洗。4.治湿疹身痒:鸡眼草、鲜橘叶各适量,水煎洗。

【园艺价值】作园林绿化、林下地被栽种。5~7月观紫

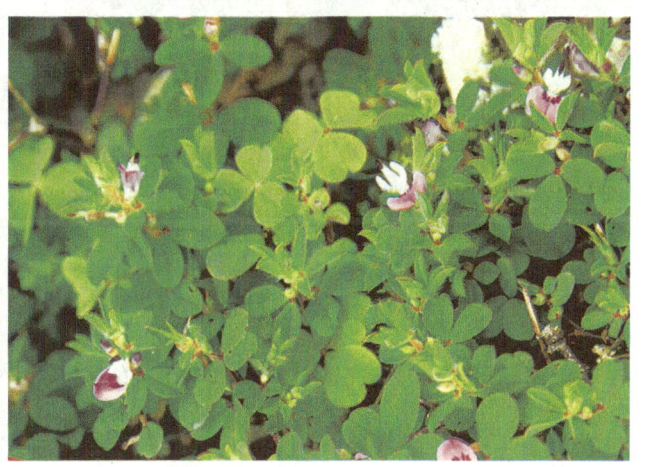

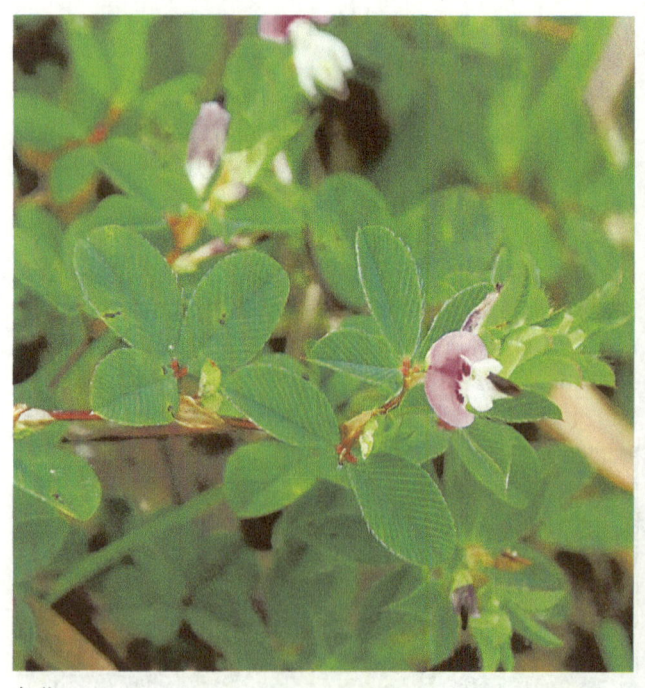

色花。

【主要化学成分】叶含木樨草黄苷,木樨草黄素-7-葡萄糖苷。

【现代研究】药理研究显示,鸡眼草对金黄色葡萄球菌有抑制作用。临床上用于治疗痢疾,急性肠炎,夜盲症,急性黄疸型肝炎,突然吐泻腹痛和发烧吐泻等。

32　洋　槐

【别名】刺槐花。

【医籍记载】《贵州民间方药集》："治大肠下血,咯血,吐血,血崩。"

【来源】豆科植物刺槐 *Robinia pseudoacacia* L.。

【形态特征】落叶乔木或灌木,高可达25m。树皮褐色,有深裂槽,枝上具刺针。单数羽状复叶,互生,托叶变化为针刺,小叶7~19枚,椭圆形至长卵形,长2.5~4.5cm,先端圆或钝,有时微凹,有小刺尖,基部圆形或阔楔形,全缘,质薄,鲜绿色。总状花序腋生,白色,气味芳香;萼钟形,5裂;花冠蝶形;雄蕊10枚,2体;子房圆筒状。荚果线状

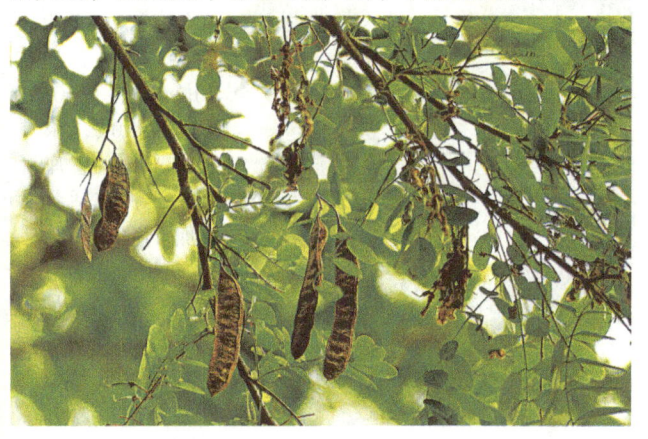

矩圆形而扁。种子4～10粒。

【生境及分布】生于向阳的灌木林下、路旁或田野。喜温暖湿润气候，在土层深厚、肥沃的沙质土或腐殖土中生长较好。分布于全国大部分地区，野生或栽培。

【药用部位及采收】药用花（药名为"洋槐花"）。5～6月花开前期或初开时分批采摘，阴干备用。

【性能功效】味甘，性凉。凉血止血，清热解毒。

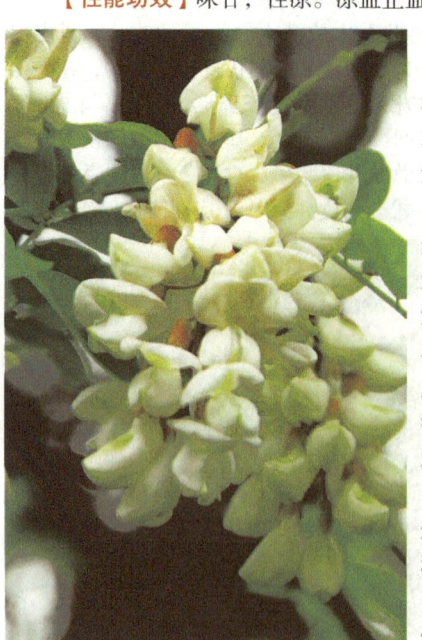

【单方验方】
1. 治痔疮下血：洋槐花、虎杖、吉祥草各20g，水煎服。
2. 治咯血：洋槐花10g，土大黄、反背红各20g。水煎服。
3. 治崩漏：洋槐花20g，马齿苋30g，石灰菜20g，水煎服。4. 治疮痈肿毒：洋槐花适量，水煎外洗。

【药膳】鲜花采后，研碎，加面粉适量做饼食用。

【园艺价值】做独赏树、园林绿

化、花木栽种。4~5月观白色花。

【主要化学成分】花含洋槐苷,刀豆酸,鞣质,黄酮类和蓖麻毒蛋白等。

【现代研究】临床上洋槐用于治疗月经不调,痔疮出血和疮痈肿痛等。

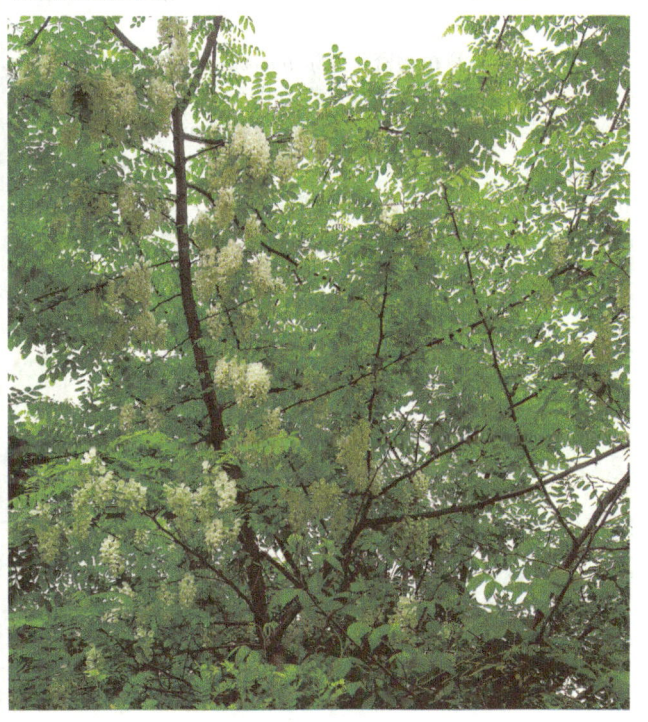

33 鸡血藤

【别名】血风藤。

【医籍记载】《本草纲目拾遗》："其藤最活血,暖腰膝,已风瘫。"

【来源】豆科植物密花豆 Spatholobus suberectus Dunn。

【形态特征】攀援灌木。茎无毛。小叶3片,阔椭圆形,先端锐尖,基部圆形或近心形,上面疏被短硬毛,下面沿脉疏被短硬毛,脉腋间有髯毛,全缘。花多数排列成大型圆锥花序;萼筒状,萼齿5枚;花冠白色,蝶形;花药2型,5大5

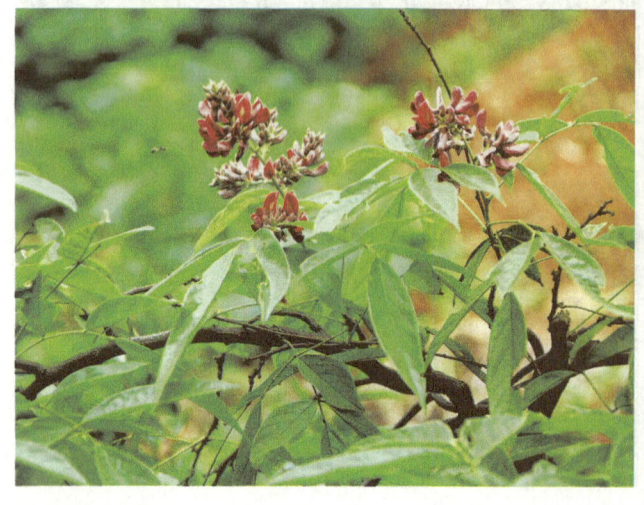

小；子房被白色短硬毛。荚果刀状，被茸毛，有网脉。种子1枚。花期夏季。

【生境及分布】生于林下或灌丛中。喜温暖湿润气候，在排水良好的沙质土壤或黏质土壤中生长较佳。分布于广东、广西、云南和贵州等地。

【药用部位及采收】药用藤茎。全年采收或9～10月采收，截成约40cm的段，晒干备用。

【性能功效】味苦、甘，性温。补血行血，舒筋活络。

【单方验方】1. 治风湿痹关节痛：鸡血藤、忍冬藤、络石藤、首乌藤各20～30g，水煎服。 2. 治经闭、痛经：鸡血藤、益母草各20g，红花6g，牛膝12g，水煎服。3. 治跌打损

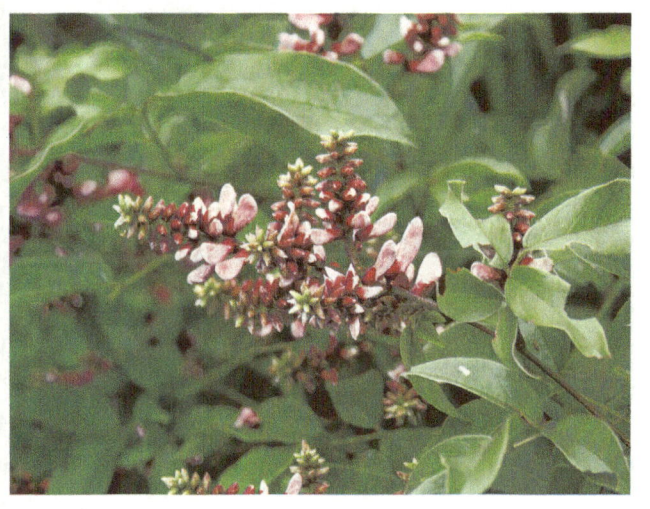

伤：鸡血藤30g，苏木、骨碎补各15g，水煎服。

【园艺价值】做园林绿化、林下灌木栽种。6～8月观白色或紫红色花。

【主要化学成分】藤茎含鸡血藤醇，铁质，豆甾醇，菜油甾醇，β-谷甾醇，儿茶酚，鞣质，还原糖，中性树脂和挥发油等。

【现代研究】药理研究显示，鸡血藤能刺激造血系统，增加白细胞、血红蛋白和血小板数量；还有镇痛和排铅作用，抑制金黄色葡萄球菌、脑膜炎双球菌、肺炎双球菌、大肠杆菌、绿脓杆菌等。临床上用于治疗再生障碍性贫血，放射性白细胞减少症，坐骨神经痛，多发性神经炎和麻病后神经痛等。

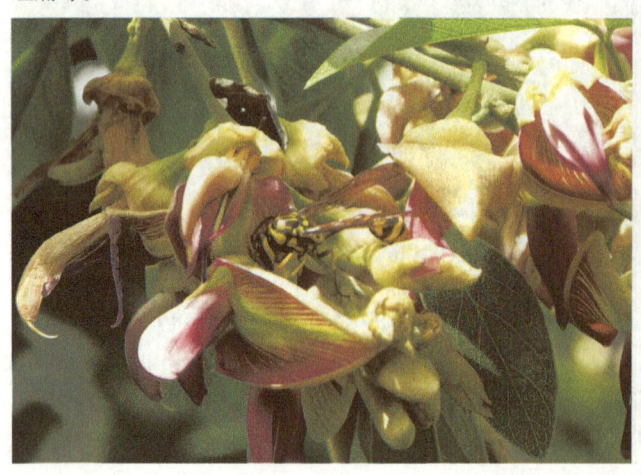

34 紫 藤

【别名】紫金藤,紫藤根。

【医籍记载】《本草拾遗》:"作煎如糖,下水良。主水癥病。"

【来源】豆科植物紫藤Wistaria sinensis Sweet。

【形态特征】

木质藤本,高达10m。茎灰褐色,缠绕性。单数羽状复叶互生,有长柄,叶轴被疏毛;小叶3~6对,小叶柄被密毛;小叶卵形或卵状披针形,长4.5~11cm,宽2~5cm,先端渐尖,基部圆或阔楔形,全缘。下垂总状花序,花大,紫色;萼钟状;花冠蝶形,瓣全具爪。荚果扁条形,长10~20cm,密生黄色茸毛。种子1~3粒,扁圆形。

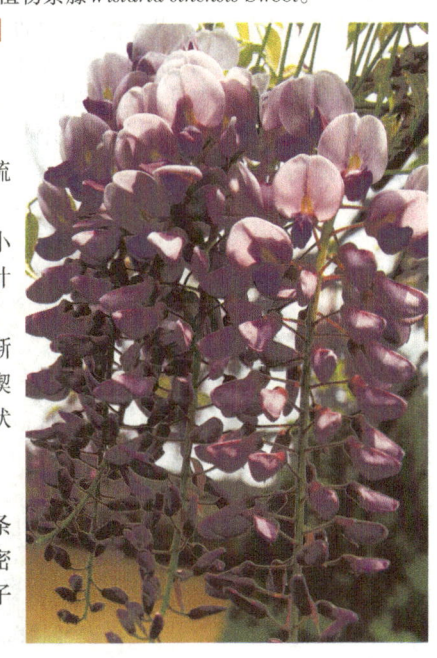

花期4~5月,果期9~11月。

【生境及分布】生于向阳的山坡、疏林缘、溪谷两旁、空旷草地,也栽培在庭园内。喜温暖湿润气候,以排水良好的沙质土壤栽种为宜。我国各地多有栽培,长江以南有野生。

【药用部位及采收】药用根、枝叶。根:全年采收,除去须根、枝叶,洗净,晒干备用。枝叶:春夏季采收,晒干备用或鲜用。

【性能功效】味甘、苦,性温。解毒杀虫,止吐泻。

【单方验方】1.治疥癣瘙痒:紫藤适量,醋煮外搽。2.治胃脘痛:紫藤根研末,每次吞服1~2g。3.治蛲虫、蛔虫腹痛:紫藤5g,水煎服。4.治食积腹泻:紫藤5g,地瓜藤20g,水煎服。

【园艺价值】做藤木、桩景栽种,蔓木类。4~5月观垂

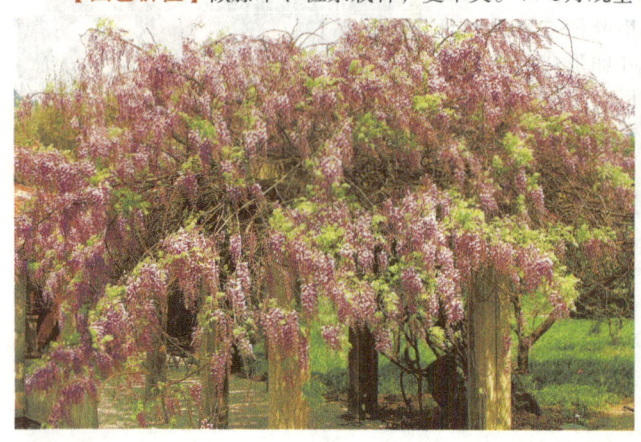

吊于枝干上的紫色花。

【主要化学成分】茎皮含紫藤苷及树脂。叶含木樨草素-7-葡萄糖苷，鼠李糖苷，芹菜素-7-葡萄糖苷。

【现代研究】临床上紫藤用于治疗皮肤真菌感染，疥疮，蛲虫病，蛔虫病，消化不良和急性胃肠炎等。

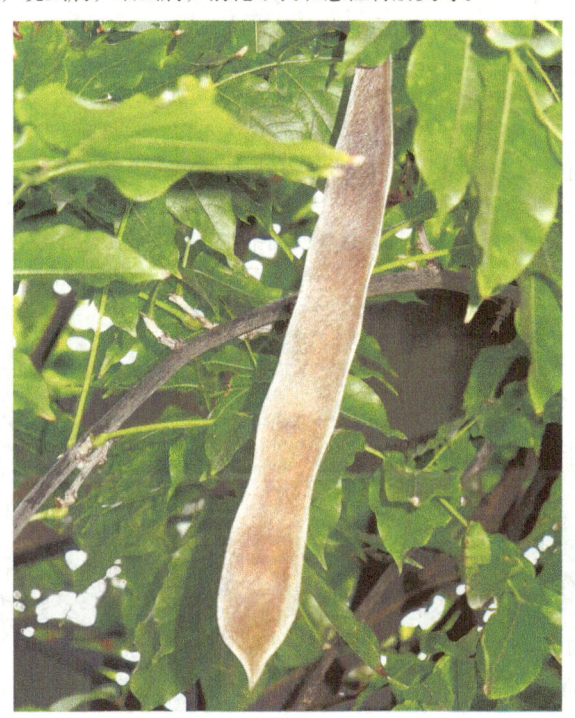

35 马醉木

【别名】泡泡花。

【医籍记载】《全国中草药汇编》:"主治疥疮。"

【来源】杜鹃花科植物马醉木 *Pieris japonica*（Thunb.）D. don ex G. Don。

【形态特征】常绿灌木或小乔木，高2~4m。树皮棕褐色，小枝开展，无毛；冬芽倒卵形，呈覆瓦状排列。叶密集于枝顶，叶片革质，椭卵状披针形或倒披针形，先端短渐尖，基部狭楔形，全缘，表面深绿色，有光泽，背面淡绿色，主脉在两面隆起。总状或圆锥花序顶生或腋生于枝顶，长8~14cm，花序轴有毛；萼片三角状卵形；花冠白色，坛

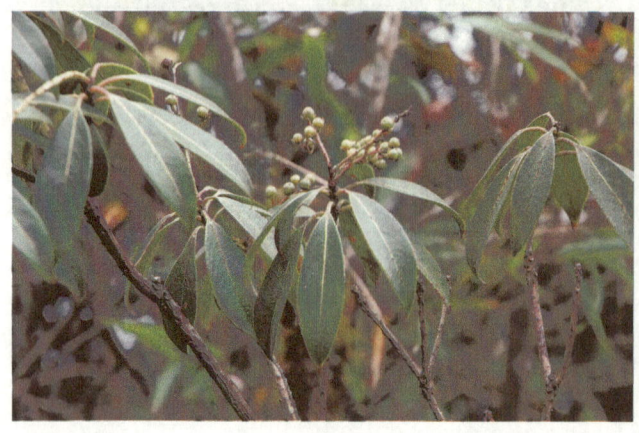

状；雄蕊10枚，花丝有柔毛，柱头头状。蒴果近于扁球形，室背开裂。花期4～5月，果期7～9月。

【生境及分布】生于山坡疏林下、林缘或溪谷边。喜温暖湿润气候，以排水良好的沙质土壤生长较好。分布于安徽、浙江、江西、福建和台湾等地。

【药用部位及采收】药用全株。全年可采收，除去泥沙及杂质，洗净，晒干备用。

【性能功效】味苦，性凉；大毒。杀虫。

【单方验方】治疥疮：马醉木叶适量，水煎，浸洗或外敷患处。

【园艺价值】做花木、防护树栽种，观花类。4～5月观白色或红色花争相怒放。

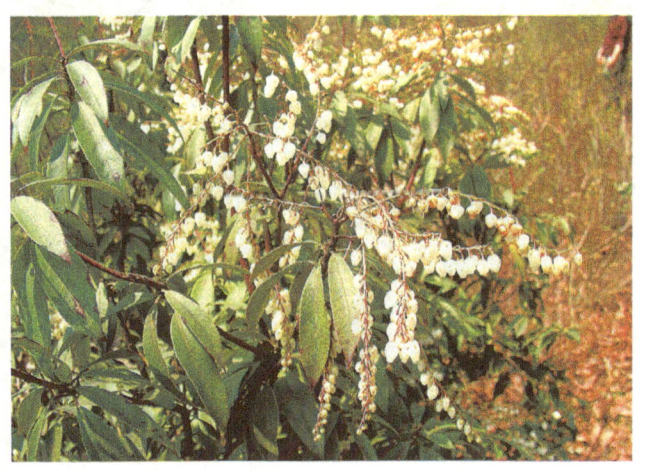

【主要化学成分】叶含马醉木毒素，马醉木素，马醉木槲皮素和蒲公英赛醇等。

【现代研究】临床上马醉木用于治疗疥疮。

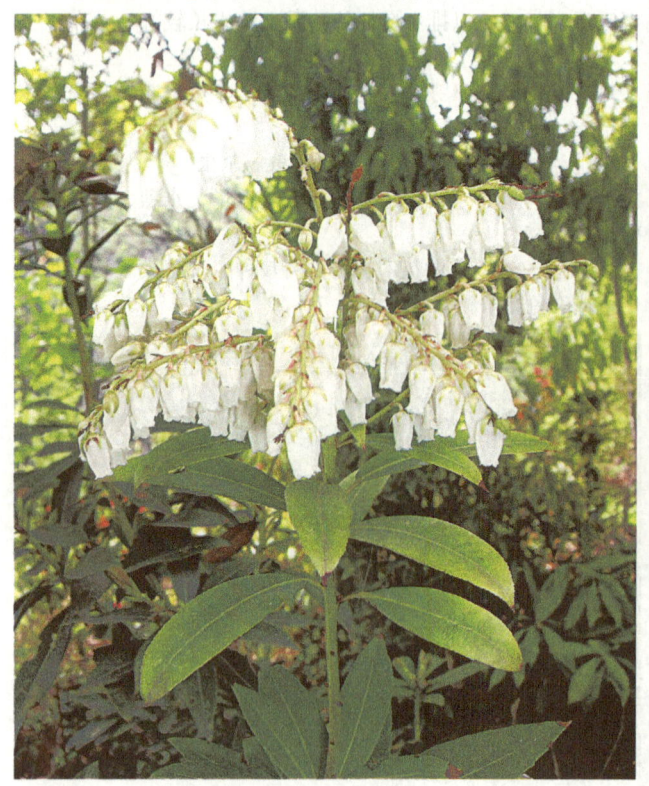

36 马缨花

【别名】马缨杜鹃。

【医籍记载】《全国中草药汇编》:"清热,解毒,止血,调经。"

【来源】杜鹃花科植物马缨杜鹃 *Rhododendron delavayi* Franch.

【形态特征】常绿灌木或小乔木,高3~12m。枝条粗壮,直立,初生有丛卷毛。树皮棕色,呈不规则片状脱落。芽卵圆形,芽鳞多数,里面有白色茸毛。叶互生,叶柄有腺点;叶片厚革质,集生枝端,长椭圆状披针形,先端钝或微尖,基部楔形,全缘或微波状,上面深绿色,下面淡棕色,密被

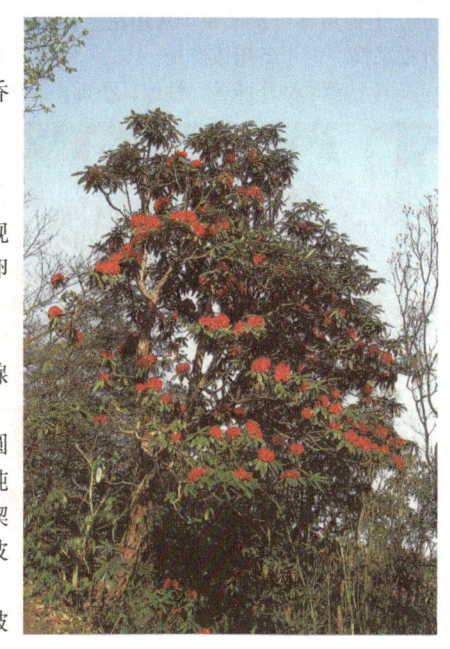

黄棕色茸毛。花10～20朵簇生于枝端，花序轴密被红褐色茸毛；花萼小，5裂；花冠钟形，紫红色，5裂；雄蕊10枚，长短不一；子房1个，密被茸毛。蒴果长圆柱形，5棱，成熟时5纵裂。花期4～5月，果期9～10月。

【生境及分布】生于海拔1200～3200m的山坡、路旁或村边灌丛中。喜温暖湿润气候，在向阳的酸性土壤中生长较好。分布于广西、贵州和云南等地。

【药用部位及采收】药用花。春夏季花开前期或初开时分批采摘，阴干备用或鲜用。

【性能功效】味苦，性凉；小毒。清热解毒，凉血止血。

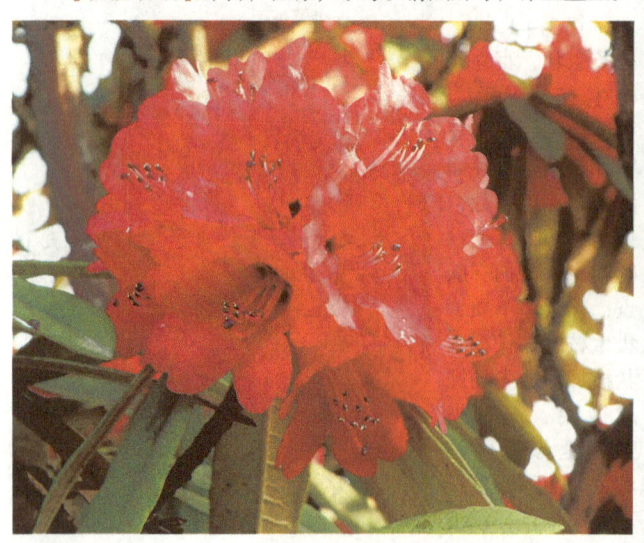

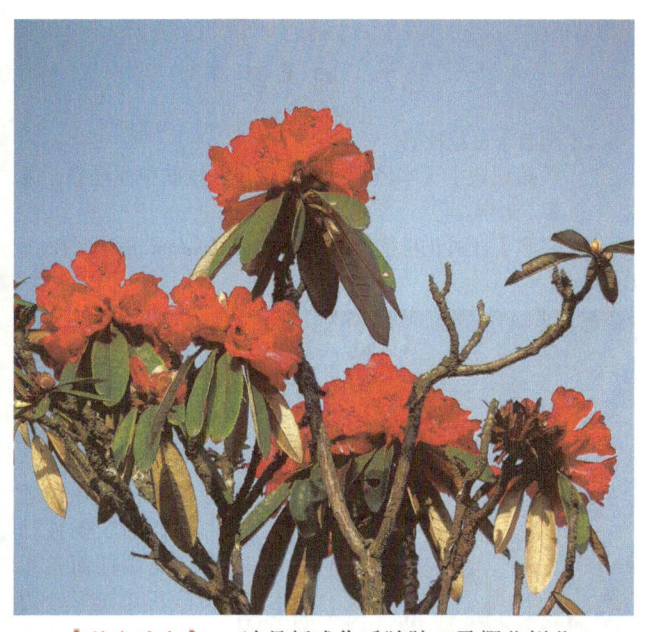

【单方验方】1. 治骨折或伤后脓肿：马缨花鲜花60g，水煎服。2. 治吐血、便血和月经不调：马缨花鲜花9~15g，水煎服。

【园艺价值】作为花木、桩景栽种，观花类。4~5月观红花吐艳，如霞似火。

【现代研究】临床上马缨花用于治疗骨髓炎，流行性感冒，痢疾，消化道出血和月经不调等。

37 闹羊花

【别名】黄花杜鹃。

【医籍记载】《本经》:"主贼风在皮肤中淫淫痛,温疟,恶毒,诸痹。"

【来源】杜鹃花科植物羊踯躅 *Rhododendron mole* (Bl.) G. Don。

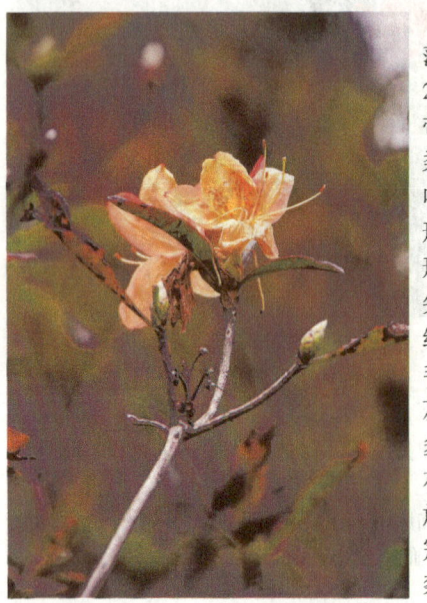

【形态特征】落叶灌木,高1~2m。老枝光滑,带褐色,幼枝有短柔毛。单叶互生,叶柄短;叶片椭圆形至椭圆状倒披针形,先端钝而具短尖,基部楔形,边缘具向上微弯的刚毛,幼时背面密被灰白色短柔毛。花多数或顶生短总状花序,与叶同时开放;花金黄色,花冠漏斗状,先端5裂,裂片椭圆状至卵形。蒴果长椭圆形，熟时深褐色。花期4~5月，果期6~7月。

【生境及分布】生于丘陵地带、山坡灌丛中。喜湿润而冷凉的环境，在排水良好而稍带酸性的黄色夹砂土或腐殖质土中生长较好。分布于我国华东、华南和西南各地。

【药用部位及采收】药用花。4~5月花开前期或初开时，选择晴天分批采摘，采下后立即晒干，备用。

【性能功效】味辛、苦，性温；有大毒。祛风除湿，散瘀止痛。

【单方验方】1.治跌打损伤肿痛：闹羊花适量，捣烂外敷伤处。2.治偏正头痛：闹羊花鲜花捣烂，外敷后脑或痛处。3.治皮肤顽癣：闹羊花鲜花捣烂外敷患处。4.治风痰流注疼痛：闹羊花、天南星各适量，研末，醋调敷患处。

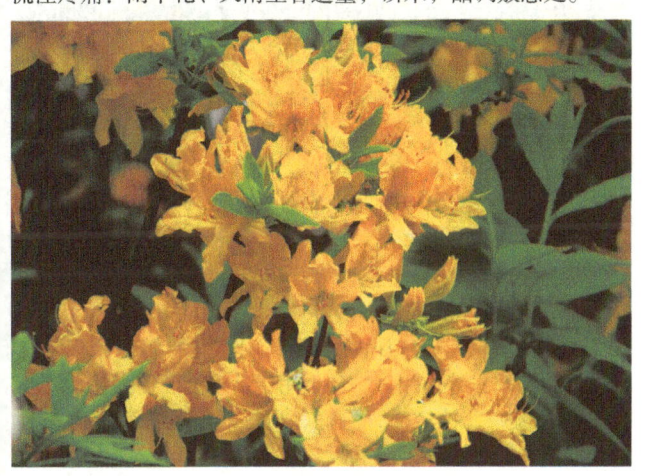

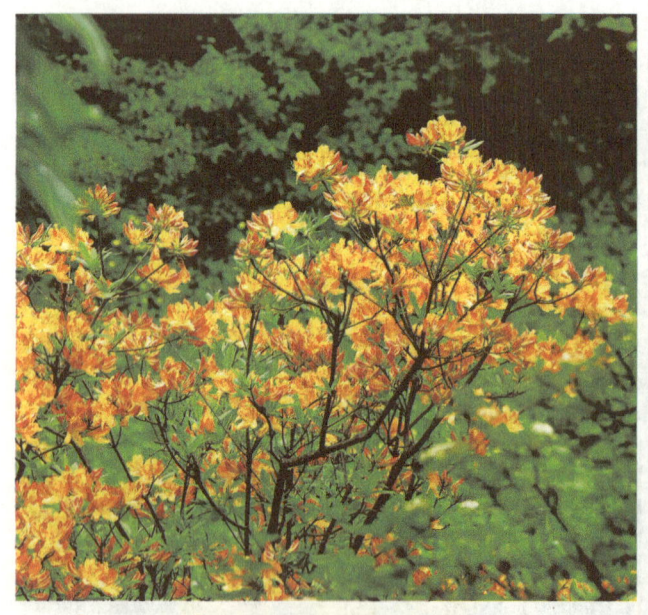

【园艺价值】作为花木、桩景栽种，观花类，4~5月观黄色花及绿叶。花有毒。

【主要化学成分】花含木藜芦毒素，石楠素，羊踯躅素，闹羊花毒素和山月桂萜醇等。

【现代研究】药理研究显示，闹羊花有镇痛，降低血压，抗菌和杀虫等作用。临床上用于治疗神经性头痛，跌打损伤，肌肉痛，神经痛，癫痫，风湿病筋骨关节疼痛，牙痛，心律失常和辅助麻醉等。

38 映山红

【别名】杜鹃花,杜鹃花根。

【医籍记载】《分类草药性》:(花)"治吐血,崩症,去风寒,和血。"《贵州民间方药集》:(根)"行血止痛,利湿止血。"

【来源】杜鹃花科植物杜鹃花 *Rhododendron simsii* Planch.。

【形态特征】落叶或半常绿灌木,高2~5m。多分支,幼枝密被红棕色或褐色扁平糙伏毛,老枝黄灰色。叶卵状椭圆形或长卵状披针形,先端锐尖,全缘。伞形花序,2~6朵簇生枝端;萼片5深裂,裂片卵形至披针形,花冠宽漏斗状,玫瑰色至淡红色、紫色;子房5室。果卵圆形,密被棕色糙毛,花萼宿存。花期4~6月,果期7~9月。

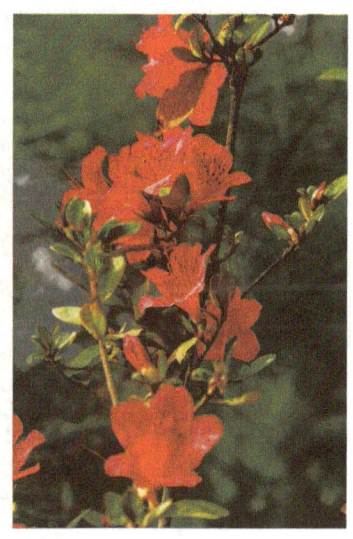

【生境及分布】生于向阳的丘陵山地或平地疏灌丛中。喜温暖湿润气候,

在土层深厚的沙质土壤或腐殖质土壤中生长良好。分布于我国长江以南各地,冬至台湾,西至四川、云南、贵州等地。

【**药用部位及采收**】药用花和根。花:花盛开前分批采摘,晒干备用。根:全年可采,将根挖出,除去泥土、须根,洗净,晒干备用。

【**性能功效**】花:味甘、酸,性平。和血,调经,止咳,祛风湿,解疮毒。根:味甘、酸,性温。和血止血,消肿止痛。

【**单方验方**】花:1. 治月经过多:映山红、泥胡麻各10g,水煎服。2. 治肺热咳嗽:映山红10g,虎杖20g,水煎服。3. 治湿疹瘙痒:映山红、花椒各20g,醋泡外搽。4. 治跌打损伤肿痛:映山红、花椒根或皮泡酒外搽。

根:1. 治月经不调:映山红根、香茶菜根、益母草、

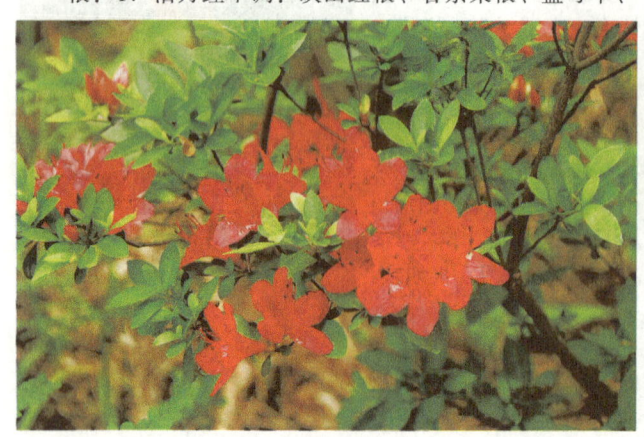

月季花各10~15g，水煎服。2. 治鼻衄：映山红根15g，黄芩6g，青黛3g，水煎服。3. 治湿热痢疾便脓血：映山红根12~15g，水煎服。4. 治跌打损伤肿痛：映山红根皮适量，酒糟少许，捣烂外敷伤处。

【药膳】鲜花洗净，直接生吃，亦可炒或做汤食用。

【园艺价值】作为花木、桩景栽种，观花类。4~6月观红色花及绿叶。

【主要化学成分】花含多种花色苷类，主要有矢车菊素-3-葡萄糖苷、矢车菊素-3-半乳糖苷、芍药花素-3,5-二葡萄糖苷等，黄酮及黄酮苷类化合物有芸香苷、槲皮素、杜鹃黄素等。

【现代研究】药理研究显示，映山红花有止咳祛痰和抗白内障等作用。临床上用花治疗支气管炎咳嗽，湿疹、风疹瘙痒，跌打损伤和月经不调等。根用于治疗吐血，便血，痢疾，风湿性关节疼痛，跌打损伤和月经不调等。

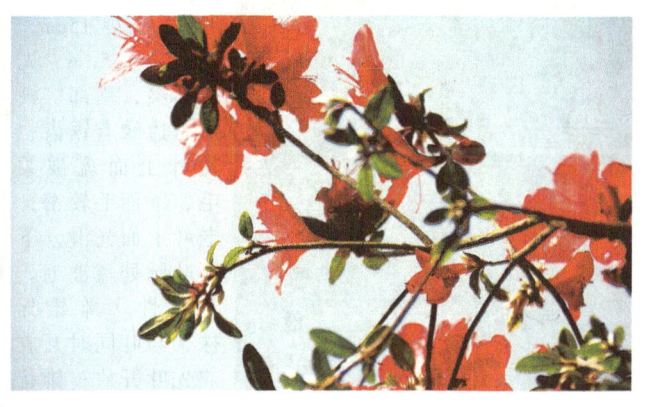

39 杜 仲

【别名】思仙，木绵。

【医籍记载】《本经》："主腰脊痛，补中，益精气，坚筋骨，强志。除阴下痒湿，小便余沥。"

【来源】杜仲科植物杜仲 *Eucommia ulmoides* Oliv.。

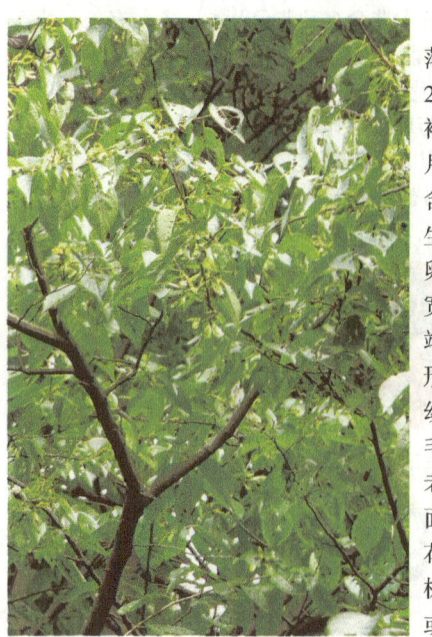

【形态特征】落叶乔木，高达20m。小枝光滑，黄褐色或色较淡，具片状髓。皮、枝均含有胶质。单叶互生，叶片椭圆形或卵形，长7~15cm，宽3.5~4.5cm，先端渐尖，基部广楔形，边缘有锯齿，幼叶上面疏被柔毛，下面毛较密；老叶上面光滑，下面叶脉处疏被毛。花单性，雌雄异株，与叶同时开放或先叶开放；雄花有雄蕊6~10枚；雌花有1个裸露而延长的子房。翅果卵状长椭圆形而扁，内有种子1粒。

【生境及分布】生于山地林中或栽培。适应性较强，能耐寒，喜阳光充足、雨量丰富的湿润环境，在土层深厚、肥沃、含腐殖质的沙质土、黏性土或微酸性土壤中生长良好。分布于我国长江中下游及南部各地。

【药用部位及采收】药用树皮。清明至夏至间，采用局部剥皮法，剥下树皮，刨去粗皮，晒干备用。

【性能功效】味甘，性温。补肝肾，强筋骨，安胎。

【单方验方】1. 治风湿痹证关节疼痛：杜仲、牛膝各12g，补骨脂、红花各9g，鸡血藤15g，水煎服；或共研粗末，白酒浸泡，每次15ml，每日2次。2. 治肾虚筋骨痿软无力：杜仲、续断、补骨脂各12g，水煎服。3. 治腰痛如坠、

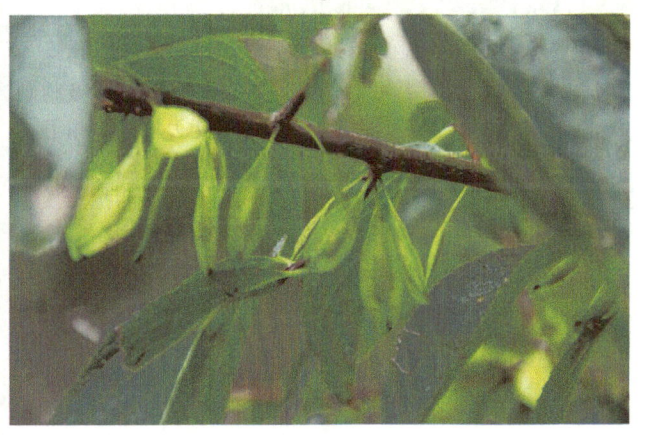

频繁堕胎:杜仲、续断各30g,枣泥为丸,每日服用。4.治肝阳上亢眩晕:杜仲制成10%酊剂,每次30滴,开水冲服,每日3次,3~4周为1个疗程。

【园艺价值】作为林木、园林绿化、桩景栽种。

【主要化学成分】树皮含木脂素和木脂素苷,松脂素双糖苷,二苯基四氢呋喃木脂素,杜仲苷,筋骨草苷,杜仲素A,绿原酸以及生物碱,蛋白质,维生素,杜仲胶,挥发油,多种氨基酸和微量元素等。

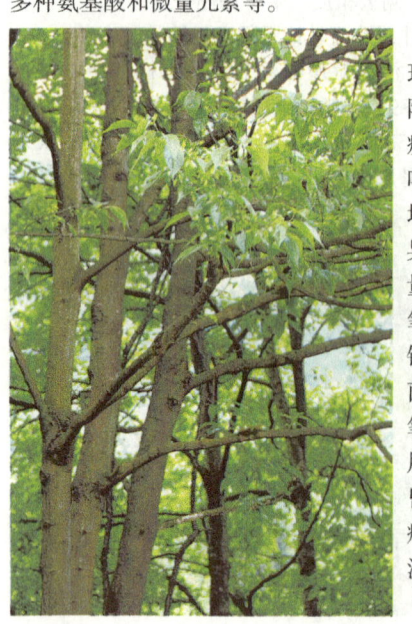

【现代研究】药理研究显示,杜仲有降压,调节细胞免疫、增强巨噬细胞吞噬功能,促使肝糖原堆积,使胸腺萎缩而异至血浆中皮质醇含量增加,抗冻及耐缺氧能力增强,镇静,镇痛,抗菌,抗真菌,利尿和抗脂质过氧化等作用。临床上用于治疗眩晕头痛、目昏,风湿病,腰腿关节痛,子宫脱垂,习惯性流产和高血压病等。

40 珙 桐

【别名】山白果，水梨子。

【来源】珙桐科植物珙桐 *Davidia involucrate* Baill.。

【形态特征】落叶乔木，树皮呈不规则薄片脱落。单叶互生，叶纸质，宽卵形或近心形，先端渐尖，基部心形，边缘粗锯齿。花杂性，由多数雄花和1朵两性花组成顶生头状花序；花序下有2片白色大苞片，纸质，椭圆状卵形；雄花有雄蕊1～7枚；两性花子房下位。核果肉质，椭圆形或矩状卵形，紫绿色。花期4月，果期10月。

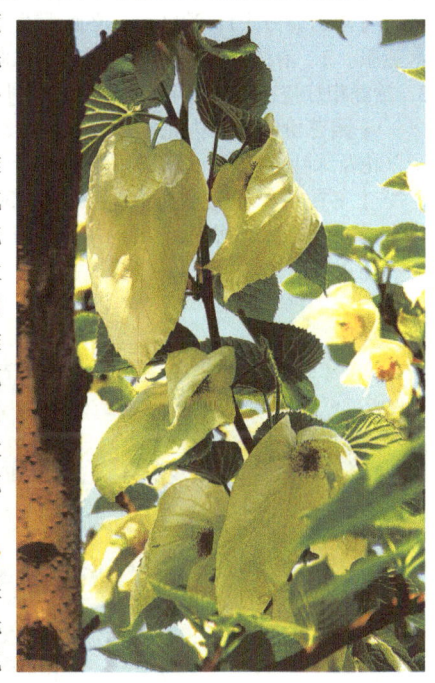

【生境及分布】生于空气阴湿的山地林中。喜光树种，喜凉爽气

候。适宜在疏松肥沃、微酸性或中性土壤上栽植。分布于陕西、湖北、湖南、四川、贵州和云南等地。

【药用部位及采收】药用根和果实。根：全年可采，洗净，晒干备用或鲜用。果实：秋季采收，鲜用。

【性能功效】根：味苦，性微寒。收敛止血，止泻。果实：味苦，性凉。清热解毒。

【单方验方】1. 治吐血、咯血：珙桐根10g，紫珠15g，水煎服。2. 治湿热泄泻：珙桐根、地瓜藤各10g，水煎服。3. 治痈疖疔疮：鲜珙桐果实适量，捣烂外敷患处。

【园艺价值】作为花木栽种，观花类。4月观白色"鸽子"花及绿叶。国家一级保护植物。

【主要化学成分】珙桐中含新齐墩果-3(5),12-二烯等。

【现代研究】临床上珙桐用于治疗多种出血，肠炎腹泻和痈疮等。

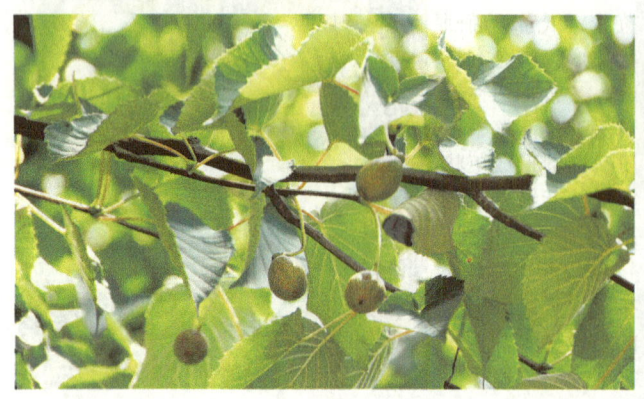

41 观音座莲

【别名】马蹄蕨。

【医籍记载】《福建药物志》:"止痛。治肠炎。"

【来源】观音座莲科植物福建观音座莲 *Angiopteris fokiensis* Hieron.。

【形态特征】多年生草本,高1.5m以上。根茎块状,直立,下面簇生圆柱形的粗根。2回羽状复叶;叶柄粗壮;叶片宽卵形,羽片5~7对,互生,狭长圆形;小羽片平展,上部的稍上斜,中部小羽片披针形,先端渐尖,基部截形或圆形;顶部向上微弯,叶缘具浅三角形锯齿;叶革质,两面光滑。孢子囊群棕色,长圆形,由8~10个孢子囊组成。

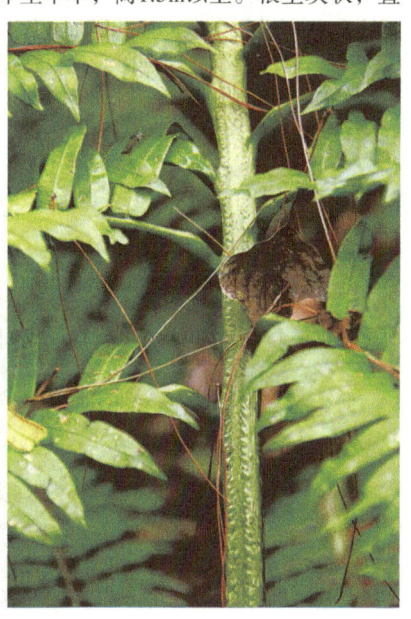

【生境及分布】生于林下或路边。喜

温暖湿润气候，在土层深厚、肥沃的沙质土或腐殖土中生长较好。分布于我国西南、华南和福建、台湾等地。

【药用部位及采收】药用根茎。春秋季采挖，洗净，晾干或晒干燥备用。

【性能功效】味苦，性寒。疏风祛痰，清热解毒，凉血止血，安神。

【单方验方】1. 治风热咳嗽：观音座莲、矮地茶各15g，水煎服。2. 治疗疮：观音座莲鲜品适量，捣烂外敷患处。3. 治崩漏：观音座莲研末，每次5g，开水送服。

【园艺价值】大型观叶类，地栽配水景或盆栽摆花观赏。

【现代研究】临床上观音座莲用于治疗感冒发热咳嗽，毛囊炎肿痛和功能性子宫出血等。

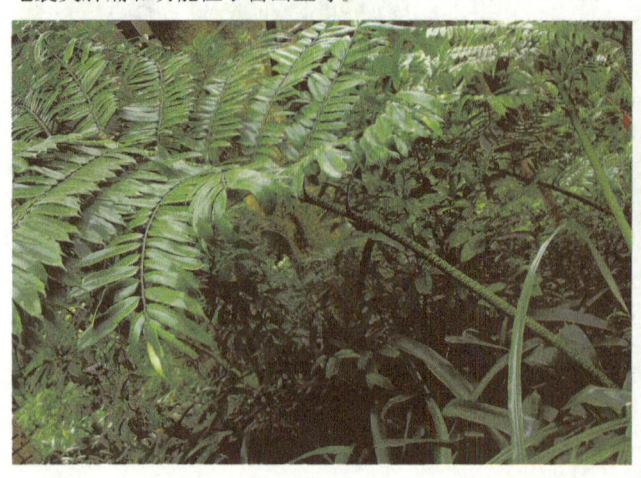

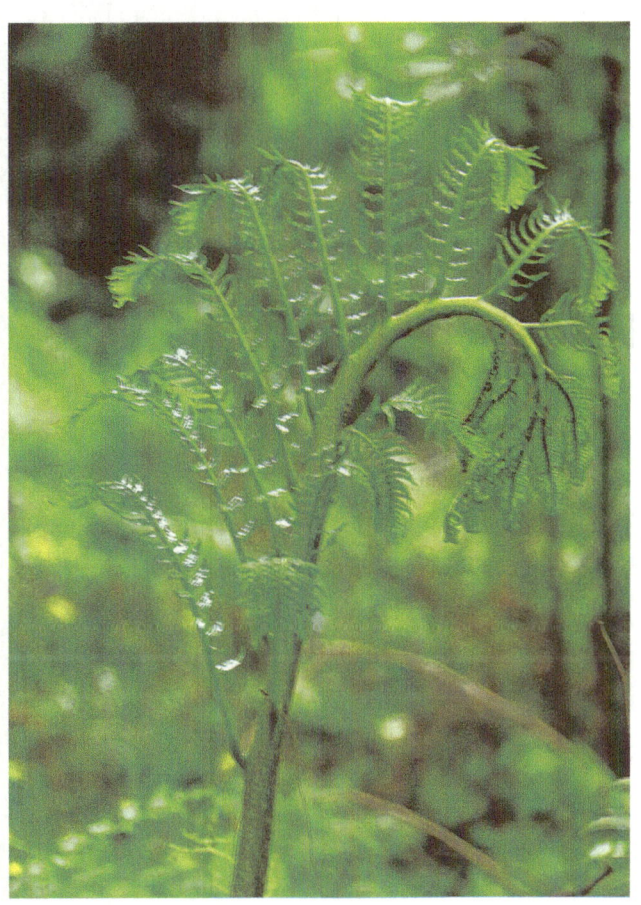

42 海金子

【别名】山枝茶。

【医籍记载】《全国中草药汇编》:"祛风活络,散瘀止痛。"

【来源】海桐花科植物海金子 *Pittosporum illicioides* Makino。

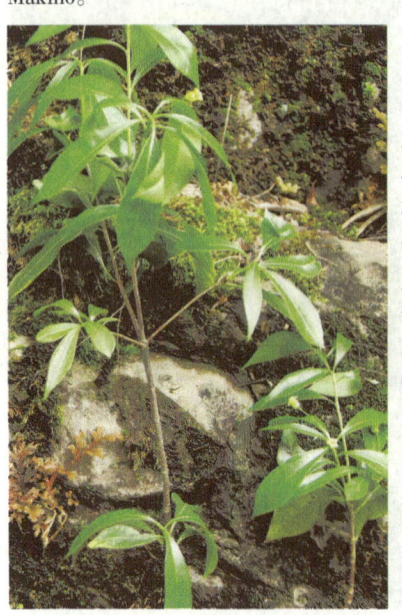

【形态特征】常绿灌木或小乔木,高2~6m。全体光滑无毛。小枝近轮生。单叶互生,或集生于枝顶;叶片薄革质,倒卵形至倒披针形,先端渐尖或短尖,基部楔形,边缘略呈波状,两面光滑,上面深绿色,下面色稍淡。花淡黄色,3~12朵集成伞房花序,生小枝顶端;花萼5裂,花瓣5瓣;雄蕊5枚;雌蕊由3片心皮组成,子房上位。蒴果球状倒卵形或近椭圆状球形，成熟时3瓣裂。种子多数。花期4~5月，果期10月。

【生境及分布】生于山谷、岩石旁和山坡杂木林中。喜温暖湿润气候，以土层深厚、肥沃的砂质土或腐殖土为佳。分布于广东、广西、湖南、四川、贵州和云南等地。

【药用部位及采收】药用根和根皮。春秋季采收，洗净泥沙，除去须根、杂质，晾晒干燥备用。

【性能功效】味苦、辛，性温。活络止痛，宁心益肾。

【单方验方】1. 治失眠、遗精：海金子根250g，酒500ml，浸泡3昼夜。每次饮服15ml，每日2~3次。2. 治骨折：手术复位后，取鲜海金子根适量，捣烂外敷，固定。3. 治蛇

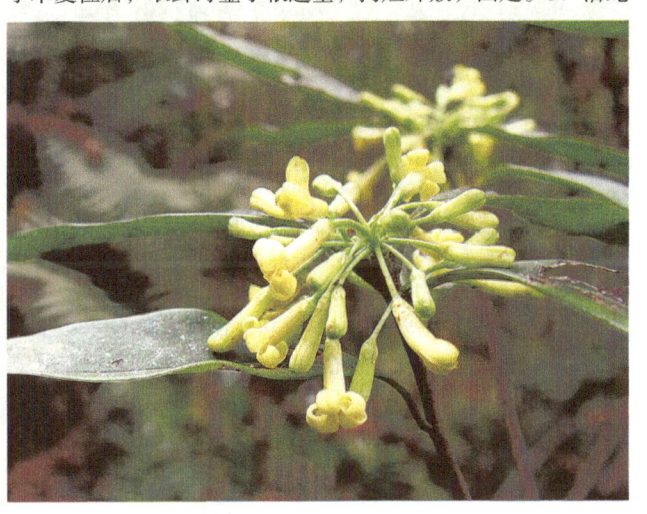

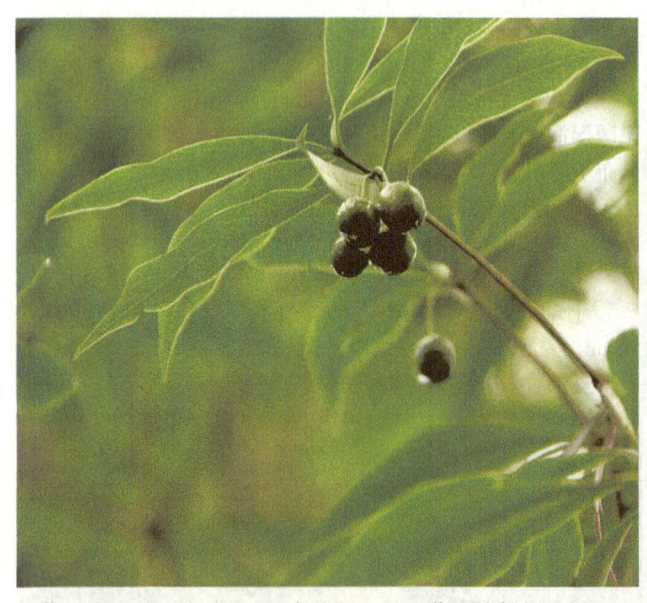

咬伤：海金子根白皮60g，水煎服；另取药渣外敷伤口周围。

4. 治风湿痹证关节疼痛：海金子根30g，瑞香12g，钩藤根、独活各15g，水煎或浸酒服。

【园艺价值】作为花木、装饰林木栽种，观叶类。

【主要化学成分】根和根皮在生物碱和皂苷类检查中显示阳性。

【现代研究】临床上海金子用于治疗风湿病，骨折，胃痛，失眠、遗精和蛇咬伤等。

43 海 桐

【别名】光叶海桐。

【医籍记载】《全国中草药汇编》："杀虫。外用煎水洗疥疮。"

【来源】海桐花科植物海桐 *Pittosporum tobira*（Thunb.）Ait.。

【形态特征】常绿小乔木或灌木。枝条近轮生。茎叶有臭气。叶聚生枝端；叶片革质，倒卵形或倒卵状长圆形，先端圆或钝而微缺，基部狭楔形，上面深绿色，全缘；侧脉7~8对，不明显。伞形花序顶生，花序、苞片、花萼被黄色柔毛；苞片披针形；花白色，芳香；花萼杯状；花瓣5瓣，离

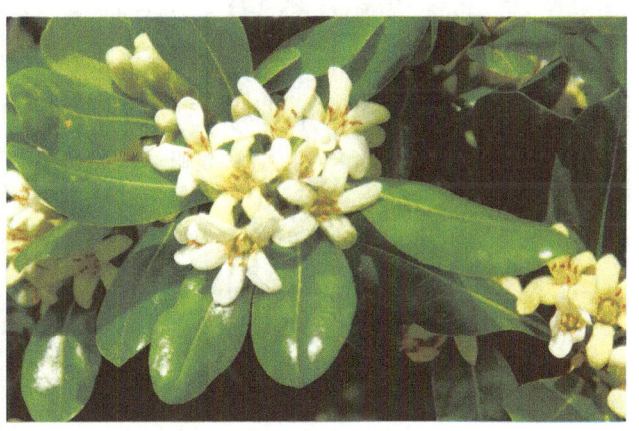

生；雄蕊2枚。蒴果卵形。种子肾形，暗红色。花期4～5月，果期8月。

【生境及分布】野生或栽种为行道树。喜温暖湿润气候，以排水良好的砂质土壤或砂土栽种为好。全国各地均有栽培。

【药用部位及采收】药用枝、叶。全年可采收，洗净，晾晒干燥备用。

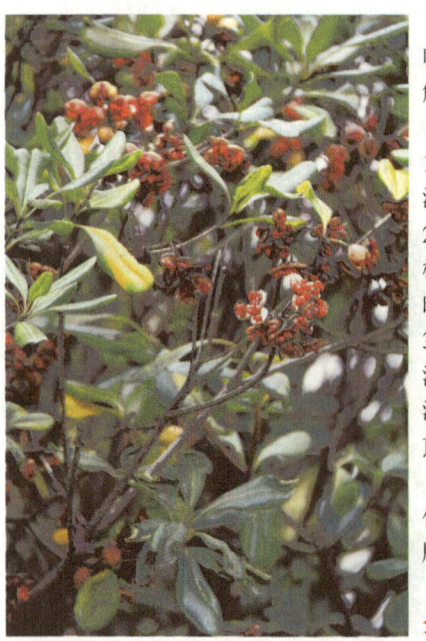

【性能功效】味苦、辛，性平。解毒，杀虫。

【单方验方】1. 治中恶霍乱：海桐15g，水煎服。2. 治风虫牙痛：海桐煎水漱口。3. 治时行毒眼疾：海桐3g，开水泡，待温洗眼。4. 治疥疮：海桐15g，苦参6g，煎水浸洗患处。

【园艺价值】作为花木、植篱及绿雕塑栽种，观叶类。

【主要化学成分】叶中含倍半苷

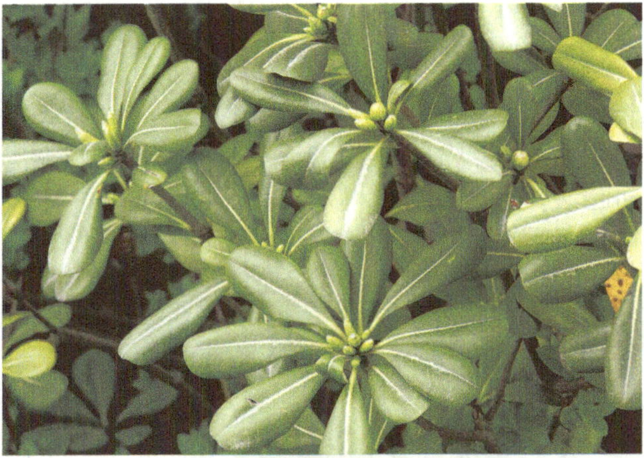

类化合物，有海桐花苷A_1、B。叶和花中含海桐花新苷A和B。

【现代研究】

临床上海桐用于治疗肠炎腹泻，龋齿牙痛，急性结合膜炎和疥疮皮肤瘙痒等。

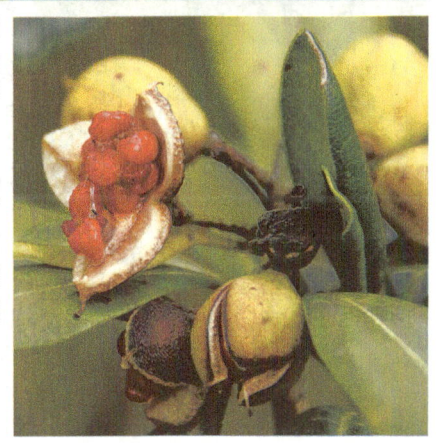

44 核桃

【别名】胡桃，胡桃肉，核桃仁。

【医籍记载】《开宝本草》：（种仁）"食之令人肥，润肌黑发。"

【来源】胡桃科植物胡桃 *Juglans regia* L.。

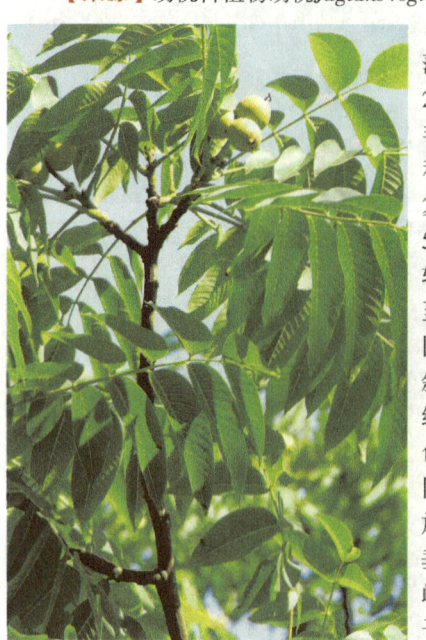

【形态特征】落叶乔木，高20～25m。小枝被短腺毛，具明显的叶痕和皮孔。奇数羽状复叶互生，小叶5～13片，先端1片较大，椭圆状卵形至椭圆形，先端钝圆或锐尖，基部偏斜，全缘，表面深绿色，背面淡绿色。花单性，雌雄同株，与叶同时开放；雄花序腋生下垂，雄蕊6～30枚；雌花序穗状直立，子房下位。核果近球形，直径4~6cm，外果皮绿色，表面凹凸不平。花期5~6月，果期9~10月。

【生境及分布】生于山地及丘陵地带。喜凉爽干燥气候，耐干旱、耐寒冷，以阳光充足、土层深厚、疏松肥沃、排水良好的中性沙质土壤栽培为宜。我国南北各地均有栽种。

【药用部位及采收】药用种仁、叶。种仁：9~10月中旬，外果皮变黄，大部分果实顶部开裂时，打落果实，晒干备用。叶：春、夏、秋季均可采收，鲜用或洗净晒干备用。

【性能功效】味甘、涩，性温。补肾益精，温肺定喘，润肠通便。

【单方验方】1．治体虚咳嗽：核桃仁、枇杷花、冰糖各20g，水煎服。2．治须发早白：核桃仁、桑葚、女贞子各50g，泡酒服。3．治体虚便秘：核桃仁、蜂蜜各30g，捣烂

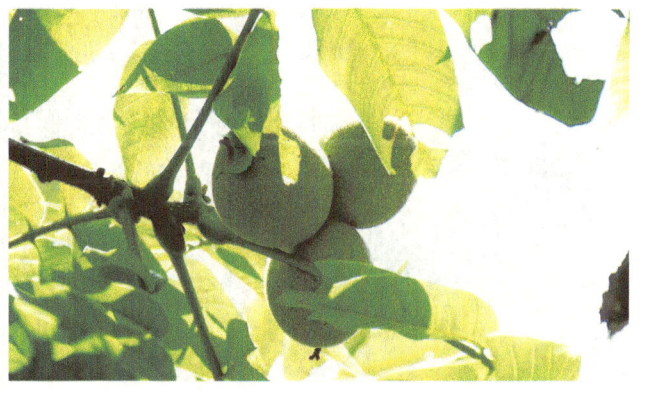

服。4. 治带下过多：核桃叶、金樱子根各20g，水煎服。

【药膳】果实成熟后采收，剥开硬壳后取果肉直接吃，或炒菜、炸熟食用。

【园艺价值】作为林木、园林绿化栽种。

【主要化学成分】核桃仁含粗蛋白，脂肪油，碳水化合物，多种游离的必需氨基酸如色氨酸、苯丙氨酸、异亮氨酸及赖氨酸等，胡萝卜素，核黄素，β-谷甾醇，菜油甾醇，豆甾醇，维生素E和微量的钙、磷、铁等。

【现代研究】药理研究显示，核桃有抑制部分移植性肿瘤细胞增殖的作用，能使血清白蛋白增加，血胆固醇水平较慢增长。临床上用于治疗慢性支气管炎，乳汁不下，乳房胀痛，糖尿病，湿疹，皮肤感染性疾患，化脓性中耳炎，牙本质过敏症，放射线治疗（放疗）、化学药物治疗（化疗）过程中白细胞减少，胃石症，跌打损伤，牛皮癣和鱼鳞癣等。

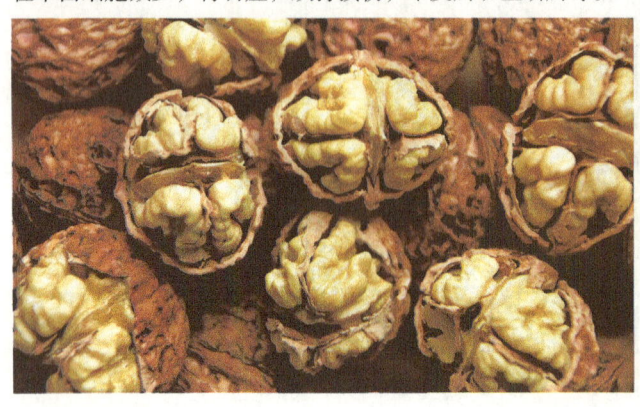

45 枫 杨

【别名】枫柳皮,麻柳。
【医籍记载】《新修本草》:"主风,龋齿痛。"
【来源】胡桃科植物枫杨 Pterocarya stenoptera C. DC.。
【形态特征】落叶大乔木,高达30m。树皮灰褐色,纵裂。小枝灰色,有毛,皮孔明显。双数或稀单数羽状复叶互生,叶轴有翅,小叶对生,10~24片;叶片长圆形,先端钝或尖,基部圆,边缘有锯齿。黄绿色花,单性,雌雄异株;雄花序葇荑状,花被片1~2片,雄蕊6枚或更多;雌花序穗状,花被片4片,子房1室,花柱2枚。小坚

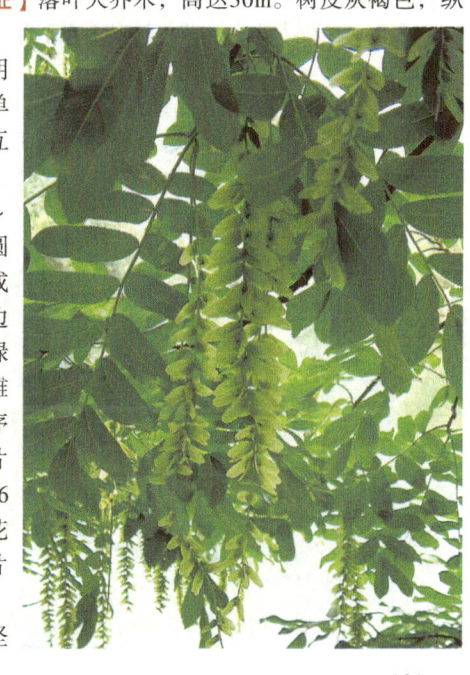

果,有窄翅。

【生境及分布】生于原野、溪边及河岸,现有栽种。喜温暖湿润气候,较耐寒,怕霜冻,耐旱又耐湿,喜光,稍耐阴,酸性或微碱性土壤均能生长。分布于我国西南及长江流域多数地区。

【药用部位及采收】药用树皮。夏秋季剥取树皮,鲜用或晒干备用。

【性能功效】味辛、苦,性温;有小毒。杀虫止痒,利尿消肿。

【单方验方】1. 治牙痛:枫杨皮适量,捣烂,塞痛处。2. 治疥癣:枫杨皮、羊蹄根、黎辣根各适量,酒精浸泡,涂

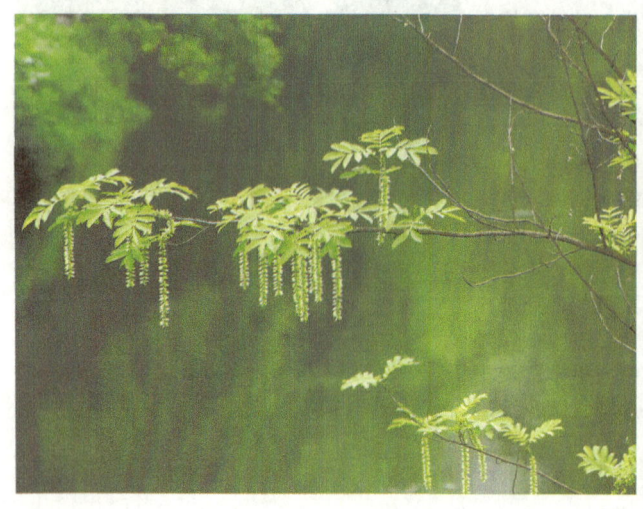

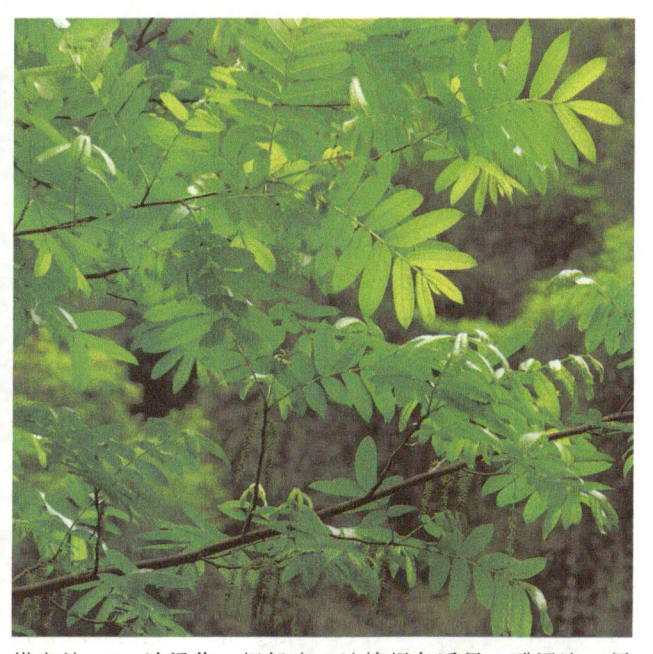

搽患处。3. 治烫伤：枫杨皮、地榆根各适量，醋浸泡，局部外搽。

【园艺价值】做林木、园林绿化栽种。观叶类。

【主要化学成分】叶含水杨酸，内酯及酚类等；全株含大量维生素C。

【现代研究】临床上枫杨用于治疗龋齿牙痛，疥疮，皮肤癣疮和烧烫伤等。

46 桦 木

【别名】白桦皮，桦树皮，桦木皮。

【医籍记载】《本草汇言》："桦木皮，苦寒善降，能散郁热风毒；轻浮柔软，能消乳毒痈疡。"

【来源】桦木科植物白桦 *Betula platyphylla* Suk.。

【形态特征】落叶乔木，高15m左右。树皮白色，易剥落；嫩枝红褐色，光滑无毛，上有白色皮孔。叶有长柄，叶片三角状卵形，先端渐尖，基部楔形，边缘有不规则的粗锯齿。花单性，雌雄花均集为葇荑花序。果穗为球穗状，窄而长，下垂；果苞楔形；小坚果狭长圆形或卵形。花期5~6月，果期8~9月。

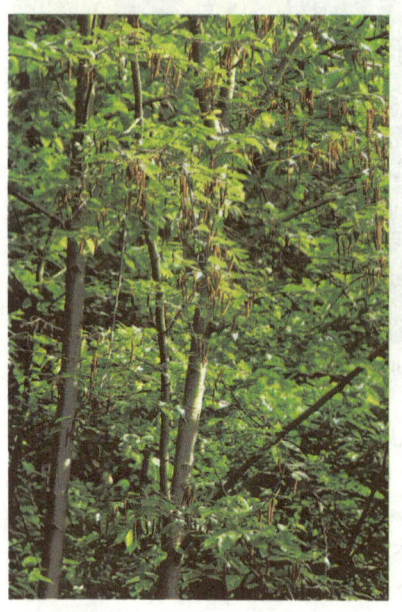

【生境及分布】生于山地林中，常成群落生长。分布于我国东北、华北和陕

西、宁夏、甘肃、青海、河南、四川、云南、西藏等地。

【药用部位及采收】药用树皮。春、夏、秋间均可剥取树皮,切段,晒干备用。

【性能功效】味苦,性平。清热利湿,祛痰止咳,消肿解毒。

【单方验方】1. 治咳嗽气喘:桦木皮、贝母、麦冬各9g,水煎服。2. 治咽痛喉痹:桦木皮30g,水煎服。3. 治湿盛泄泻:桦木皮9~12g,水煎服。4. 治小便赤涩:桦木皮、车前草各15g,水煎服。

【园艺价值】作为林木、园林绿化栽种。观叶类。

【主要化学成分】白桦树皮含桦叶烯四醇,桦叶烯四醇A和桦叶烯五醇等。

【现代研究】药理研究显示,桦木树皮的水提取物有祛痰、止咳、抗菌等作用。临床上用于治疗急性咽喉

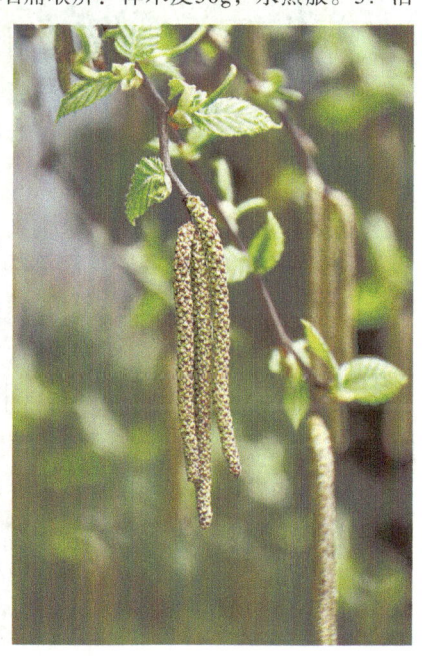

炎，慢性支气管炎，黄疸，腹泻，痢疾，急性泌尿道感染小便不利和乳腺炎等。

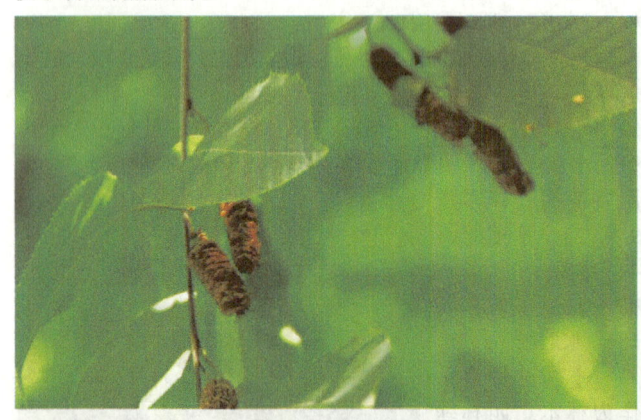

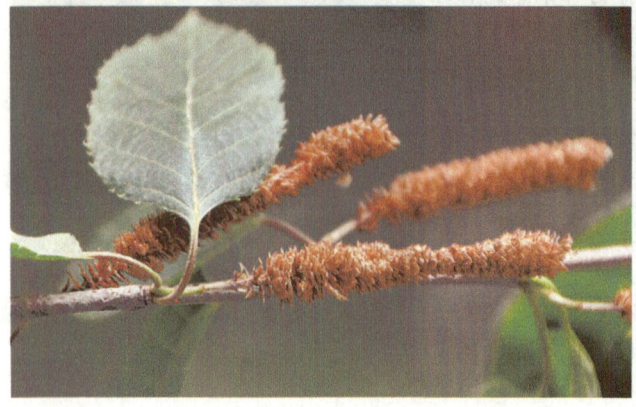

47 夹竹桃

【别名】柳叶桃，红花夹竹桃。

【医籍记载】《陆川本草》："叶：镇痛祛瘀。治跌打损伤肿痛。"

【来源】夹竹桃科植物夹竹桃 Nerium indicum Mill.。

【形态特征】常绿大灌木，高 2~5m，无毛。叶 3~4 片轮生，枝条下部为对生，叶片窄披针形，先端尖，基部楔形，全缘，革质，上面深绿色，下面浅绿色；侧脉扁平，密生而平行。夏季开花，聚伞花序顶生，花桃红色或白色，芳香，萼直立；花冠漏斗状，5 裂片，重瓣；雄蕊 5 枚，花丝短，有白色长毛；子房 2 室。长蓇葖果矩圆形，种子顶端具黄褐色种毛。花

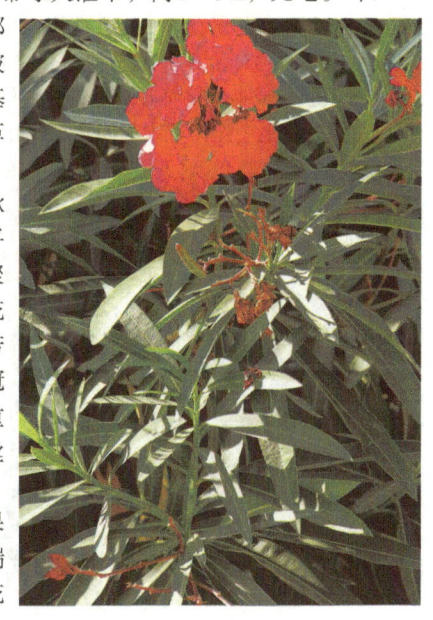

期几乎全年。果期多在冬春季。

【生境及分布】喜温暖湿润，阳光充足环境，能耐一定干旱，不耐寒，耐碱性。我国南方各地广为栽培。

【药用部位及采收】药用叶及枝皮。对生长2～3年的植株，结合整枝修剪，采集叶片和枝皮，洗净，晒干或烘干备用。

【性能功效】味苦，性寒；有大毒。强心利尿，祛痰定喘，镇痛，祛瘀。

【单方验方】1. 治哮喘：夹竹桃叶7片，粳稻米30～50g，捣烂加糖煮粥食。2. 治癫痫：夹竹桃叶3片，铁落50g，水煎服。3. 治跌打损伤肿痛：夹竹桃叶3片，铁筷子20g，水煎服；或夹竹桃鲜叶适量，捣烂外敷。

【园艺价值】作为花木、园林绿化栽种。5～10月观白色

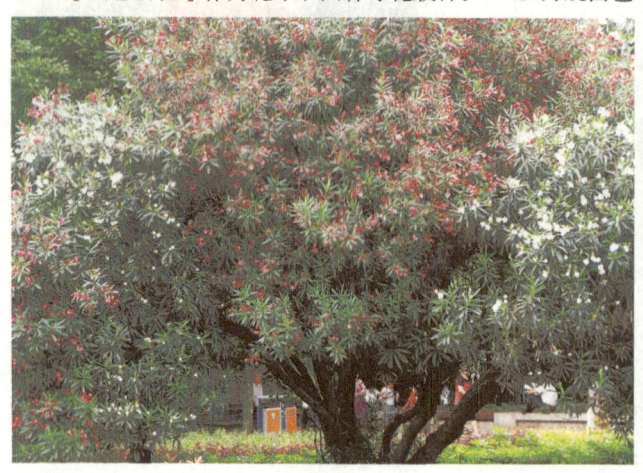

或桃红色花。

【主要化学成分】叶含有夹竹桃苷元，欧夹竹桃苷甲、乙，芸香苷，三萜皂苷等；树皮含夹竹桃苷A、B、D等。

【现代研究】药理研究显示，夹竹桃有镇静和强心作用，毒性类似于洋地黄苷。临床上用于治疗心脏疾病伴有心衰，跌打损伤，癫痫，闭经和哮喘等。

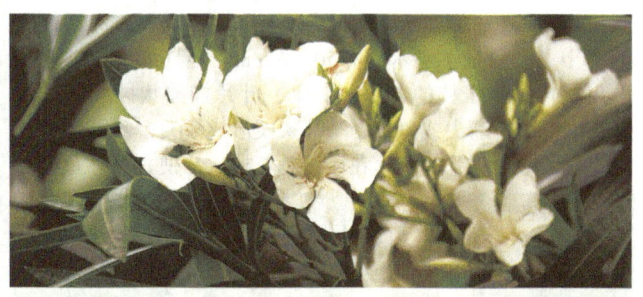

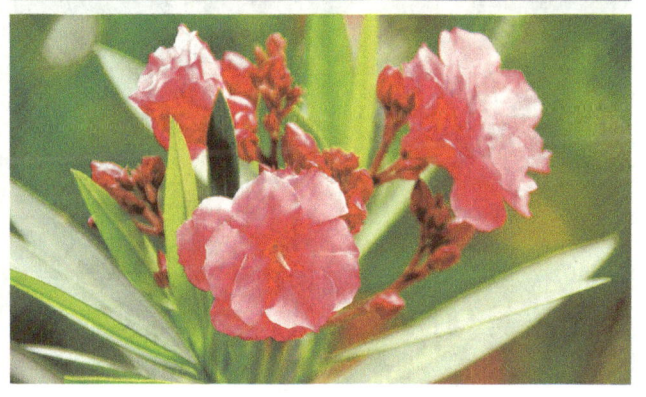

48 蛇根木

【别名】蛇草根，蛇根。

【医籍记载】《广西中药志》："泻肝降火。"

【来源】夹竹桃科植物蛇根木 *Rauvolfia serpentine*（L.）Benth. ex Kurz。

【形态特征】灌木，高50~60cm。茎具纵纹，被稀疏皮孔。叶集生于枝的上部，对生；叶片椭圆状披针形或倒卵形，先端短渐尖或急尖，基部狭楔形或渐尖；侧脉10~12对。伞形或伞房状的聚伞花序；总花梗、花梗、花萼及花冠

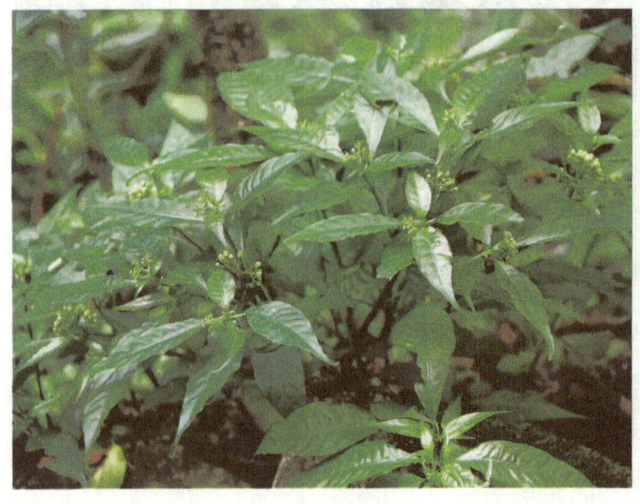

筒均为红色；雄蕊着生于花冠筒中部；花盘环状。核果成对，红色，近球形。花期第1次2~5月，第2次6~10月；果期第1次5~8月，第2次10月至翌年春季。

【生境及分布】我国云南南部有野生。广东、海南、广西等地有栽培。

【药用部位及采收】药用根和茎叶。全年可采，洗净，晒干备用。

【性能功效】味苦，性凉。疏风热，降肝火。

【单方验方】1. 治感冒头痛：蛇根木、土茯苓、土甘草各30~45g，水煎服。2. 治肝阳上亢头痛：蛇根木、野菊花各15~30g，水煎服。

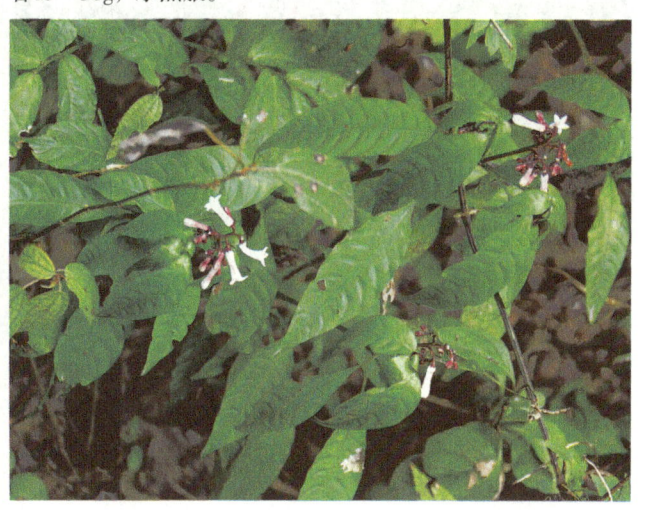

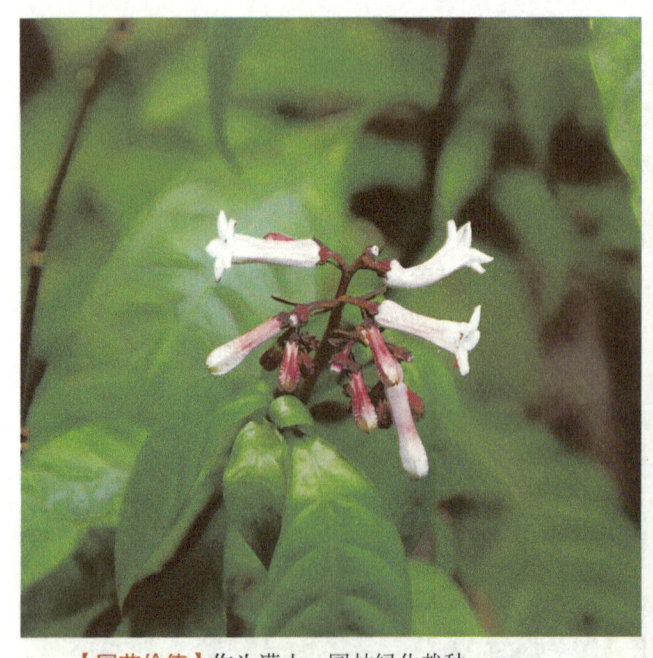

【园艺价值】作为灌木、园林绿化栽种。

【主要化学成分】根含有多种生物碱如利血平碱，萝芙木碱，蛇根亭碱，利血平宁和罂粟碱等。根、茎叶均含有芸香苷，种子油中含有棕榈酸、油酸、亚油酸等。

【现代研究】药理研究显示，蛇根木有降血压，抗心律失常，抑制中枢神经，增加胰岛素的降血糖等作用；有轻微毒性。临床上用于治疗高血压病。

49　萝芙木

【别名】山辣椒，山胡椒，红果木。

【医籍记载】《广西中药志》："泻肝降火。"

【来源】夹竹桃科植物萝芙木 *Rauvolfia verticillata* (Lour.) Baill.。

【形态特征】常绿灌木，高1~2m。茎多枝，老枝淡灰褐色，幼枝绿色，有棱角。叶3~4片轮生，稀对生，质薄而柔，长椭圆状披针形，先端长尖，基部楔形，全缘或略带波状，上面绿色，下面淡绿色。聚伞花序腋生；花冠白色；雄蕊5枚。果实核果状，卵圆形或椭圆形，黑色。花期5~7月，果期8~10月。

【生境及分布】生于低山区丘陵地

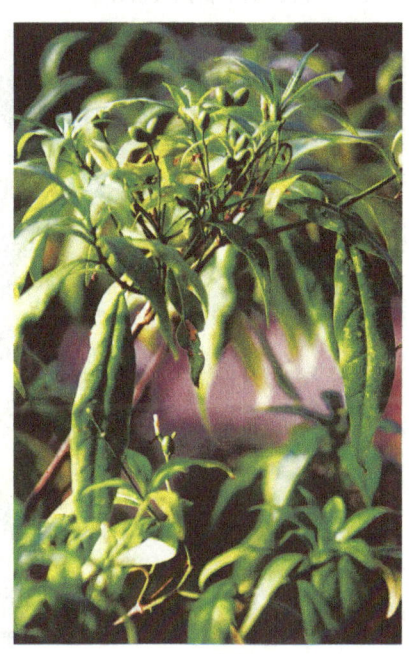

或溪边的灌木丛及小树林中。喜温暖湿润气候，不耐寒，在肥沃、疏松、湿润的沙质土壤中生长良好。分布于台湾、广东、海南、广西、贵州和云南等地。

【药用部位及采收】药用根、茎叶。根：定植2～3年可以采挖，以10月份采收的质量较好，离地面10cm砍断茎干，将根挖出，抖去泥土，切片或节，晒干备用。茎叶：夏秋季采收，切段，晒干备用或鲜用。

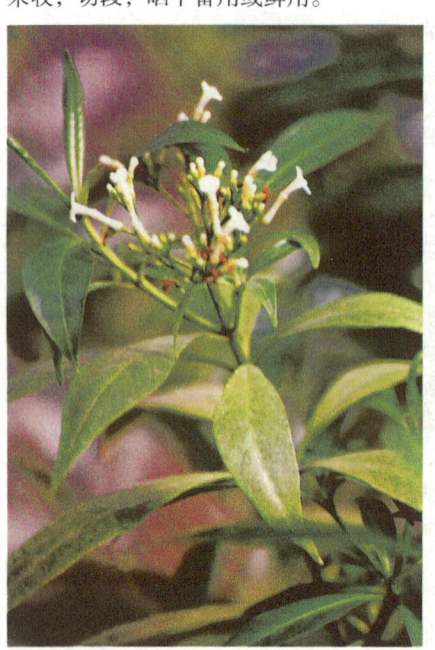

【性能功效】
味苦，性寒。降肝火，清风热，消肿毒。

【单方验方】
1. 治肝阳上亢眩晕、失眠：萝芙木20g，或萝芙木、钩藤根各20g，水煎服。2. 治感冒头身疼痛：萝芙木30g，南布正、三角咪各20g，水煎服。3. 治腰痛：萝芙木、紫金标各20g，酒水各半煎服。4. 治咽痛：萝芙木叶20g，水煎服。

【主要化学成分】根含利血平碱，阿吗碱，萝芙木碱，蛇根碱，蛇根次碱和育亨宾等。茎含四氢蛇根碱。叶含马蹄叶碱等。

【现代研究】药理研究显示，萝芙木有降血压，镇静等作用。临床上用于治疗感冒头痛，腰痛，高血压病，急性咽喉炎，失眠，眩晕，跌打损伤和毒蛇咬伤等。

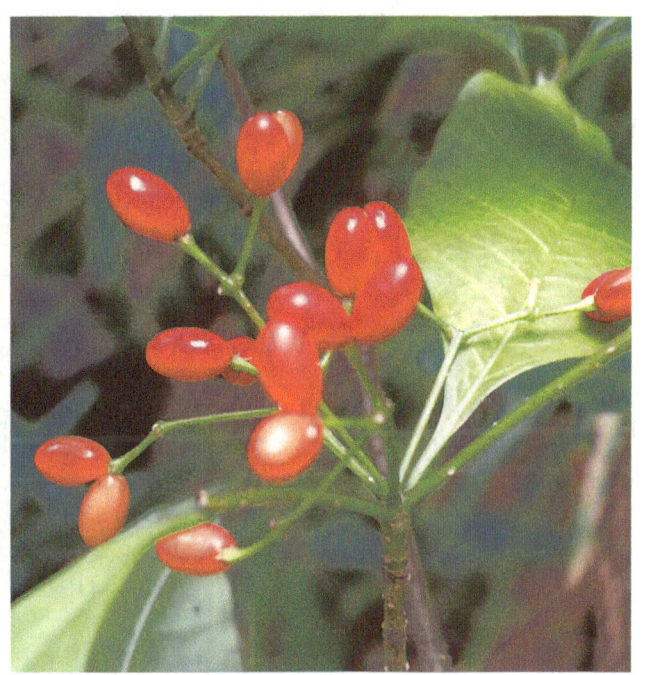

50 枫 树

【别名】路路通，枫香树叶，枫香脂。

【医籍记载】《本草纲目》：（叶）"治痈疽已成，擂酒饮，以渣贴之。"《本草纲目拾遗》：（果实）"辟瘴却瘟，明目除湿，舒筋络拘挛，周身痹痛，手脚及腰痛，焚之嗅其气皆愈。"

【来源】金缕梅科植物枫香树 Liquidambar formosana Hance。

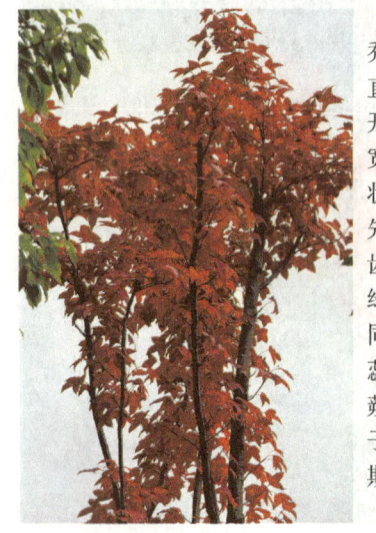

【形态特征】落叶乔木，高20~40m。树干直，皮灰褐色，不规则裂开。单叶互生；叶片轮廓宽卵形，基部心形，常掌状裂，裂片卵状三角形，先端长锐尖，边缘有细锯齿，上面深绿色，下面淡绿色。淡黄绿色花，单性同株；雄花葇荑花序，雄蕊多数；雌花20~40朵。蒴果集生成球形果序，种子多数。花期3~4月，果期9~10月。

【生境及分布】生于

平原及丘陵地带常绿阔叶林中。分布于我国秦岭及淮河以南地区。

【药用部位及采收】药用果实，叶片，树脂。果实（药名为"路路通"）：冬季采收，除去杂质，洗净，晒干备用。叶片：春夏季采摘，洗净，晒干备用或鲜用。树脂（药名为"枫香脂"）：选择生长20年以上的粗壮大树，7~8月凿开树皮，每隔15~20cm交错凿开一洞，11月至次年3月收集流出的树脂，晒干或自然干燥备用。

【性能功效】果实：味辛，性平。祛风除湿，通络行水。叶：味辛、苦，性平。清热解毒消痈，止血。

【单方验方】果实、树脂：1.治风湿关节痛：枫树果、追风伞各20g，水煎内服又外用浸洗。2.治水肿：枫树果、玉米须、葵花秆芯各10g，水煎服。3.治胃痛：枫香脂研

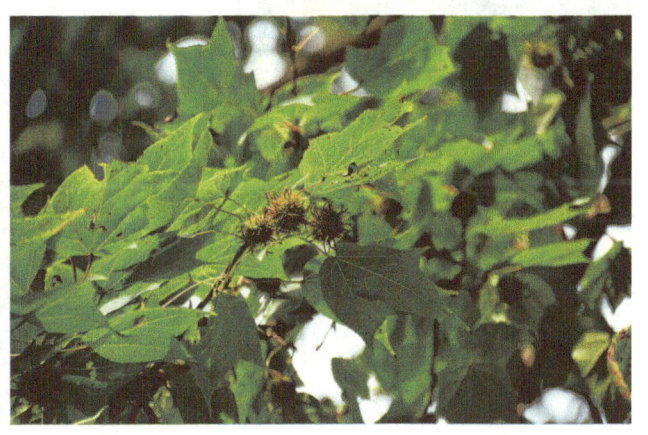

末，每次吞服2~5g。4.治荨麻疹：枫树果、虎耳草各10g，水煎内服又外洗。

叶：1.治痈疽发背：枫树幼叶、老米饭各适量，捣烂或烧存性，外敷患处。2.治痢疾：枫树嫩叶30g，水煎去渣，白糖调服。3.治中暑：枫树嫩叶9g，洗净，捣烂，开水送服。4.治衄血、吐血、便血：枫树叶（烧存性）、枫香脂各3g，开水冲服。

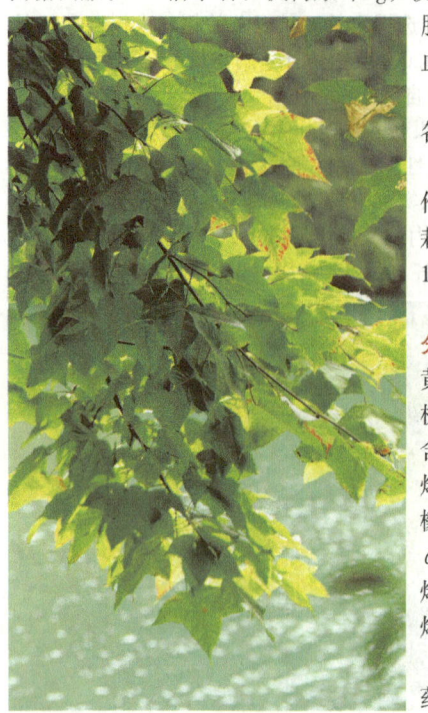

【园艺价值】作为防护树、林丛树栽种，观叶类。10~12月观红色叶。

【主要化学成分】果序含挥发油，黄酮苷，酚类，有机酸及糖类等。叶含α-蒎烯，β-蒎烯，γ-松油烯，柠檬烯，对聚散花素，α-水芹烯，α-松油烯，倍半萜和倍半萜烯醇等。

【现代研究】药理研究显示，枫树

果实有抗肝细胞毒活性,解热,止痛和抗炎等作用。叶有止血作用。临床上果实用于治疗急性胃肠炎,小儿消化不良,风湿性关节炎,风疹和湿疹皮肤瘙痒等。叶用于治疗急性胃肠炎,中暑,痈疮和消化道出血等。

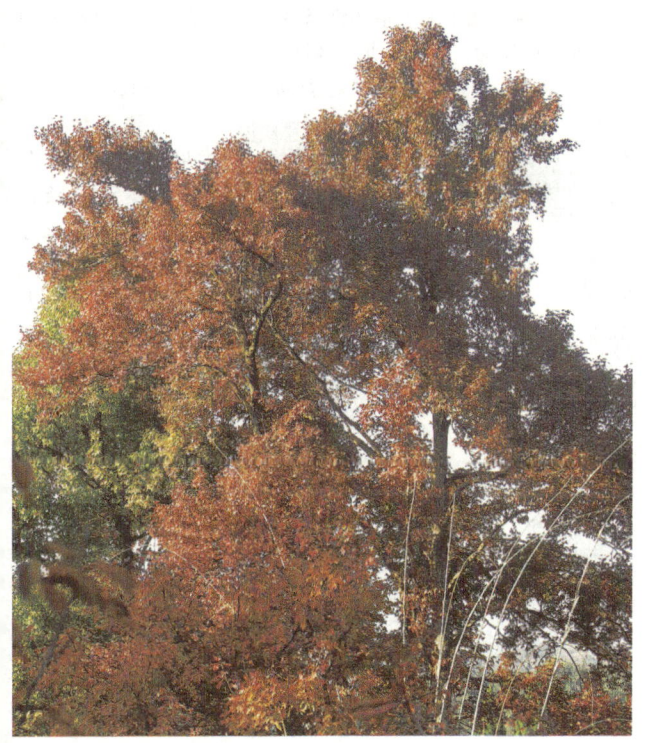

51 芙蓉花

【别名】木芙蓉。

【医籍记载】《生草药性备要》："消痈疽，散疮疡肿毒，理鱼口便毒，又治小儿惊风肚痛。"

【来源】锦葵科植物木芙蓉 *Hibiscus mutabilis* L.。

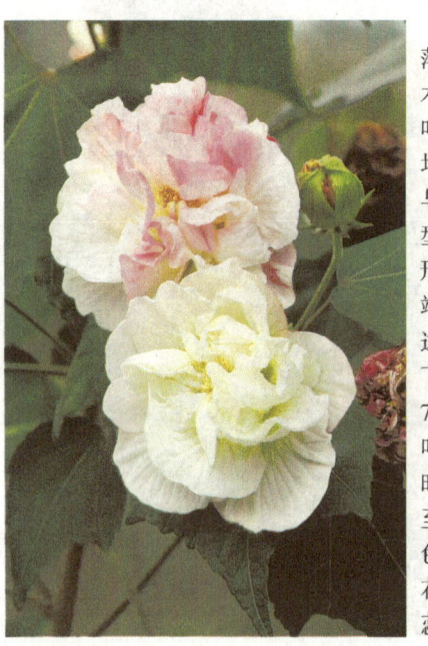

【形态特征】落叶灌木或小乔木，高达5m。枝、叶柄、花梗和花萼均密被星状短柔毛与细绵毛。叶大型，阔卵形至圆卵形，常5~7裂，先端尖，基部心形，边缘具波状齿，上下被星状毛，主脉7~11条。花生枝端叶腋间，花色初开时白色、粉红色，至午后变为深红色；花萼钟形5裂；花单瓣或重瓣；雄蕊多数；柱头5裂。

蒴果球形，直径约2.5cm，被淡黄色刚毛和绵毛；种子肾形，背面被长柔毛。花期8~11月。

【生境及分布】多栽植于路旁及庭院。喜阳光充足的温暖湿润气候，不耐干旱，以排水良好的砂质壤土栽培为宜。我国各地均有栽培，亦有野生。

【药用部位及采收】药用花。8~10月采摘初开放的花朵，晒干或烘干备用。

【性能功效】味甘、微苦，性凉。清热解毒，凉血止血，消肿排脓。

【单方验方】1. 治痈疽肿毒：鲜芙蓉花适量，水煎洗。2. 治蛇头疔，天蛇毒：鲜芙蓉花60g，冬蜜15g，捣烂敷患处，每日换2~3次。3. 治开水烫伤：芙蓉花晒干，研末，

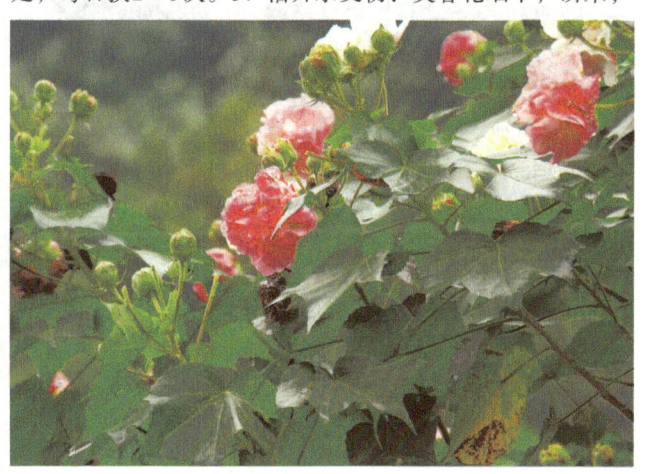

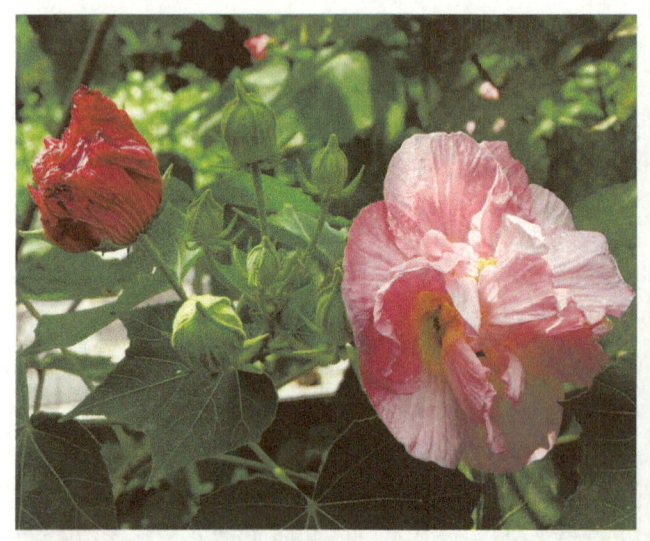

麻油调搽患处。4. 治虚痨咳嗽：芙蓉花60~120g，鹿衔草30g，黄糖60g，炖猪心肺吃，无糖时加盐亦可。

【园艺价值】作为花木、园林绿化栽种。6~10月观白色花或粉红色花。

【主要化学成分】花含花色苷，异槲皮苷，金丝桃苷，芸香苷，槲皮素-4-O-葡萄糖苷,槲皮黄苷，槲皮素，山萘酚，β-谷甾醇，白桦脂酸和硬脂酸乙酯等。

【现代研究】临床上用于治疗皮肤化脓性感染，久病咳嗽，虫蛇咬伤，跌打损伤，月经不调，肠炎腹泻腹痛和烧烫伤等。

52　木　槿

【别名】木槿花，木槿皮。

【医籍记载】《日华子本草》：（花）"治肠风泻血并赤白痢。"《本草拾遗》：（皮）"止肠风泻血，又主痢后热渴。"

【来源】锦葵科植物木槿 *Hibiscus syriacus* L.。

【形态特征】落叶灌木或小乔木，高3~6m。树皮灰褐色，嫩枝上有茸毛。叶互生；菱状卵形或卵形，长5~7cm，宽3~5cm，具有深浅不同的3裂或不裂，边缘锯齿状，两面有星状毛。花单生于叶腋；萼片5裂；花有单瓣或重瓣，淡红色、白色或紫色。果长椭圆形，先端具尖嘴，全体被茸毛。花期6~7月。

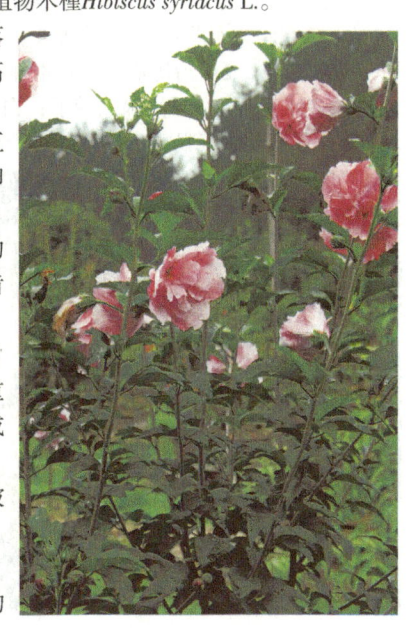

【生境及分布】喜温暖、阳光充足的

气候，半阴环境也能生长，适应性较强，耐干旱、耐贫瘠，山坡、草地均可栽种，以向阳、肥沃而排水良好的砂质壤土栽培为宜。分布于我国各地。

【药用部位及采收】药用根皮和茎皮，花。根皮、茎皮：茎皮于4～5月剥取，晒干备用；根皮于秋末挖根，剥取根皮，晒干。花：夏秋季选晴天早晨，花半开时采摘，晒干备用。

【性能功效】花：味甘、苦，性凉。清热利湿，凉血解毒。皮：味甘、苦，性微寒。清热利湿，杀虫止痒。

【单方验方】花：1. 治体虚头晕、眼花：木槿花10g，研末蒸鸡蛋吃。2. 治痔疮出血：木槿花、槐花炭各15g，地榆炭9g，水煎服。3. 治湿热带下：白木槿花、败酱草、白鸡冠花各15g，水煎服。4. 治湿疹，癣疮：鲜木槿花、叶适

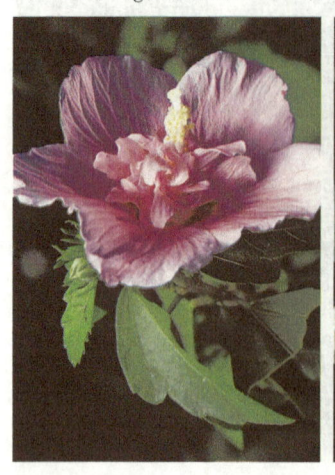
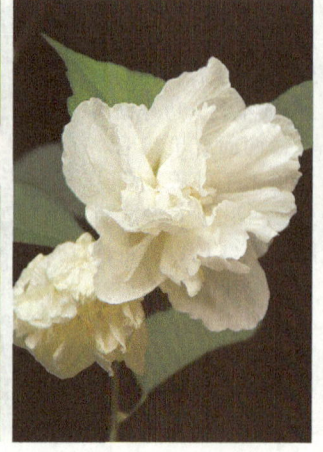

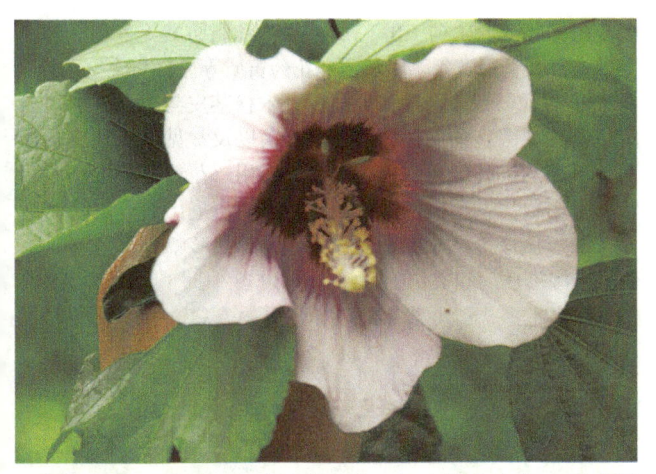

量，水煎外洗患处。5.治下痢口噤：红木槿花去蒂，阴干研末，煎面饼2个，蘸末食之。

皮：1. 治一切顽癣：木槿皮60g，米醋120ml浸泡，取浸液外涂。2. 治脚癣：木槿皮或叶20g，水煎熏洗。3. 治赤白带下：木槿皮、六角英各30g，水煎服。4. 治脱肛：鲜木槿皮适量，浸汁，磨雄黄涂搽患处；或木槿皮适量，煎汤熏洗，再以白矾、五倍子研末外敷。

【药膳】鲜花开水焯后凉拌，或将花裹鸡蛋、淀粉油炸食用。

【园艺价值】作为花木、园林绿化、行道树栽种。6～10月观白色花或粉红色花。

【主要化学成分】根皮含鞣质，黏液质；茎皮含辛二酸，白桦脂醇，古柯三醇，β-谷甾醇和脂肪酸等。花含胡萝卜素类色素，菊黄素，隐黄质和花药黄质等。

【现代研究】药理研究显示，木槿茎皮与根皮有抑制金黄色葡萄球菌、痢疾杆菌、伤寒杆菌以及常见致病性皮肤真菌，一定的抗肿瘤及溶血，止血等作用。花粉有致敏作用。临床上用根皮及茎皮治疗痢疾，肠癌，痔疮出血，皮肤癣疮以及湿疹瘙痒等。花用于治疗痢疾，肺热咳嗽，痔疮出血，带下，湿疹瘙痒和烫伤等。

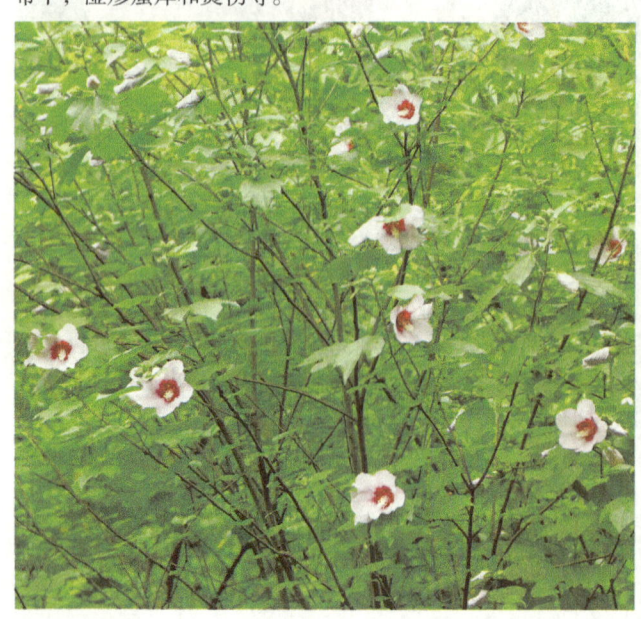

53　旌节花

【别名】小通草。

【医籍记载】《全国中草药汇编》："主治尿路感染，尿闭或尿少，热病口渴，小便黄赤，乳少。"

【来源】旌节花科植物云南旌节花 *Stachyurus yunnanensis* Franch.、中国旌节花 *Stachyurus chinensis* Franch.。

【形态特征】云南旌节花：常绿灌木。叶互生；有叶柄；革质；叶片椭圆形，先端短尖，基部圆形，边缘有腺状锯齿，下面白绿色微带紫晕。总状花序腋生、下垂；小花近无柄，小苞片2枚；萼片4片，覆瓦状排列，与花冠均为黄绿

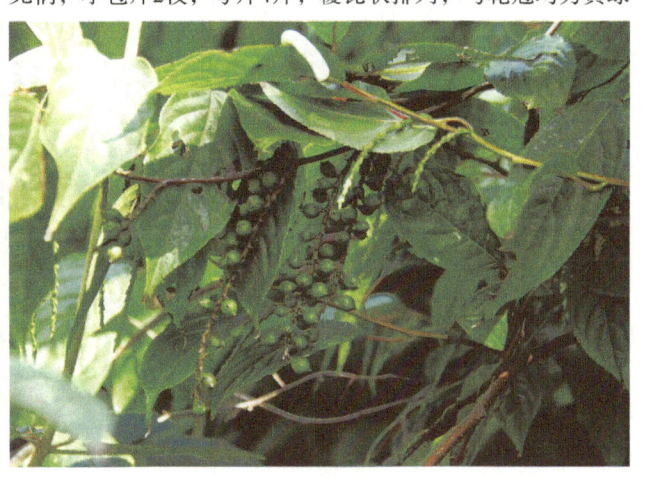

色；花瓣4瓣。蒴果球形，成熟时黑棕色。花期3~4月，果期7~8月。

【生境及分布】生于海拔1000~1800m的林中或林缘及灌丛中。喜温暖气候，一般土壤均可生长，宜选疏松、肥沃的沙质壤土土栽培为宜。分布于我国西南及广东、广西等地。

【药用部位及采收】药用茎髓或叶。茎髓：秋季将嫩枝砍下，剪去过粗或过细的枝，然后用细木棍将茎髓捅出，再用手拉直，晒干备用。叶：夏季采收嫩叶，鲜用。

【性能功效】味淡，性平。清利湿热，通络解毒。

【单方验方】1. 治水肿、小便不利：旌节花、假酸浆、鲜茅根各15g，水煎服。2. 治胁痛黄疸：旌节花、小花清风藤、齐头蒿各20g，水煎服。3. 治骨折肿痛：旌节花、园麻

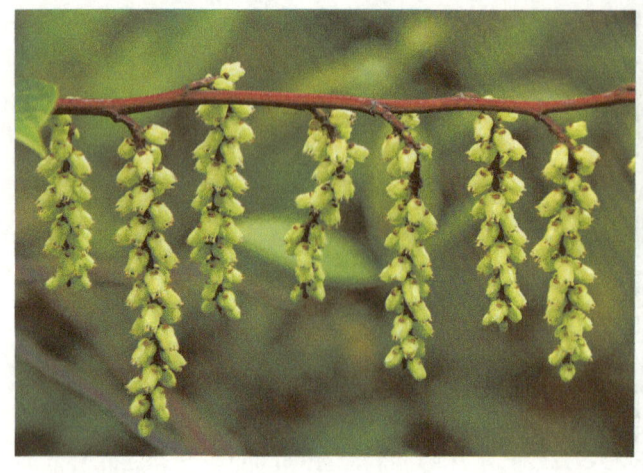

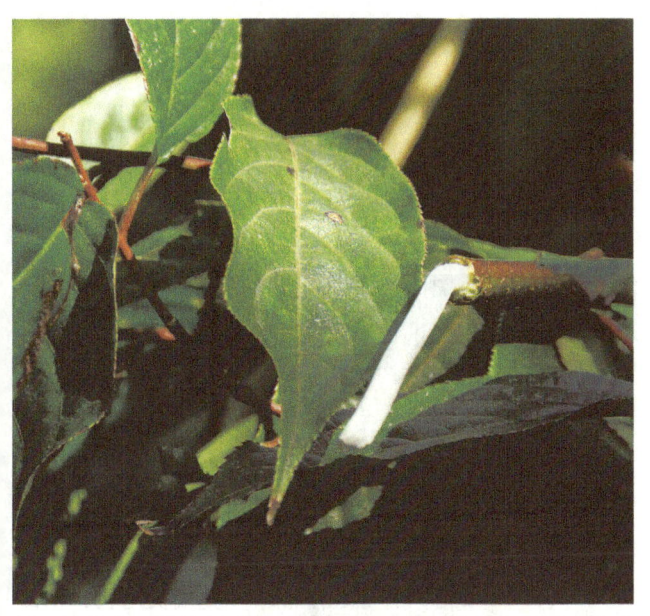

根、扶芳藤、泽兰各适量，捣烂外包。4. 治乳汁不下：旌节花10g，旋花根、无花果各20g，炖猪蹄吃。5. 治疗疮：旌节花叶适量，捣烂外敷。

【园艺价值】作为花木栽种，观花类。3～4月观黄绿色的花垂吊枝上。

【现代研究】临床上用于治疗跌打损伤疼痛，风湿病肢体麻木，产后乳汁不通，水肿，黄疸型肝炎和皮肤细菌性感染红肿等。

54 板　栗

【别名】栗实。

【医籍记载】《名医别录》:"益气,厚肠胃,补肾气,令人耐饥。"

【来源】壳斗科植物栗 Castanea mollissima Bl.。

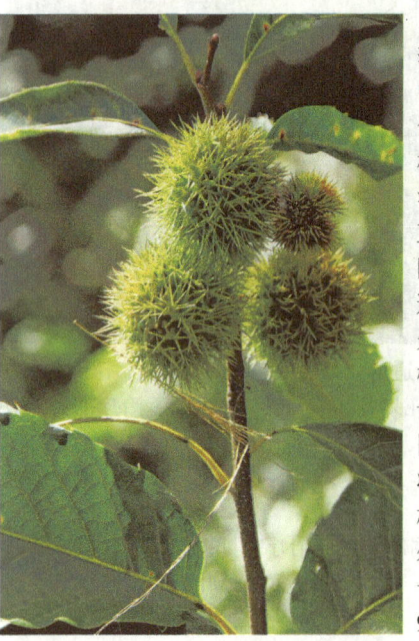

【形态特征】落叶乔木,高10~15m。树皮暗灰色,不规则深裂。枝条灰褐色并有纵沟。冬芽短。单叶互生,薄革质,长圆状披针形或长圆形,长12~15cm,先端尖尾状,基部楔形,边缘有疏齿。花单性,雌雄同株;雄花序穗状,长15~20cm,雄蕊8~10枚;雌花外有壳斗状总苞,子房下位,花柱5~9枚。坚果深褐色,果熟期9月。

【生境及分布】喜温暖湿润气候，耐寒，抗旱，耐涝，喜光。以土层深厚、疏松肥沃而富含腐殖质、排水良好的砂质土栽培为宜。除野生外，我国大部分地区有栽培。

【药用部位及采收】药用花或种仁。花：春季采摘花穗，阴干备用。种仁：总苞由青色转为黄色，微裂时采收。置阴凉处，覆盖湿砂，常洒水保湿。10～11月入窖贮藏，或剥出种子，晒干备用。

【性能功效】味甘、微咸，性平。益气健脾，补肾强筋，活血消肿，止血。

【单方验方】1. 治脾肾虚寒暴下泄泻：板栗种仁适量，煨熟、去壳，食之。2. 治幼儿腹泻：板栗种仁，煮如糊，加

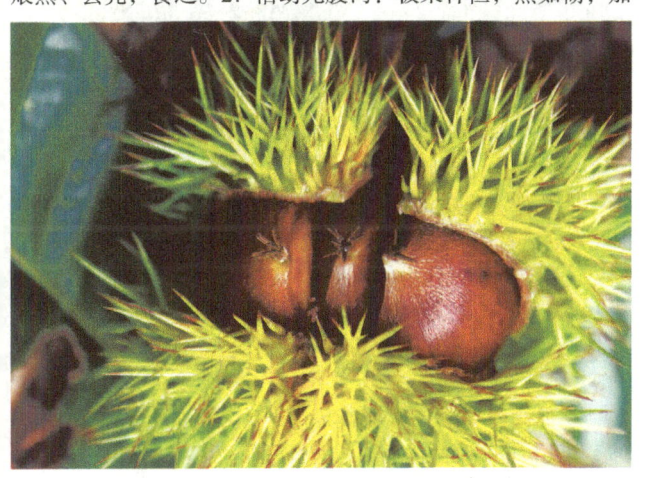

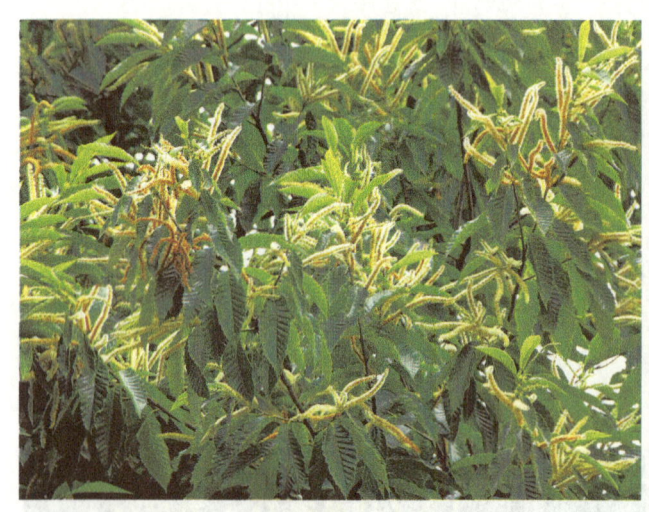

白糖适量喂服。3.治肾虚腰脚无力：生板栗袋盛悬吊晾干。每日平旦吃十余颗，次吃猪肾粥。4.治牙龈红肿：板栗叶及棕树根各30g。水煎服。

【药膳】干果或鲜果食用。砂炒、煮熟，或加入红烧肉中同煮熟后食用。

【园艺价值】作为林木或园林绿化栽种。

【主要化学成分】果实含蛋白质，脂肪，糖类，淀粉，维生素及脂肪酶等。花含精氨酸。树皮含槲皮素，尿素，鞣质等。

【现代研究】临床上板栗用于治疗久病体虚，小儿体弱，小儿口疮，牙龈肿痛，久病腹泻等。

55 橡 实

【别名】青冈。

【医籍记载】《新修本草》:"主下痢,厚肠胃,肥健人。"

【来源】壳斗科植物麻栎 *Quercus acutissima* Carr.。

【形态特征】落叶乔木,高可达20m。树皮灰黑色,具不规则深裂;小枝暗灰褐色,无毛,具多数浅黄色皮孔;幼枝黄褐色,冬芽灰褐色。叶互生,革质,长圆状披针形或长圆状卵形,长9~15cm;先端渐尖,基部圆形或阔楔形,边缘有刺状锯齿,侧脉12~17对,直达齿尖,叶上面深绿色,有光泽,下面淡绿色,幼时有黄色短柔毛。花单性,雌雄同株;雄花序葇荑状,数个集生于下部叶腋,被柔毛,花被5裂,雄蕊4枚;雌花1~3朵集生于新枝叶腋,子房3室,花柱3个。坚果卵球形或卵状长圆形,淡褐色。花期5月,果熟次年9~10月。

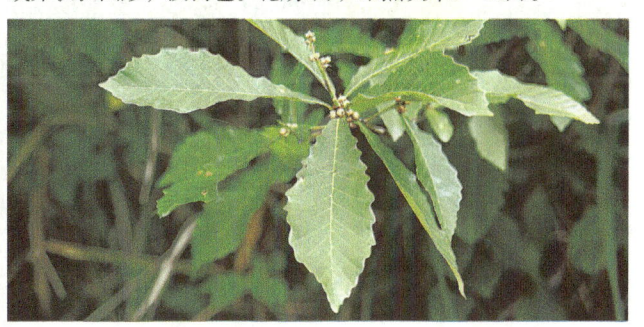

【生境及分布】生于丘陵或山坡疏林中。分布于我国大部分地区。

【药用部位及采收】药用果实。冬季果实成熟后,连壳斗采下,晒干后除去壳斗,再晒至全干备用。

【性能功效】味苦、涩,性微温。涩肠固脱。

【单方验方】1. 治暴下水泻:橡实60g,楮叶30g,研末,每次服3g,乌梅汤送下。2. 治痔疮出血:橡实、生姜、红糖各适量,水煎服。

【药膳】干果砂炒熟,或鲜果煮熟食用。易致便秘,勿多食。

【园艺价值】作为灌木、园林绿化栽种。

【主要化学成分】种子含蛋白质,脂肪油等。树皮、果壳含鞣质等。

【现代研究】临床上用于治疗痢疾、慢性腹泻脱肛和痔疮出血等。

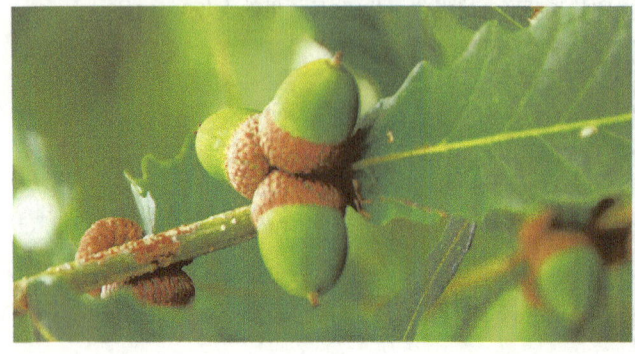

56 樗白皮

【别名】臭椿皮。

【医籍记载】《药性论》："治赤白痢，肠滑，痔疾，泻血不住。"

【来源】苦木科植物臭椿 Ailanthus altissima （Mill.）Swihgle。

【形态特征】落叶乔木，高达20m。树皮灰黄色，皮孔明显，纵向排列。单数羽状复叶互生，小叶13~25片，卵状披针形，长7~12cm，宽2~4.5cm，先端长渐尖，基部斜截形稍圆，叶上部全缘，近基部有少数粗锯齿，破裂后有奇臭。绿白色小花，圆锥花序顶生；花杂性，雄花有雄蕊10枚；子房心皮5个，柱头5裂。翅果扁平，长椭圆形。种子1粒。

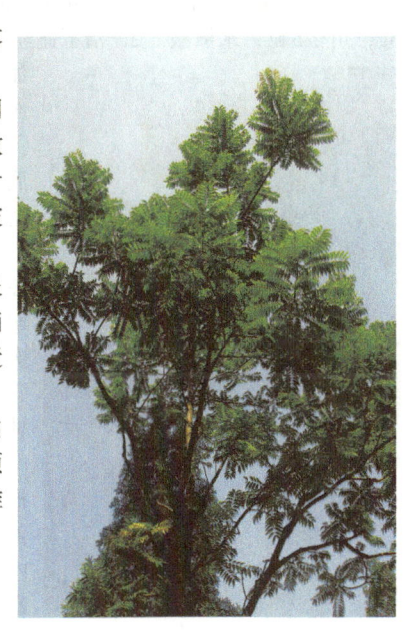

【生境及分布】生于山坡、疏林中，亦有栽培。喜温暖湿润气候，耐高温，耐严寒，耐旱，耐盐碱，不耐荫蔽、潮湿。以阳光充足，土壤深厚、疏松肥沃而排水良好的砂质壤土栽培为宜。分布于辽宁、河南、陕西及我国长江以南各地。

【药用部位及采收】药用根皮或树干皮。春夏季剥取根皮或树皮，刮去粗皮，切块、片或丝，晒干备用。

【性能功效】味苦、涩，性寒。清热燥湿，止泻，止血。

【单方验方】1.治久赤白痢不止：樗白皮30g，甘草3g，川椒5粒，水煎服。2.治下血经年：樗白皮15g，水煎加酒服。3.治崩漏、便血：樗皮、槐花各9g，黄柏6g，侧柏炭15g，水煎服。4.少食体倦、遗精：高良姜（烧灰）9g，黄柏、芍药（烧灰存性）各6g，樗根皮4.5g，面糊为丸如梧子大，每次服30丸，茶汤下。

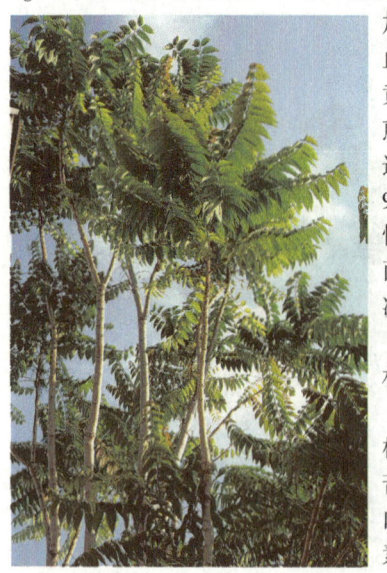

【园艺价值】作为林木、园林绿化栽种。

【主要化学成分】根皮含臭椿苦酮，臭椿苦内酯，11-乙酰臭椿苦内酯，苦木素和新苦木素等。

【现代研究】药理研究显示，樗白皮有抗癌和较强抗阿米巴原虫的作用。临床上用于治疗泄泻，痢疾，便血，功能性子宫出血，痔疮出血，带下，蛔虫病及疥癣等。

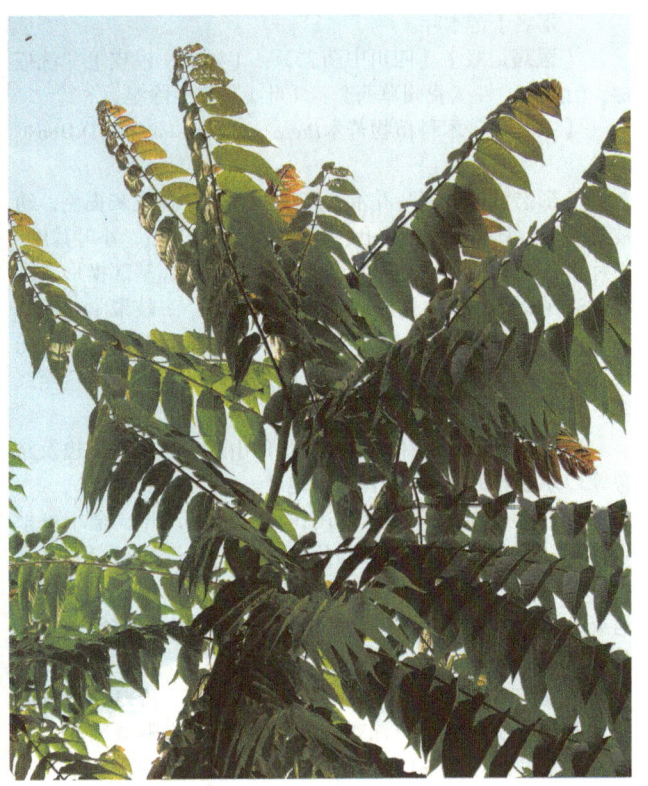

57 苦 木

【别名】苦木叶。

【医籍记载】《四川中药志》：（树皮、根皮）"洗疮毒，治虫疮。"《贵州草药》：（叶）"祛风除湿。"

【来源】苦木科植物苦木 *Picrasma quassioides*（D.Don）Benn.。

【形态特征】落叶乔木，高达7~10m。树皮灰褐色，幼枝灰绿色，具明显黄色皮孔。奇数羽状复叶互生，小叶片9~17片；叶片长椭圆形或卵状椭圆形，先端尖，基部楔形或圆形，边缘有细锐齿；两面疏被短毛，纸质。二歧聚伞花序腋生；花杂性，黄绿色；花瓣5瓣，倒卵形；雄蕊4~5枚；雌花较雄花小，子房卵形，4~5室。核果倒卵形，肉质，蓝至红色。花期4~5月，果期8~9月。

【生境及分布】生于湿润肥沃的山地、林缘、溪边及路旁等。分布于我国黄河以南多数地区。

【药用部位及采收】药用树皮、根皮，叶。全年可采收，除去杂质，洗净，晒干备用。

【性能功效】树皮、根皮：味苦，性寒；有小毒。抗菌消炎，祛湿解毒。叶：味苦，性寒；有小毒。清热解毒，燥湿杀虫。

【单方验方】皮：1．治热毒痈疖肿毒、疥癣：苦木适量，煎水外洗；或研末涂敷患处。2．治热毒咽喉肿痛：苦木、青果、锦灯笼各12g，水煎服。3．治湿热泄泻、痢疾：

苦木、翻白草、地锦草各10g,水煎服。

叶：1.治无名肿毒：苦木鲜叶适量,捣烂外敷患处。2.治烧烫伤：苦木叶研末,麻油调敷伤处。3.治疮疖、湿疹、体癣：苦木叶适量,水煎外洗。

【主要化学成分】树皮、根皮含苦木素,异苦木素,苦树素,苦木半缩醛,苦木内酯,苦木萜醇以及苦木碱A、B、C、D、E等。

【现代研究】药理研究显示,树皮、根皮有增进食欲,杀灭阿米巴原虫、蛲虫等作用。临床用树皮、根皮治疗细菌性痢疾,胆道感染,烧伤和外伤,寄生虫病和皮肤多发性疖肿等。叶用于治疗湿疹,疥癣,烧烫伤,外伤出血和疮疖痈肿等。

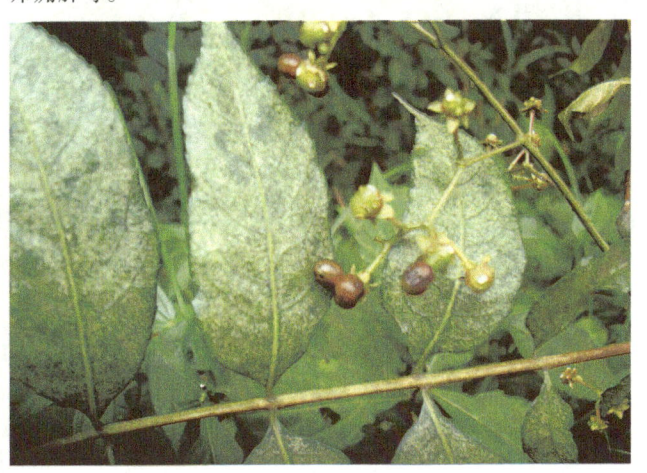

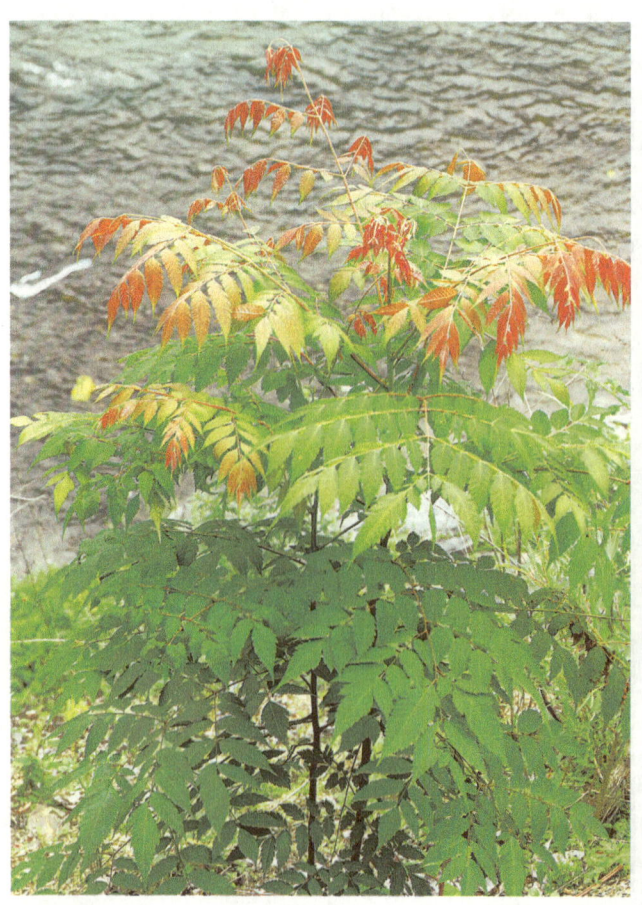

58 山蜡梅

【别名】蜡梅叶,岩马桑。

【医籍记载】《全国中草药汇编》:"解表祛风,清热解毒。"

【来源】蜡梅科植物山蜡梅 Chimonanthus nitena Oliv.。

【形态特征】常绿灌木,高达3m。幼枝方形,老枝近圆柱形。单叶对生,近革质;叶片椭圆形或卵状披针形,先端渐尖,基部楔形,全缘,上面亮绿色,下面灰白色,叶脉在下面隆起。小花单生或成对生于叶腋,味芳香;花被片多

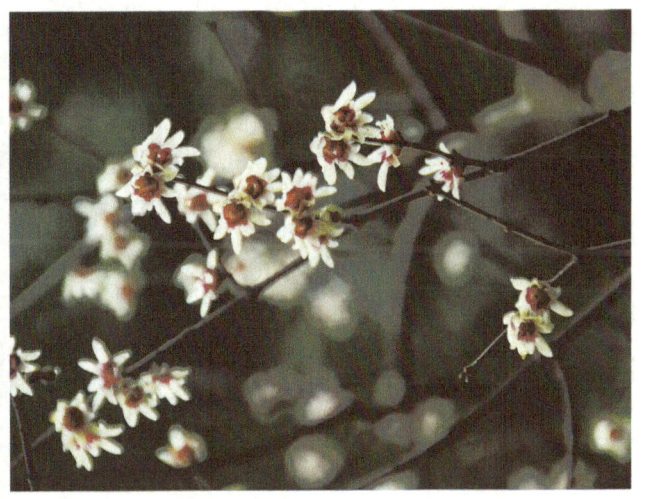

数，白色或黄白色；雄蕊5~7枚；离生心皮多数，子房卵形。假果椭圆形，褐色，内含瘦果多数。种子1粒。花期10月至次年1月，果期4~7月。

【生境及分布】生于山地疏林下或林缘向阳处。分布于陕西、江苏、安徽、浙江、江西、福建、湖北、湖南、广西、四川、贵州和云南等地。

【药用部位及采收】药用叶。全年可采收，以夏、秋季采收为主，洗净，鲜用或晒干备用。

【性能功效】味辛、苦，性温。祛风解表，芳香化湿。

【单方验方】1. 治风寒感冒：山蜡梅6g，生姜3片，水煎，加适量红糖服。2. 治夏季感冒胸闷、倦怠、食少：山蜡

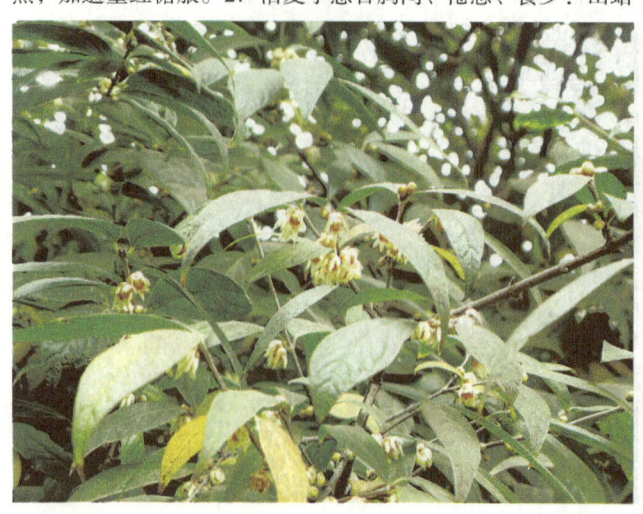

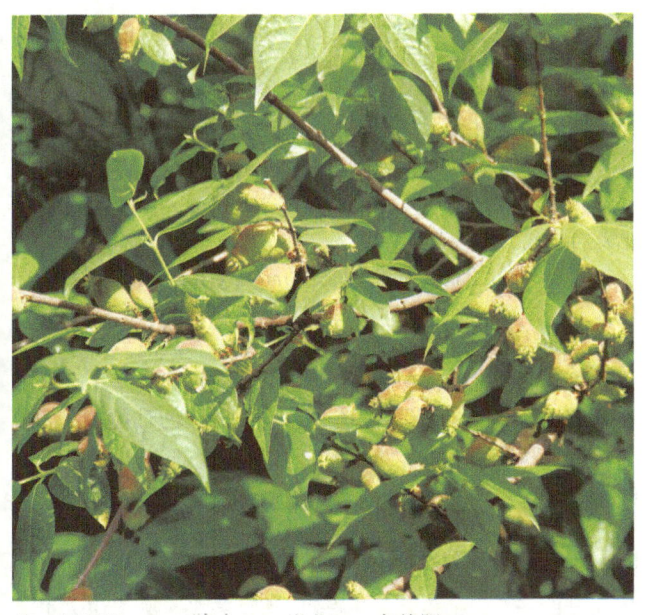

梅、桔梗各4.5g，陈皮6g，苍术9g，水煎服。

【园艺价值】作为花木、园林绿化栽种。11月至翌年2月观黄白色花。

【主要化学成分】叶含1,8-桉叶素，芳樟醇，樟脑，龙脑，槲皮素，山柰酚，蜡梅碱和鲨肌醇等。

【现代研究】药理研究显示，山蜡梅花有镇咳，降压等作用。临床上用于治疗暑热伤津口渴，流行性感冒，夏季胃肠型感冒胸闷、吐泻和蚊虫叮咬等。

59 蜡 梅

【别名】铁筷子花,臭蜡梅,蜡梅花。

【医籍记载】《本草纲目》:(花)"解暑,生津。"《贵州民间方药集》:(根、根皮)"镇静,镇咳,止喘。治跌打损伤,腰酸背痛。"

【来源】蜡梅科植物蜡梅 Chimonanthus praecox (L.) Link。

【形态特征】落叶灌木,高2~5m。茎丛出,多分支,皮灰褐色。叶对生;有短柄;叶片卵形或短圆状披针形,先端渐尖,基部楔形或圆形,全缘,上面深绿色而光亮,老时

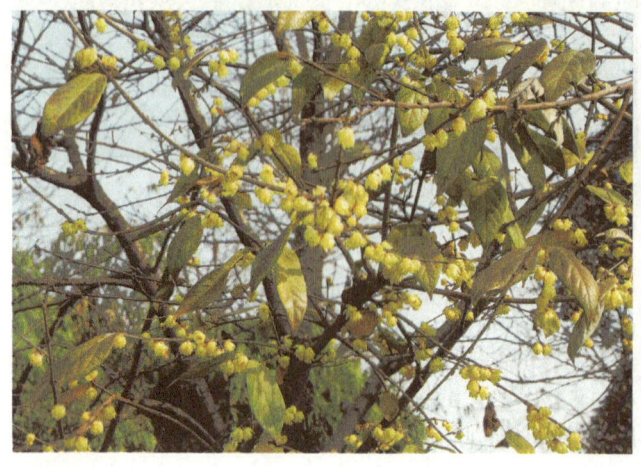

粗糙。花先于叶开放，黄色，有香气；花被多数，花瓣成多层的覆瓦状排列；雄蕊5枚。瘦果椭圆形，深紫褐色。花期11月至次年3月，果期4~11月。

【生境及分布】生于山坡灌丛或水沟边。喜温暖气候，较耐寒、耐旱，稍耐阴，喜阳光，忌湿涝，以土壤深厚、疏松肥沃而排水良好的砂质壤土栽培为宜。分布于我国华东和湖北、湖南、四川、贵州、云南等地。

【药用部位及采收】药用花、根。花：花刚开放时采收，微火烘至表面显干燥时取出，等回潮后，再复烘至全干备用。根：全年采挖，洗净泥土，鲜用或烘干备用。

【性能功效】花：味辛、甘、微苦，性凉；有小毒。解暑清热，理气开郁。根、根皮：味辛，性温。祛风理气，活血，解毒。

【单方验方】花：1. 治暑热心烦头晕：蜡梅花6g，扁豆花、鲜荷叶各9g，水煎服。2. 治咽喉肿痛：蜡梅花6~9g，

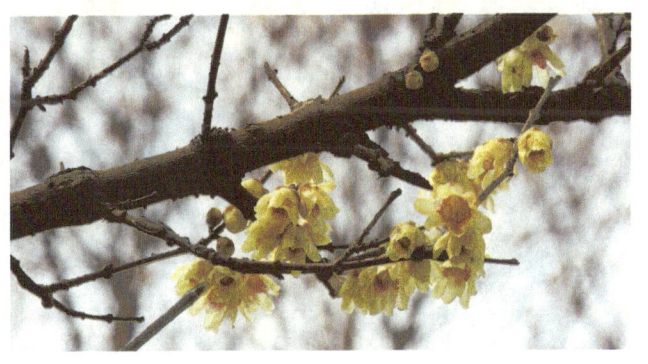

金银花、石膏各15g,玄参9g,芫荽9~12g,水煎,早晚饭前服。3. 治烧烫伤:蜡梅花适量,茶油浸泡,涂伤处。4. 治久咳:蜡梅花9g,开水泡服。

根:1. 治风湿性关节痛:蜡梅根、石南藤、兔耳风各15g,泡酒服。2. 治冷气腹痛:蜡梅根、朱砂莲等份。研末,每次3~6g,酒吞服。3. 治劳伤咳嗽:蜡梅根适量,泡酒服。

【园艺价值】作为花木、园林绿化栽种。11月至翌年2月观黄白色花。

【主要化学成分】花含生物碱,挥发油及黄酮类成分;叶含蜡梅碱,山蜡梅碱等。

【现代研究】临床上蜡梅花用于治疗暑热伤津口渴,气郁胸闷,咽喉炎肿痛,百日咳,小儿麻疹和烫火伤等。根用于治疗慢性腰肌劳损,风湿性关节炎,哮喘,劳伤咳嗽,胃痛和腹痛等。

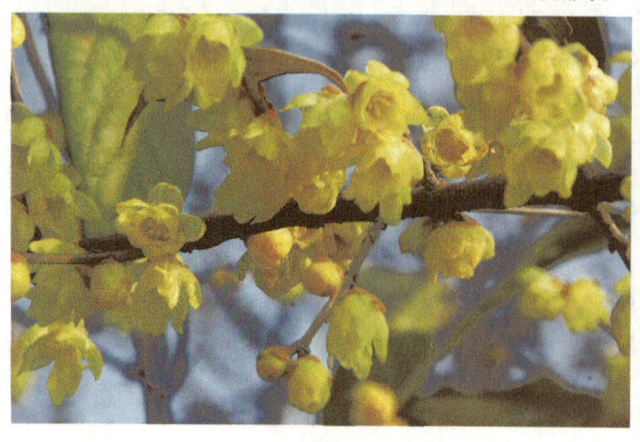

60 喜 树

【别名】水桐树,旱莲木。

【医籍记载】《浙江民间常用草药》:"抗癌,治癣。"

【来源】蓝雪花科植物喜树 Camptotheca acuminate Decne.。

【形态特征】落叶乔本,高达30m。树皮浅灰色。叶互生,纸质,有短柄,椭圆状卵形或长椭圆状,先端短渐尖,基部宽楔形,全缘或呈微波状,上面深绿色有光泽,下面疏生短柔毛。花单性同株,绿白色,无梗,多数排列成球形头状花序;雌花球顶生;雄花球腋生;苞片3片;萼齿5枚;花

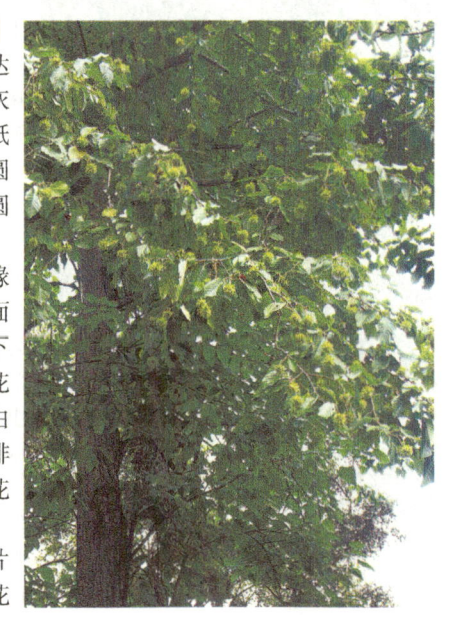

瓣5瓣；雄蕊10枚；子房下位。瘦果窄短圆形，扁球形，两边有窄翅，褐色。花期4~7月，果期10~11月。

【生境及分布】喜温暖湿润气候，不耐寒、干燥，以肥沃湿润之石灰岩风化后的土壤、冲积土及河滩沙地等栽培为宜。分布于我国长江流域，多为人工栽培。

【药用部位及采收】药用果实或根及根皮。果实：10~11月成熟时采收，晒干备用。根及根皮：全年可采，以秋季采剥为好，除去外皮，晒干或烘干备用。

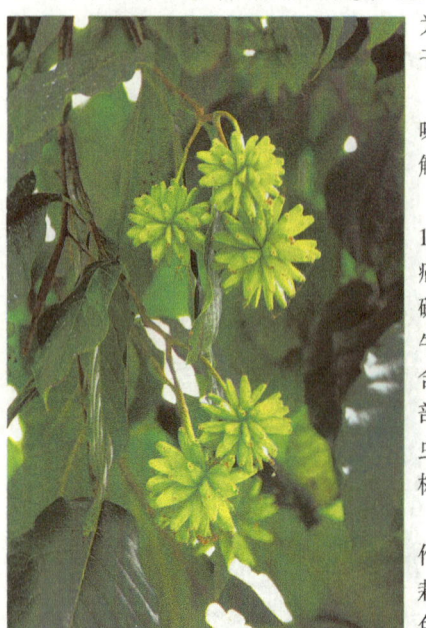

【性能功效】味苦，性寒；有毒。解毒，破血，散结。

【单方验方】1.治胃癌、结肠癌、直肠癌：用喜树碱制剂治疗。2.治牛皮癣：喜树子制成含量20%的软膏，局部外搽。3.治血吸虫病肝脾肿大：用喜树碱注射液治疗。

【园艺价值】作为林木、园林绿化栽种。10~11月观绿色果。

【主要化学成分】果实含喜树碱，羟基喜树碱，9-甲氧基喜树碱，10-甲氧基喜树碱，去甲喜树碱和喜树次碱等。

【现代研究】药理研究显示，喜树有抑制动物移植性肉瘤、白血病及大鼠瓦克癌、吉田肉瘤等作用。临床上用于治疗胃癌及其他消化道癌症，银屑病，神经性皮炎，传染性软疣，青年扁平疣和血吸虫病等。

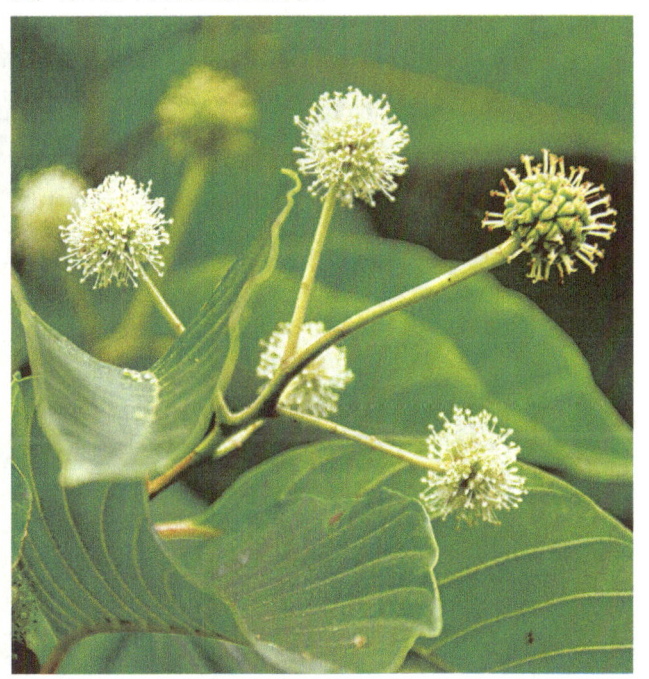

61 楝

【别名】楝实，金铃子，川楝子，川楝皮。

【医籍记载】《本经》：（果实）"主温病伤寒，大热烦狂，杀三虫疥疡，利小便水道。"《名医别录》：（树皮、根皮）"疗蛔虫，利大肠。"

【来源】楝科植物楝 Melia azedarach L.或川楝 Melia toosendan Sieb. et Zucc.。

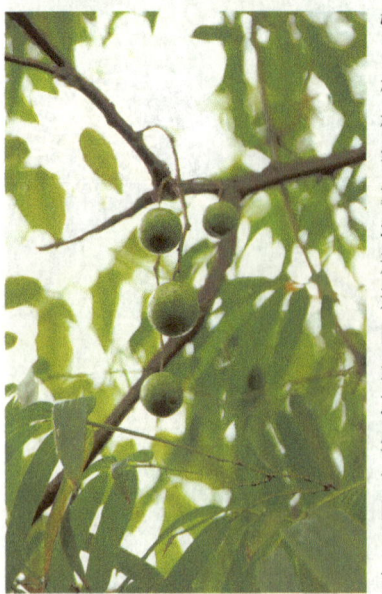

【形态特征】川楝：乔木，高达10m。树皮灰褐色，幼嫩小枝密被星状鳞片。羽状复叶，互生；羽片4~5对，小叶卵形或狭卵形，先端渐尖，基部圆形，全缘或有疏锯齿。圆锥花序腋生；花瓣淡紫色；萼片灰绿色；雄蕊2倍于花瓣数，花丝合生成筒状。核果大，黄色或栗棕色。种子长椭圆形，黑色。

楝：落叶乔木，高15~20m。树皮暗褐

色，纵裂。奇数羽状复叶，叶片卵形至椭圆形，先端长尖，边缘有钝尖锯齿。圆锥花序与叶等长；花瓣5瓣，淡紫色，倒卵状匙形；雄蕊紫色；子房近球形。核果椭圆形，淡黄色。种子椭圆形。

【生境及分布】生于疏林、杂木林或平坝潮湿处，有栽培。喜温暖湿润气候，喜阳光，不耐阴，以阳光充足、土层深厚、疏松肥沃的砂质壤土栽培为宜。分布于四川、湖北、湖南、甘肃、河南、云南和贵州等地。

【药用部位及采收】果实或树皮、根皮（药名为"苦楝皮"）。果实（药名为"川楝子"）：11～12月果皮呈浅黄色时采摘，晒干或烘干备用。树皮、根皮：全年或春、秋季采收，剥取树干皮、根皮，除去泥沙，晒干备用。

【性能功效】果实：味苦，性寒；有小毒。疏肝行气止

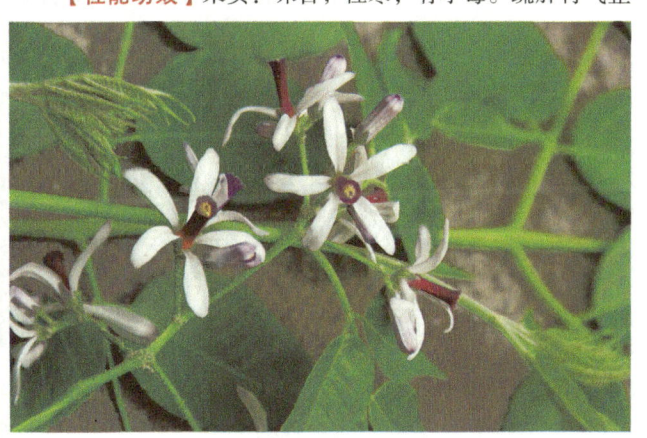

痛，驱虫。树皮、根皮：味苦，性寒；有毒。驱虫，止痛。

【单方验方】果实：1. 治疗肝郁胁肋作痛：川楝子、柴胡、白芍、枳实各9g，水煎服。2. 治虫积腹痛：川楝子、槟榔、使君子等量，水煎服。3. 治头癣瘙痒脱发：川楝子焙黄研末，制软膏涂敷患处。4. 治蛔虫病：苦楝子3枚（去皮）板蓝根9g，水煎服。

树皮、根皮：1. 治蛔虫：苦楝皮6~9g，水煎服。2. 治胃脘痛：苦楝皮6g，小青藤香10g，水煎服。3. 治热毒痈疖肿痛：川楝叶适量，捣烂外敷。

【园艺价值】作为花木、园林绿化栽种。3~4月观黄白色花或淡紫色花，9~12月观金黄色果。

【主要化学成分】川楝果实含川楝素，苦楝子酮，脂苦楝子醇和21-O-乙酰苦楝子三醇等。楝果实含苦楝子酮，苦楝

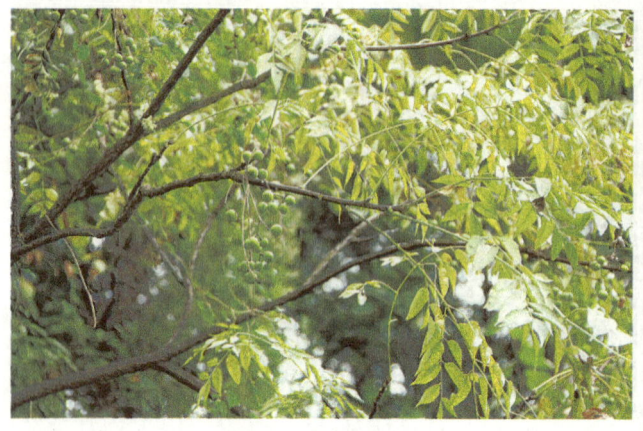

子醇，苦楝子内酯，儿茶精，香草醛，桂皮酸，羽扇豆醇，苦楝新醇和苦楝二醇等；种子含多种脂肪酸。楝树皮中含川楝素，苦楝酮，苦楝萜酮内酯，苦楝子三醇，苦楝萜醇内酯，苦楝萜酸甲酯和葛杜宁-3-O-β-D-吡喃葡萄糖苷等；川楝根皮中川楝素含量较树皮中略高。

【现代研究】药理研究显示，川楝果实有驱蛔虫，抑制金黄色葡萄球菌，阻断神经肌肉间接头传递和抑制致病性真菌等作用。苦楝皮有驱虫，抗肉毒中毒，抑制致病性真菌等作用。临床上果实用于治疗脘腹胁痛，疝气肿痛，蛔虫腹痛，冻疮，头癣，疥疮，阴道滴虫及细菌性痢疾等。苦楝皮用于治疗阴道滴虫病，钩虫病，蛔虫病，蛲虫病，夏秋季腹泻，疟疾，湿疹皮肤瘙痒，蜈蚣、蜂蜇伤，疥疮，头癣和皮肤皲裂等。

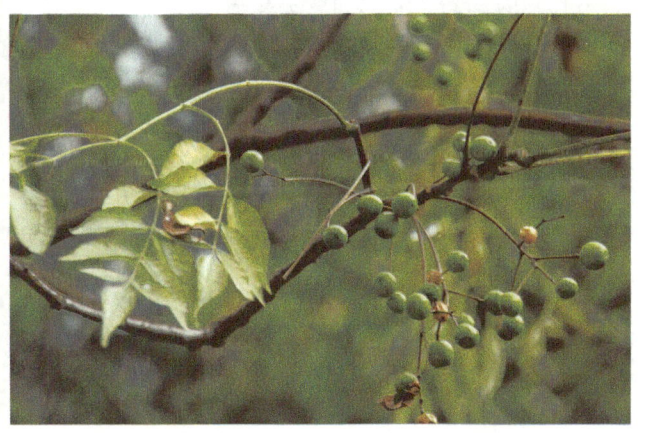

62 罗汉松

【别名】罗汉松根皮，罗汉松子。

【医籍记载】《本草纲目拾遗》：（种子）"治心胃痛，大补元气。"《采药书》：（根皮）"治一切血，杀虫瘴癣。"

【来源】罗汉松科植物罗汉松 *Podocarpus macroohyllus* (Thunb.) D. Don。

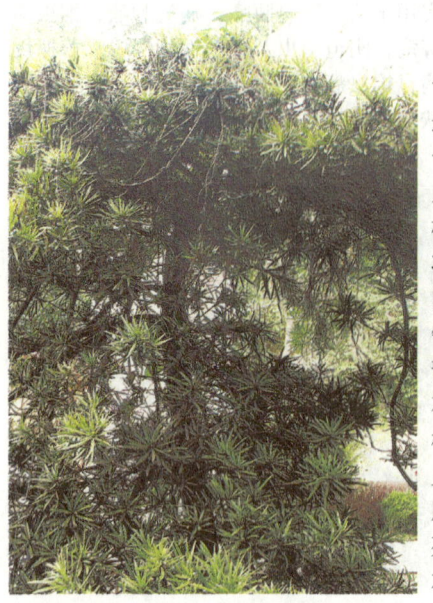

【形态特征】常绿乔木，高可达20m。树皮灰白色，浅裂，成薄鳞片状脱落，枝短而横展密生。叶螺旋状互生，线状长椭圆形或长椭圆状披针形，先端钝，基部狭窄为叶柄状。花单性，雌雄异株，生前一年的枝上；雄花为荑花序，花药螺旋状排列，椭圆形；雌花花托肥大，基部有苞片数枚。种子广卵形或球形。花期5月，果期10月。

【生境及分布】我国各地多有栽种。

【药用部位及采收】药用种子，根皮。种子：秋季种子成熟时连同花托摘下，晒干备用。根皮：全年或秋季采挖，洗净，晒干备用或鲜用。

【性能功效】种子：味甘，性微温。行气止痛，温中补血。根皮：味甘、苦，性微温。活血祛瘀，祛风除湿，杀虫止痒。

【单方验方】种子：1. 治胃痛：罗汉松种子、南五味子根各9g，香橼6g，水煎服。2. 治血虚面色萎黄：罗汉松种子15g，桂圆肉9g，水煎服。3. 治失眠、心悸：罗汉松种子

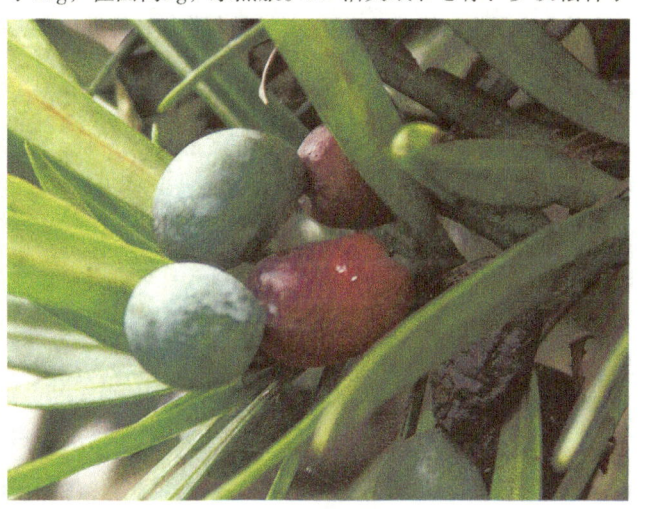

10g，合欢花6g，远志6g，柏子仁6g。水煎服。

根皮：1. 治跌打损伤：罗汉松鲜根皮、苦参根各等量，捣烂外敷或水煎熏洗。2. 治金钱癣：罗汉松鲜根皮（醋浸半日）、鲜羊蹄各等量，红糖适量，捣烂外敷患处。3. 治疥癣皮肤瘙痒：罗汉松根皮、川楝皮各适量，切碎醋浸泡半月，取浸液涂搽患处。

【园艺价值】作为灌木、园林绿化栽种。5~10月观绿色或绛红色形似"罗汉"的果实。

【主要化学成分】种子含罗汉松内酯A、B、C、D、E，罗汉松内酯A葡萄糖苷和竹柏内酯C、F等。

【现代研究】临床上罗汉松种子用于治疗急性胃痛，贫血和神经衰弱失眠等。根皮用于治疗跌打伤痛，骨折和皮肤疮癣瘙痒等。

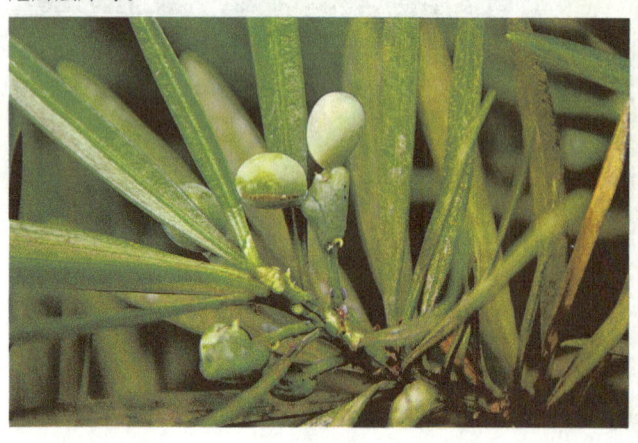

63 大叶紫珠

【别名】大风叶，细朴木。

【医籍记载】《常用中草药手册》："止血，止痛，散瘀消肿。"

【来源】马鞭草科植物大叶紫珠 *Callicarpa macrophylla* Vahl.

【形态特征】灌木至小乔木，高3~5m。小枝近方形，全株被灰白色长茸毛。单叶对生，叶柄粗壮；叶片长椭圆形、椭圆状披针形或卵状椭圆形，先端渐尖，基部钝圆或宽楔形，边缘有锯齿；侧脉8~14对，表面有短毛，背面密生灰白色茸毛。聚伞花序腋生，花萼杯状；花冠红色；雄蕊4枚；子房被微毛。果实球形，熟时紫红色。花期4~7月，果期7~12月。

【生境及分布】生于山坡、丘陵、疏林下或灌丛中。对土地要求不严，以水分和阳光充足、土地肥沃的壤土栽培为宜。分布于广东、广西、贵州和云南等地。

【药用部位及采收】药用叶、根。叶：夏秋季可采，洗净，晒干备用或鲜用。根：全年可采收，洗净，切片晒干备用。

【性能功效】味苦，性平。收敛止血，散瘀消肿。

【单方验方】1. 治消化道出血：大叶紫珠、反背红各20g，水煎服。2. 治血崩：大叶紫珠、泥糊菜各20g，水煎服。3. 治跌打肿痛：大叶紫珠、九斯马、矮地茶各20g，水煎服。4. 治风湿骨痛：大叶紫珠、大风藤、黑骨藤各15g，

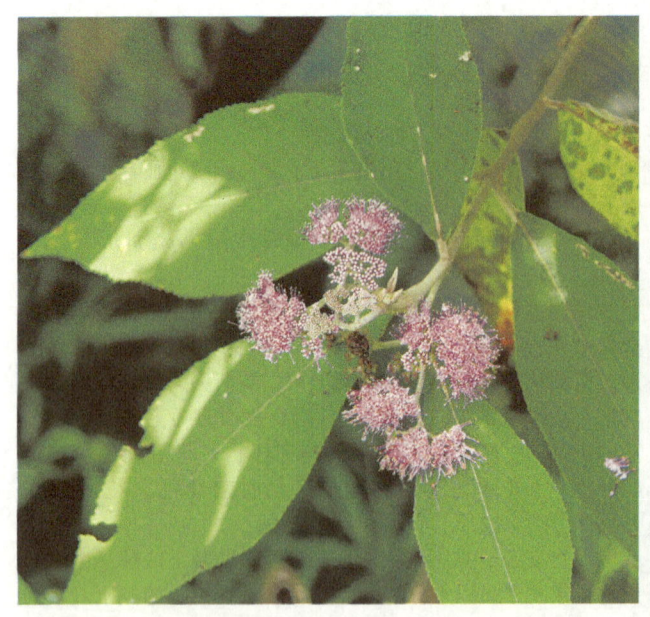

水煎服。5. 治外伤出血：大叶紫珠叶、果研末撒放患部。

【园艺价值】作为花木栽种，观果类。春季观紫红色花，9~12月观紫色的珍珠团状果实。

【主要化学成分】叶含谷甾醇，木樨草素，黄酮类，糖类，酚类，氨基酸和有机酸等。根、叶含有大叶紫珠萜酮和大叶紫珠萜酮单乙酸酯。

【现代研究】临床上大叶紫珠用于治疗外伤出血，尿血，扭伤肿痛，跌打损伤等。

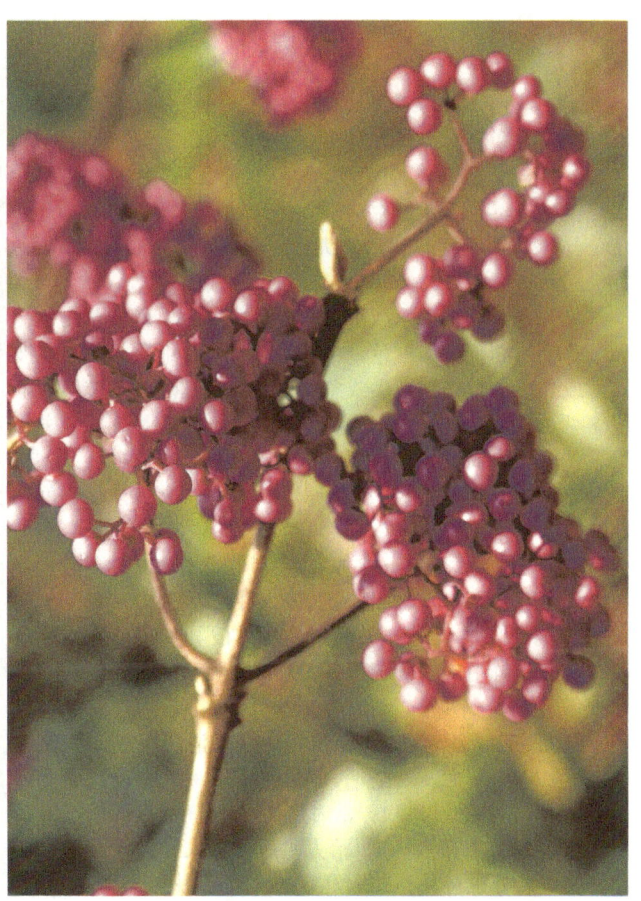

64 大青

【别名】臭大青，大青叶，大青根。

【医籍记载】《名医别录》：（茎叶）"疗时气头痛，大热，口疮。"《植物名实图考》：（根）"治偏头风。"

【来源】马鞭草科植物大青 Clerodendrum crytophyllum Tuncz.。

【形态特征】灌木或小乔木，高1~10m。幼枝黄褐色，被短茸毛，髓坚实，白色。单叶对生，叶片纸质，长圆状披针形或长圆形，先端渐尖或急尖，基部近圆形或宽楔形，全缘，两面无毛或沿叶脉疏生短柔毛，表面有腺点。伞房状聚伞花序顶生或腋生；萼杯状，先端5裂；花冠白色，先端5裂；雄蕊4枚。果近球形或倒卵形，绿色，成熟时蓝紫色。花、果期6月至翌年2月。

【生境及分布】生于平原、路旁、丘陵及林下溪谷旁。分布于我国华东和湖南、湖北、广东、广西、贵州、云南等地。

【药用部位及采收】药用茎叶，根。茎叶：夏秋季采收，洗净，鲜用或切段晒干备用。根：夏秋间采挖，洗净，晒干备用。

【性能功效】茎叶：味苦，性寒。清热解毒，凉血止血。根：味苦，性寒。清热，凉血，解毒。

【单方验方】叶：1. 治时疫病发热：大青叶15~30g，海金沙根9g，水煎服。2. 治大头瘟毒：大青鲜叶适量，洗净，捣烂，外敷患处；并取鲜叶30g，水煎服。3. 治小儿口疮：大青叶6g，黄连3g，水煎服。4. 治血淋、尿血：大青鲜叶30～60g，生地黄15g，水煎加冰糖适量服。5. 治疗疖、痱子：大青鲜叶适量，水浓煎，取汁加薄荷油适量，浸洗患处。

根：1. 治感冒发热：大青鲜根30g，连翘、板蓝根各9g，甘草3g，水煎服。2. 治时疫病发热：大青根60g，水煎服。3. 治发热头痛：大青根15～30g，生石膏45～60g，水煎服。4. 治湿热痢：大青根15～25g，水煎服。5. 治偏正头痛：大青根、臭牡丹根各30g，鸡蛋2个，水煎，吃蛋喝汤。

【园艺价值】作为花木栽种，观果类。

【主要化学成分】叶含大青苷，蜂花醇，γ-谷甾醇，半乳糖醇，豆甾醇，鞣质和黄酮等。

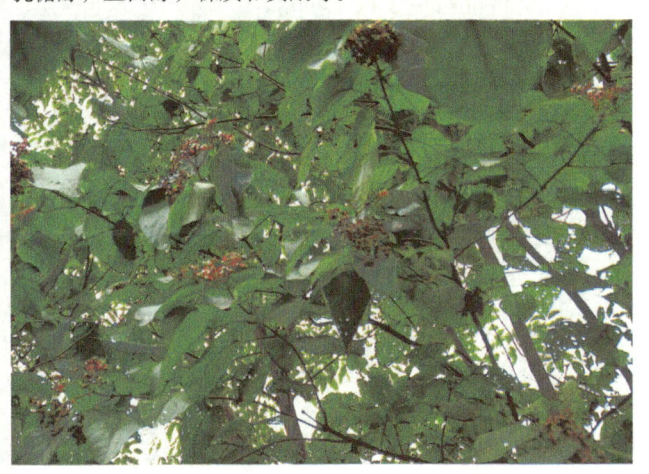

【现代研究】药理研究显示,大青叶有抗病原微生物、抗炎和利尿等作用。临床上用叶治疗外感热病高热烦渴,痈疽,麻疹肺炎,黄疸型肝炎,痢疾,肠炎,风湿热,咽喉炎,尿血,鼻出血,外伤出血及口腔炎等;用根治疗流感高热,腮腺炎,麻疹肺炎,肝炎,痢疾肠炎,风湿热,咽喉炎及牙痛等。

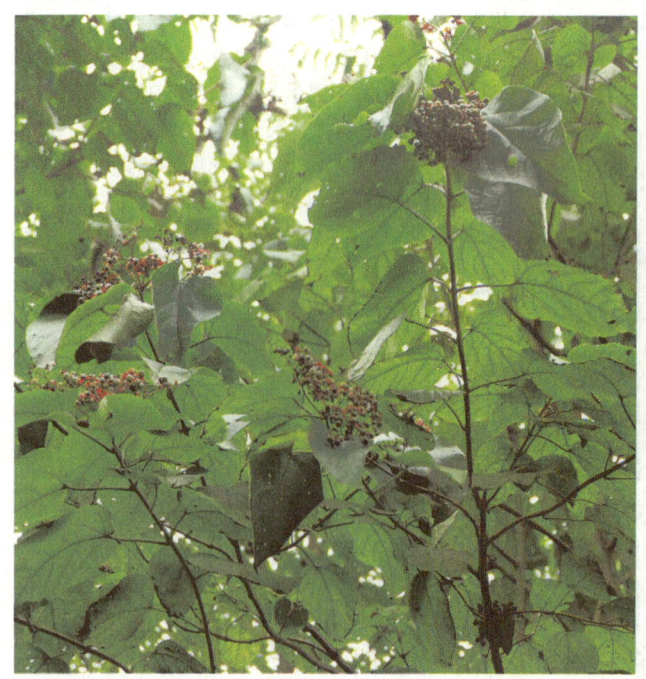

65 臭梧桐

【别名】臭桐,臭芙蓉,臭梧桐根。

【医籍记载】《本草图经》:(根)"治疟。"《本草纲目拾遗》:(嫩枝叶)"洗鹅掌风,一切疮疖,煎汤洗汗斑。"

【来源】马鞭草科植物海州常山 *Clerodendrum trichotomum* Thunb.。

【形态特征】

灌木或小乔木。单叶对生;叶片纸质,宽卵形、卵形、卵状椭圆形或三角状卵形,先端尖或渐尖,基部宽楔形至楔形;侧脉3~5对。伞房状聚伞花序顶生或腋生,疏散,通常二歧分支;花萼幼时绿白色,后紫红色,基部合生,中部略膨大,具5棱,先端5深裂;花冠白色或带粉红色;雄蕊4枚。核果近球

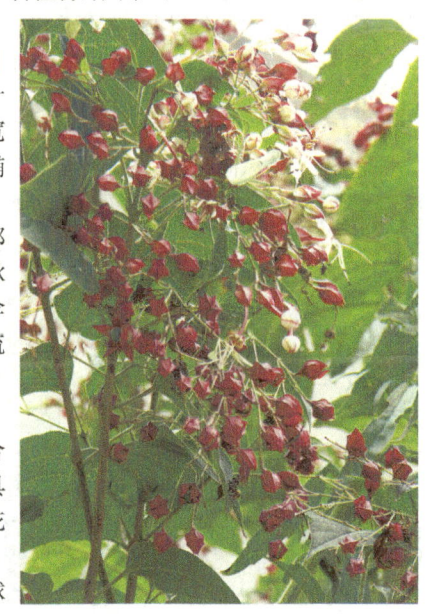

形,熟时蓝紫色。花、果期6~11月。

【生境及分布】生于山坡灌丛中。喜温暖湿润气候,耐寒,对土壤要求不严,除碱性土和砂土外,均可种植。分布于我国华北、华东、中南、西南等地。

【药用部位及采收】药用嫩枝叶,根。嫩枝叶:6~10月成熟,捆扎成束,晒干备用。根:秋季采挖,洗净,切片晒干备用或鲜用。

【性能功效】嫩枝叶:味苦、甘,性平。祛风湿,平肝阳。根:味苦,辛,性微温。祛风止痛,行气消食。

【单方验方】嫩枝叶:1. 治风湿痛,骨节酸痛及肝阳上亢眩晕:臭梧桐15g,水煎服。2. 治头痛:川椒1g,臭梧桐6g,水煎服。3. 治湿疹或痱子发痒:臭梧桐适量,煎汤洗浴。

根:1. 治风湿关节及骨节疼痛:臭梧桐根15g,三百草

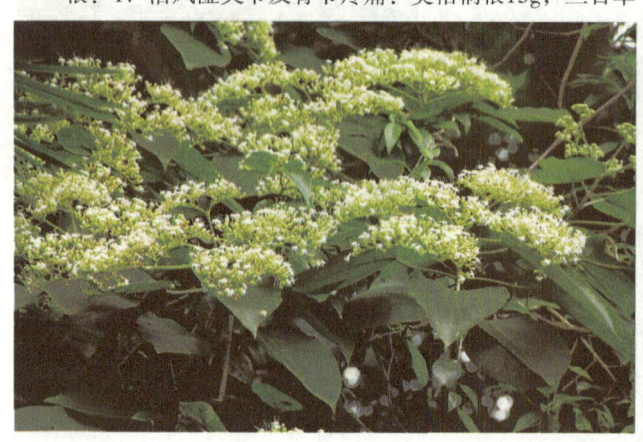

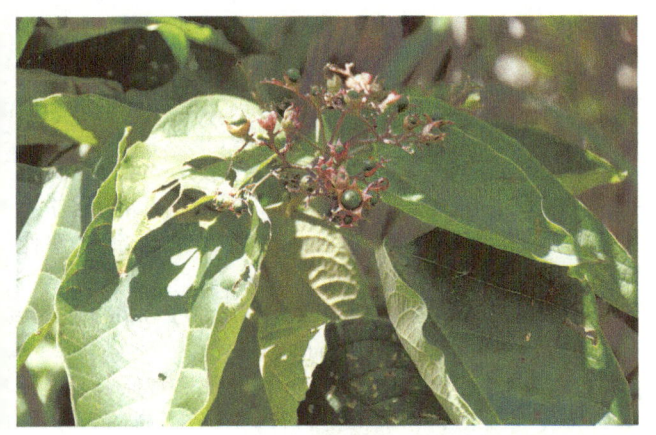

根、半枫荷各30g,水煎服。2.治食积腹胀:臭梧桐根6g,臭草根、鱼腥草各15g,鱼鳅串9g,萝卜头24g,水煎服。3.治跌打损伤肿痛:臭梧桐根适量,水酒煎服。4.治肝阳上亢头痛:臭梧桐根皮、枸杞根、桑葚子各30g,水煎服。

【园艺价值】作为行道树栽种,可观花赏果。

【主要化学成分】叶含海州常山素,内消旋肌醇,生物碱,刺槐素-7-二葡萄糖醛酸苷,臭梧桐素甲和植物血凝素等。

【现代研究】药理研究显示,臭梧桐有降血压,镇静,镇痛和抗炎等作用。临床上用嫩枝叶治疗风湿痹痛,半身不遂,高血压病,偏头痛,痢疾,疟疾和痈疽疥疮等。根用于治疗风湿性关节炎,高血压病,偏头痛,消化不良腹痛,痛风,乳腺炎肿痛和跌打损伤等。

66 牡 荆

【别名】牡荆子，牡荆叶，牡荆根。

【医籍记载】《名医别录》：（果实）"主除骨间寒热，通利胃气，止咳逆，下气。（叶）主久痢，霍乱转筋，血淋，下部疮，……（根）主心风，头风，肢体诸风，解肌发汗。"

【来源】马鞭草科植物牡荆 *Vitex negundo* L. var. *cannabifolia* (Sieb. et Zucc.) Hand. -Mazz.。

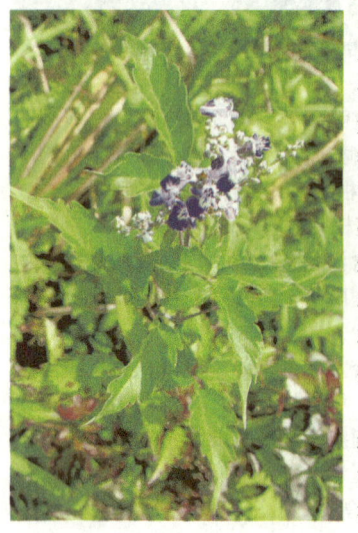

【形态特征】落叶灌木或小乔木，高1~5m。多分支，具香味。小枝四棱形，绿色，被粗毛，老枝褐色。掌状复叶对生，小叶5片，稀为3片，叶片披针形，基部楔形，边缘具粗锯齿，顶端渐尖。圆锥花序顶生，花萼钟状，顶端5齿裂，花冠淡紫色。果实球形，黑色。

【生境及分布】生于山坡、路边和疏林旁。分布于江苏、浙江、安徽、福建、湖南、广西和贵州等地。

【药用部位及采收】药用果实、叶和根。果实：秋季果实成熟时采收，用手搓下，扬净，晒干备用。叶：生长季节均可采，鲜用或晒干备用。根：秋后采收，洗净，切片，晒干备用。

【性能功效】果实：味苦、辛，性温。化湿祛痰，止咳平喘，理气止痛。叶：味微苦、辛，性平。解毒祛痰，止咳平喘。根：味微苦、辛，性平。解毒祛痰，止咳平喘。

【单方验方】果实：1. 治寒咳、哮喘：牡荆子12g，炒黄研末，每日3次，每次6g，开水送服。2. 治胃痛：牡荆子、樟树二层皮各15g，生姜2片，水煎服。3. 治哮喘：牡荆子15g，地胆草、一枝黄花各9g，水煎服。4. 治疝气肿痛：牡荆子半升（炒熟），酒1盏，水煎温服。

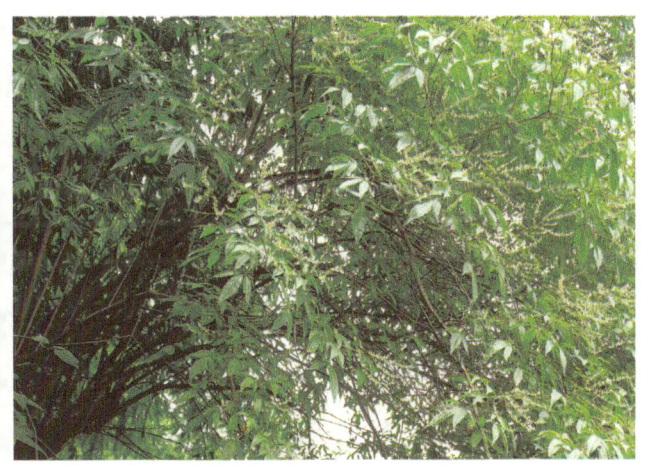

叶：1. 治小儿咳喘：牡荆子或叶45g，水煎成100ml，口服，每次10ml，每日3次。2. 治乳痈肿痛，蛇虫咬伤：牡荆鲜叶适量，捣烂，取汁涂搽患处。3. 治风疹瘙痒，脚癣：牡荆叶鲜品适量，捣烂外敷或水煎洗患处。4. 治风寒感冒咳嗽：牡荆叶、紫苏叶、生姜各12g，水煎服。

根：1. 治感冒头痛：牡荆根9~15g，水煎服。2. 治疟疾：牡荆根30g，水煎，第一煎在疟疾发作前加冰糖30g冲服，第二煎代茶饮。3. 治风湿关节痛：牡荆根30g，水煎服。4. 治牙痛：牡荆根9~15g，水煎服。

【园艺价值】作为花木、园林绿化栽种。5~7月观淡紫色花。

【主要化学成分】牡荆果实含丁香酸，香草酸，α-牡

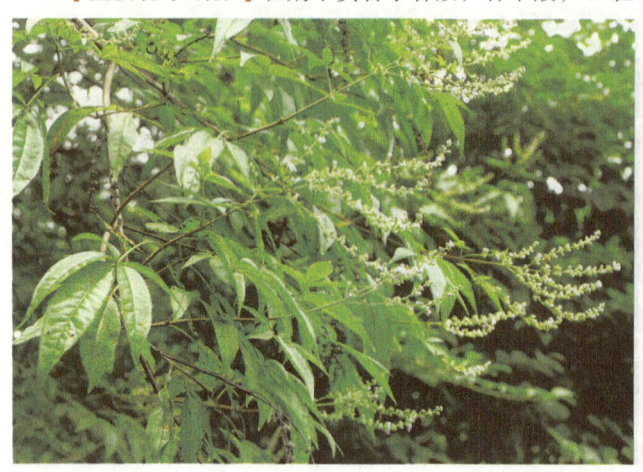

荆木脂素，棕榈酸，硬脂酸和挥发油等。牡荆叶含挥发油，主要成分为β-丁香烯，香桧烯，α-侧柏烯，α-蒎烯，β-蒎烯，樟烯，月桂烯，对聚伞花素和柠檬烯等。

【现代研究】药理研究显示，牡荆叶有显著祛痰，平喘，降压，增强体液免疫和抗菌等作用。果实有显著祛痰，平喘，镇咳和抗菌等作用。临床上果实、叶用于治疗慢性气管炎咳嗽，哮喘，消化不良腹泻、腹痛，肠炎痢疾，疝气，肠炎痢疾，皮炎，湿疹和脚癣等。根用于治疗感冒，疟疾，风湿性关节炎和牙痛等。

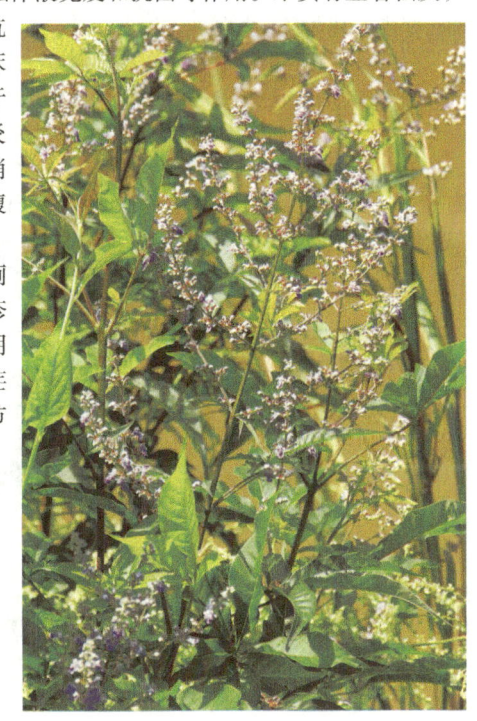

67　蔓荆子

【别名】蔓荆实。

【医籍记载】《本经》:"主筋骨间寒热,湿痹拘挛,明目坚齿,利九窍,去白虫。"

【来源】马鞭草科植物单叶蔓荆 *Vitex trifolia* L. var. *simplicifolia* Cham.或蔓荆 *Vitex trifolia* L.。

【形态特征】单叶蔓荆:落叶小灌木,植株高约2m。全株被灰白色柔毛。主茎匍匐地面,节上常生不定根,幼枝四棱形。单叶对生,具短柄;叶片倒卵形至椭圆形,先端钝

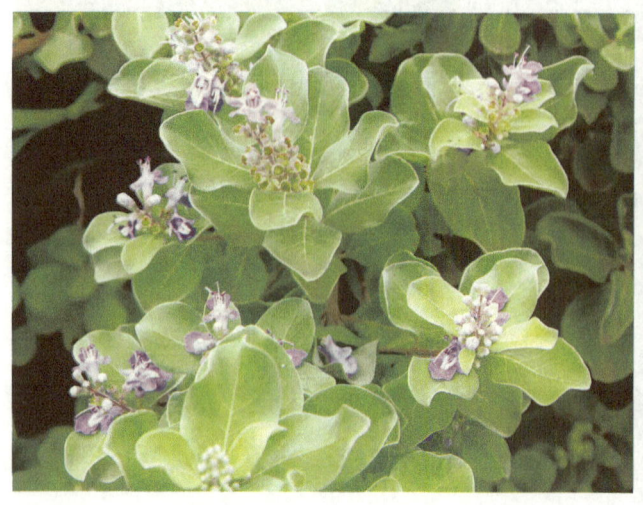

圆，基部楔形，全缘，表面绿色，背面粉白色。圆锥花序顶生；花萼钟状，先端5齿裂；花冠淡紫色，先端5裂，宽卵形；雄蕊4枚；子房球形，柱头2裂。核果球形，果径5~7mm，具宿萼。花期7~8月，果期8~10月。

【生境及分布】生于海滨沙滩地及湖畔，有栽培。适应性较强，喜温暖湿润，以土壤疏松、肥沃的砂质壤土栽培为宜。分布于辽宁、河北、山东、江苏、安徽、浙江、江西、福建、台湾和广东等地。

【药用部位及采收】药用成熟果实。7月~10月上旬果实逐渐成熟，分批次采摘，室内堆放3~4天后，摊开晒干或烘干，筛去皮梗，扬去杂质备用。

【性能功效】味辛、苦，性微寒。疏散风热，清利头目。

【单方验方】1.治风热感冒：蔓荆子、菊花、薄荷各12g，水煎服。2.治头痛头风：蔓荆子、白蒺藜、川芎、钩藤各6g，水煎服。3.治目赤肿痛，目昏多泪：蔓荆子、菊花、蝉蜕各6g，龙胆草3g，枸杞水煎服。

【园艺价值】可做园林植物栽培，观叶观果。

【主要化学成分】单叶蔓荆果实含蔓荆子黄素（紫花牡荆素），挥发油，生物碱，脂肪油及维生素A样物质等。

【现代研究】药理研究显示，蔓荆子有镇静，镇痛，止痛，退热，抑制金黄色葡萄球菌，降低血压，抗凝血，显著祛痰和平喘等作用。临床上用于治疗感冒头痛，神经性头痛，血管痉挛性头痛，高血压病头晕头痛，过敏性鼻炎及中耳炎等。

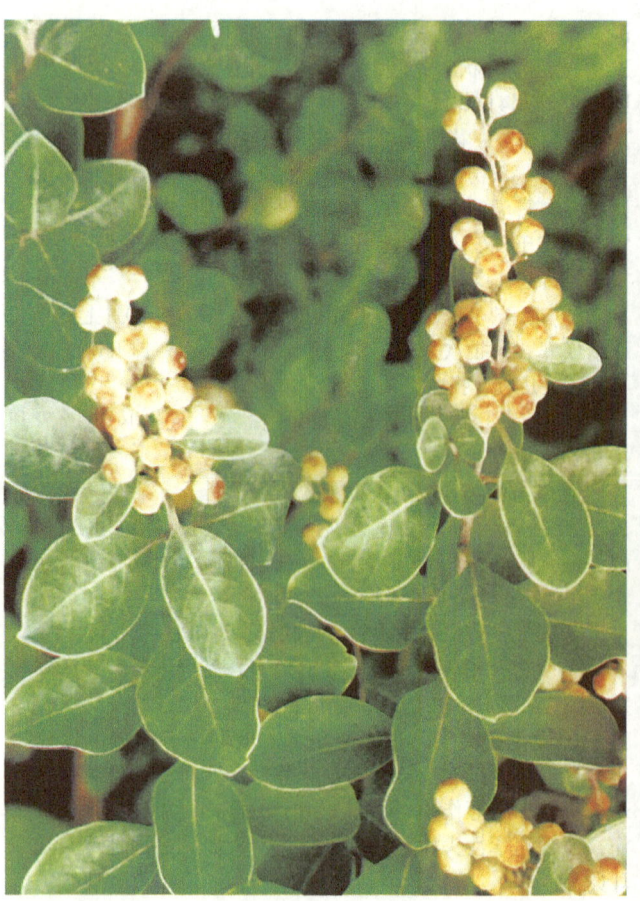

68　木天蓼

【别名】藤天蓼，天蓼木。

【医籍记载】《新修本草》："主癥结积聚，风劳虚冷。"

【来源】猕猴桃科植物葛枣猕猴桃 *Actinidia polygama* (Sieb. et Zucc.) Miq.。

【形态特征】落叶缠绕藤本，高可达5m。老枝无毛，有灰白色小皮孔；髓大，白色，实心。叶互生，膜质，上半部或全部变白或黄色；先端渐尖，基部圆形或楔形。花通常单1朵，腋生，白色或红色，味芳香；萼片5片；花瓣5瓣；雄蕊

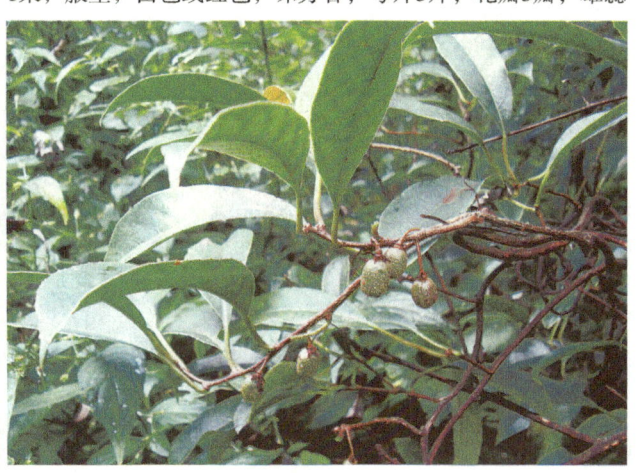

多数；雌蕊1枚。浆果黄色，熟时变橘红色，卵圆形，先端喙状。种子多数，淡褐色。花期6月，果期9～10月。

【生境及分布】生于山间林缘及山麓、河岸等灌丛中。分布于吉林、辽宁、山东、陕西、湖南、湖北、四川、贵州、浙江和安徽等地。

【药用部位及采收】药用枝叶或果实。枝叶：春秋季采收，晒干备用或鲜用。果实：秋季采集，晒干备用或鲜用。

【性能功效】味辛，性温；有小毒。祛风、化瘀、止痢。

【单方验方】1. 治大风疾：木天蓼（去粗皮、锉碎）120g，水煎去渣，以汁煮糯米为粥，空腹服下。服药期间避风。2. 治气虚痢久不止：采木天蓼太阳下暴晒干燥，捣烂为

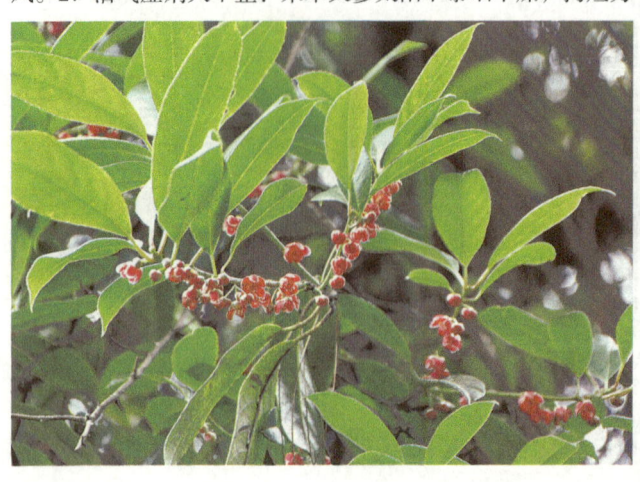

末，饭前用粥调下3g。

【药膳】果实成熟后采收，洗净，剥皮，生食。

【园艺价值】作为藤木、园林绿化栽种。

【主要化学成分】叶和果实中含环戊衍生物，叶含β-苯乙醇和3,4-二甲基苯甲酸等。

【现代研究】药理研究显示，木天蓼有增强镇静及催眠作用，可促进唾液分泌，能短暂引起血压下降、呼吸略有兴奋，松弛支气管平滑肌等。

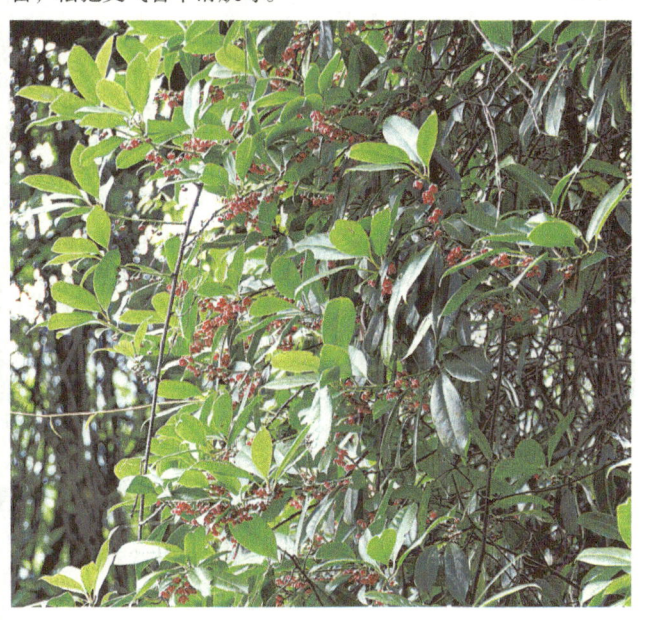

69 南五味子

【别名】五味子。

【医籍记载】《本经》:"主益气,咳逆上气,劳伤羸瘦,补不足,强阴,益男子精。"

【来源】木兰科华中五味子 Schisandra sphenanthura Rehd. et Wils.。

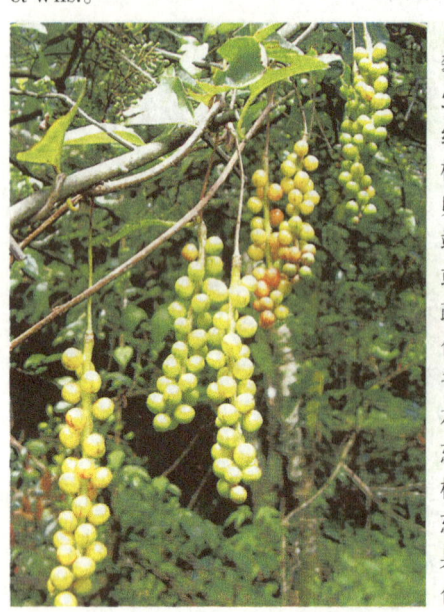

【形态特征】攀援藤本,长约5m。小枝圆柱形,红褐色,无毛。叶椭圆形、倒卵形或卵状披针形,先端渐尖,基部楔形或近圆形,边缘有疏锯齿,下面苍白色,无毛。花单生于叶腋,黄绿色;花被片5~9片;雄蕊10~15枚,花药楔形或倒卵形;雌蕊群近球形。聚合果卵状球形,红色,肉质。花期5~

7月，果期8~10月。

【生境及分布】生于林中或疏林边。喜凉爽湿润气候，耐寒，不耐水浸，幼苗期忌烈日照射，以疏松肥沃、富含腐殖质的壤土栽培为宜。分布于陕西、山西、河南、安徽、江西、湖北、四川、云南、贵州和广西等地。

【药用部位及采收】药用成熟果实。栽后4~5年结果，8月下旬至10月上旬，果实呈紫红色时，随熟随采，晒干或阴干备用。

【性能功效】味酸、甘，性温。收敛固涩，益气生津，补肾宁心。

【单方验方】1. 治肺虚久咳：五味子12~15g，研末，蜂蜜水冲服。2. 治肺肾两虚喘咳：五味子、山茱萸、熟地、山药等各适量，炼蜜为丸如梧桐子大，每次服6~8丸，每日

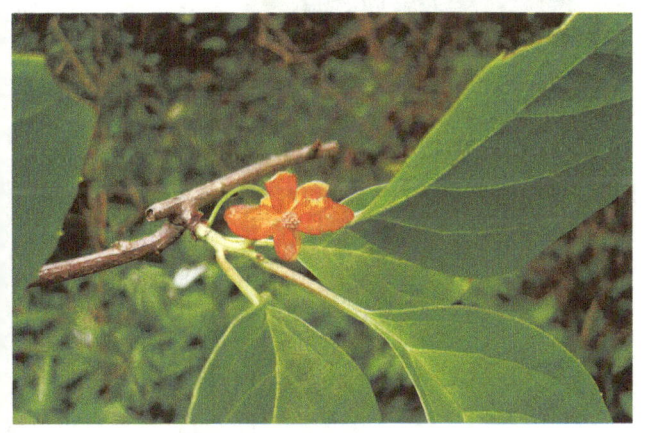

服2~3次。3. 治热伤气阴所致的心悸、脉虚、口渴、汗多：人参5g，五味子、麦冬各10g，水煎服或制成口服液服用。4. 治自汗、盗汗：五味子、麻黄根、牡蛎、霜桑叶各10g，水煎服；或共研粉，外扑皮肤。

【园艺价值】作为观赏藤木栽种，蔓木类。8~11月观红色果，琳琅满目。

【主要化学成分】果实含外消旋-安五脂素，襄五脂素，华中五味子酮，反-丁香烯，反-芹子烯等。种子含五味子醇A、B，华中五味子脂A、B等。

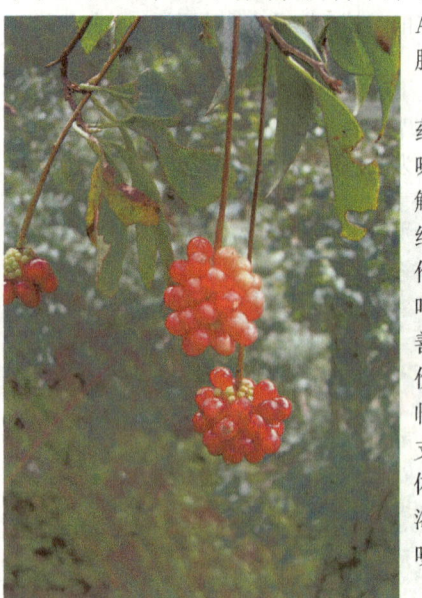

【现代研究】药理研究显示，南五味子有促进睡眠，缓解紧张注意力，精细协调动作，提高工作效率等作用，还有呼吸兴奋，强心，改善心肌营养，抗肝损伤，抗氧化等作用。临床上用于治疗慢性支气管炎久病咳嗽，体虚汗多，发热口渴、体倦和肺结核咳嗽、咯血等。

70 厚 朴

【别名】厚皮，川朴，凹叶厚朴。

【医籍记载】《本经》："主中风、伤寒头痛，寒热；惊悸；气血痹死肌；去三虫。"

【来源】木兰科植物厚朴 *Magnolia officinalis* Rehd.et Wils. 或凹叶厚朴 *Magnolia officinalis* Rehd. et Wils. var. *bilota* Rebd. et Wils.。

【形态特征】厚朴：落叶乔木，高达15m。树皮紫褐色，幼枝黄褐色，有绢毛。单叶互生，叶大，密集于小枝顶端，叶片革质，倒卵状椭圆形，先端钝圆或短突尖，基部楔形或近圆形，全缘或微波状。花与叶同时开放，白色或粉红色，味芳香，单生枝顶，花被片9~12片；雄蕊多数，雌蕊心皮分离，螺旋状排列于延长的花托上。聚合蓇葖果常呈椭圆状卵形。

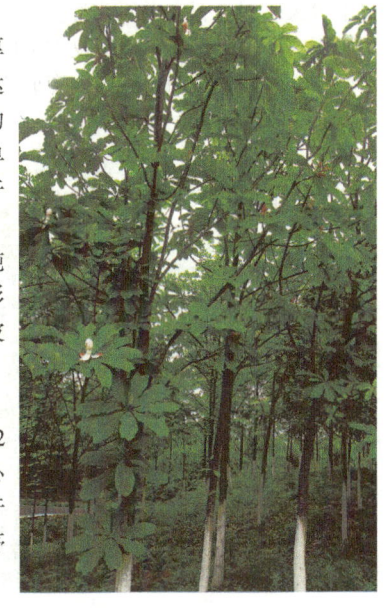

花期4~5月，果期9~10月。

凹叶厚朴：除叶先端凹缺外，其余形态特征与厚朴几乎相同。

【生境及分布】生于温暖、湿润、肥沃的土壤山坡地。喜温凉湿润气候，怕炎热，能耐寒，宜选疏松肥沃、富含腐殖质、排水良好的微酸性砂质土壤栽培。分布于我国长江以南各地。

【药用部位及采收】药用干皮、根皮和枝皮。定植20年以上可采剥树皮，宜在4~6月生长盛期进行，根皮和枝皮直接阴干或卷筒后干燥；树干皮剥下后卷筒置沸水中烫软，埋置阴湿处发汗，待断面或内侧变成紫褐色或棕褐色，并显油润或光泽时，暴晒干燥后备用。

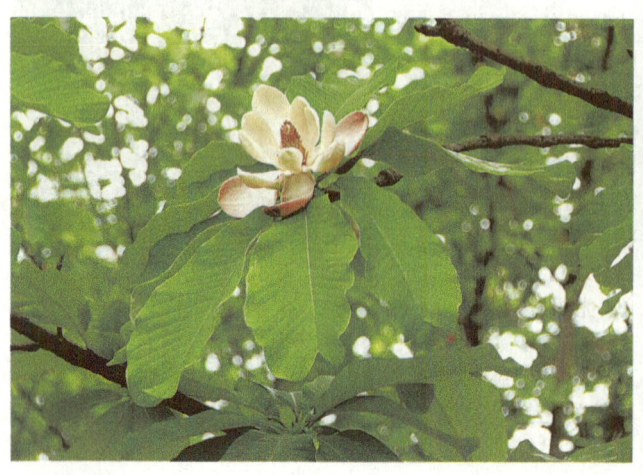

【性能功效】味苦、辛,性温。燥湿除满,消食散痞,降气平喘。

【单方验方】1. 治腹满痛大便不下:厚朴12g,大黄10g(后下),枳实12g,水煎服。2. 治胃寒反胃、恶心:厚朴、附子(先煎)各30g,生姜25g。酒煮和丸如梧桐子大,米汤送服3粒,食前服。3. 治小便白色混浊:厚朴15g,白茯苓12g,水煎服。4. 治胃寒腹痛:厚朴150g,丁香100g,山柰50g,干姜50g,炙甘草50g,共研为散,每次服6g,小儿减半,温开水服下。5. 治宿有喘病,因外感风寒而发:厚朴、杏仁各10g,桂枝、生姜各6g,水煎服。

【园艺价值】作为花木、园林绿化栽种,观花类。4~6月观大型红白色花。

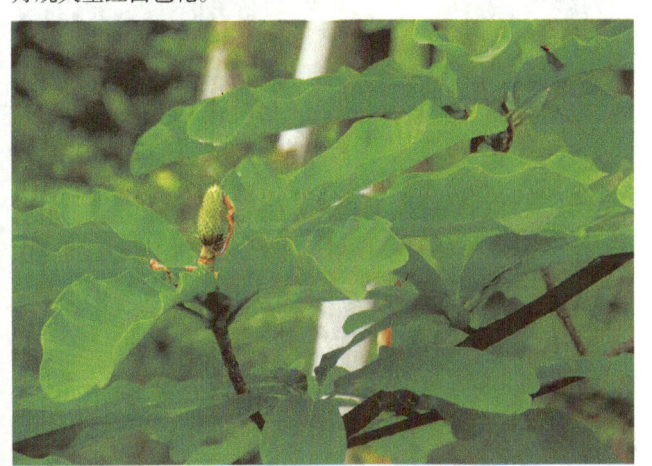

【**主要化学成分**】厚朴树皮含木脂素，去甲木脂素，双木脂素，单萜木脂素，挥发油，木兰箭毒碱，皂苷和芥子醛等。凹叶厚朴树皮含挥发油约1%。还含生物碱，皂苷以及厚朴酚、四氢厚朴酚及异厚朴酚等。

【**现代研究**】药理研究显示，厚朴有抗胃溃疡，引起唾液、胃液分泌，加快胃肠蠕动，保肝，降压，抑制肺炎双球菌、溶血性链球菌、金黄色葡萄球菌、志贺及福氏痢疾杆菌，抑制血小板聚集，抗过敏和抗肿瘤等作用。临床上用于治疗阿米巴痢疾，子宫切除术后腹部鼓胀，胃结石，肌强直，肠梗阻及闭经等。

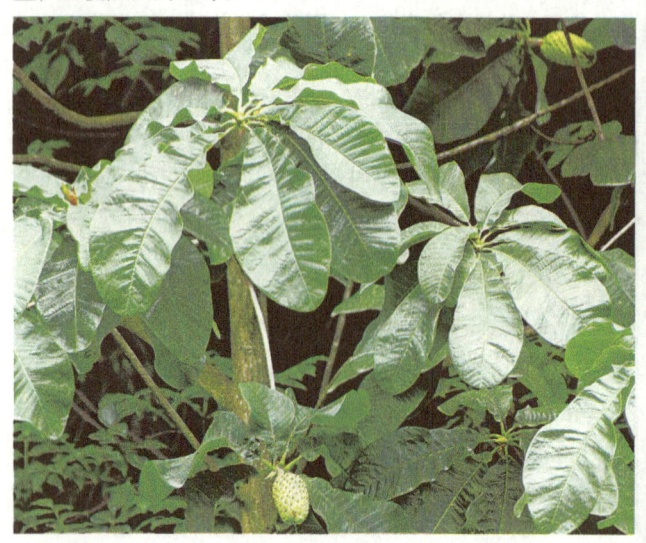

71 莽 草

【别名】野八角,红茴香。

【医籍记载】《本经》:"主风头,痈肿、乳肿,疝瘕,除结气,疥搔,杀虫鱼。"

【来源】木兰科植物狭叶茴香 Illicium lanceolatum A. C. Smith。

【形态特征】
常绿灌木或小乔木,高3~8m。树皮灰褐色。单叶互生或聚生于小枝上部;叶革质,披针形、倒披针形或椭圆形,先端尾尖或渐尖,基部窄楔形,全缘,边缘稍反卷,无毛,上面绿色,有光泽,下面淡绿色。花腋生或近顶生,花被片10~15片,数轮,外轮的较小,有缘毛,内面深红色;

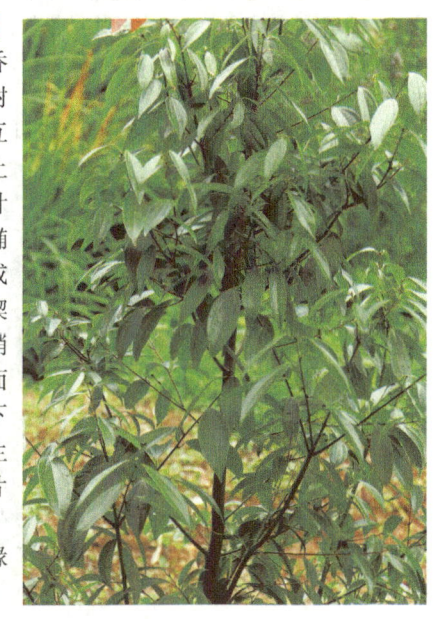

雄蕊6~11枚。蓇葖果木质，顶端有长而弯曲的尖头。种子淡褐色，有光泽。花期5~6月，果期9~10月。

【生境及分布】生于沿河两岸，阴湿沟谷两旁的混交林或疏林中。分布于我国长江中下游以南各地。

【药用部位及采收】药用叶。春夏两季采收，鲜用或晒干备用。

【性能功效】味辛，性温；有毒。祛风，消肿。

【单方验方】1. 治产后乳痈：赤小豆、莽草，各等份研为末，和酒外敷患处。2. 治毒肿：莽草、白蔹、赤小豆，共研为末，鸡蛋清调敷患处。3. 治风齿疼，颊肿：莽草适量，水煎含漱。

【园艺价值】作为花木栽种，可观叶、观花、观果。

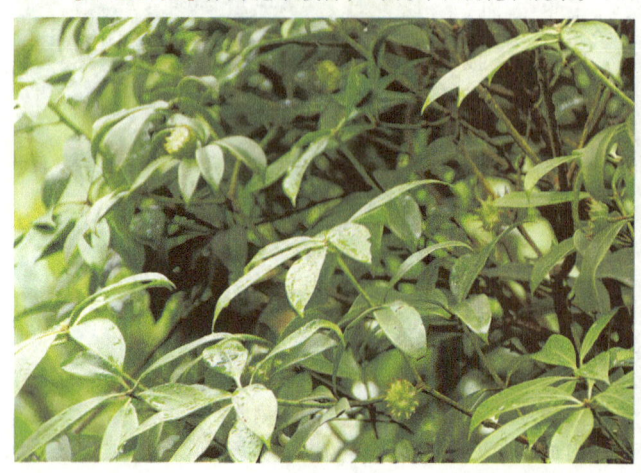

【现代研究】药理研究显示，莽草根有抗炎镇痛，中枢神经兴奋，降低小肠平滑肌张力等作用。枝叶、根、果实均有毒，尤以果壳毒性大，中毒表现类似于癫痫发作。临床上用于治疗疮痈肿痛，皮肤麻痹，乳腺炎，癣，疥疮和牙痛等。

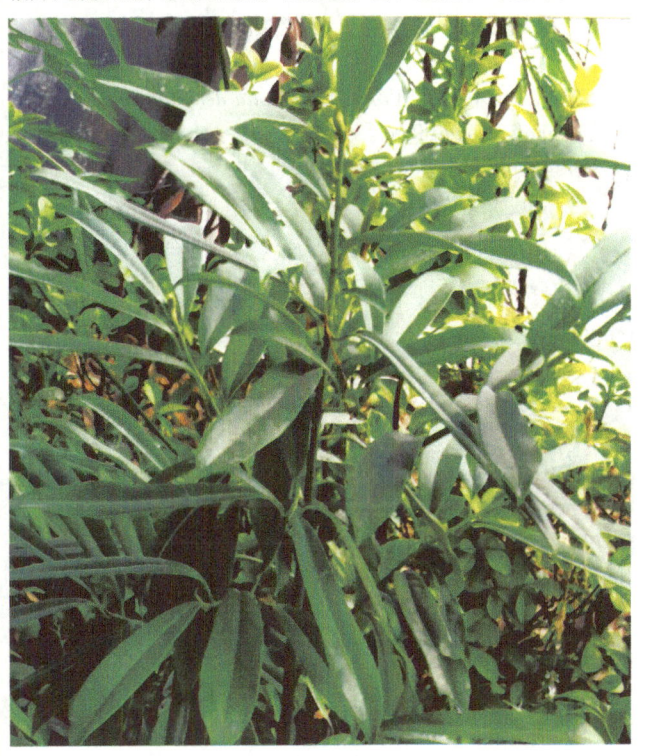

72 辛 夷

【别名】辛夷花，玉兰花。

【医籍记载】《本经》："主五脏身体寒热，头风脑痛。"

【来源】木兰科植物玉兰 *Magnolia denudate* Desr. 或望春玉兰 *Magnolia biondii* Pam.。

【形态特征】

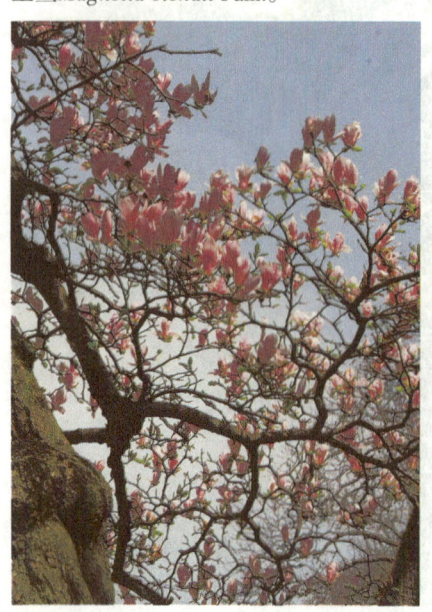

玉兰：落叶乔木，高达15m。树冠卵形，分支少；幼枝有毛。叶互生，被柔毛；叶片倒卵形或倒卵状矩形，先端阔而突尖，基部渐狭，全缘，上面绿色，下面淡绿色；冬芽密生茸毛。花大单生，先叶开放，杯状；白色或内面紫色外面白色；花萼与花瓣相似，9片；雄蕊多数；心皮多数。果实圆筒形。花期2月，果期6~7月。

望春玉兰：落叶灌木，高达4~5m。树干皮灰白色，小枝紫褐色，平滑无毛，具纵阔椭圆形皮孔；顶生冬芽卵形，被浅灰绿色绢毛。叶互生，具短柄，无毛；叶片椭圆形或倒卵状椭圆形，先端渐尖，基部圆形，全缘，两面均光滑无毛。花先叶开放，单一，生于小枝顶端；花萼3片，绿色；花冠6片，外面紫红色，内面白色；雄蕊多数；心皮多数分离。果实长椭圆形，稍弯曲。花期2~5月。

【生境及分布】

玉兰：野生于阔叶树林中，有栽培。分布于我国西南、华南、华东等地。

望春玉兰：生于较温暖的山坡、林边和路旁，有栽培。喜温暖湿润气候，较耐旱、耐寒，忌积水，以阳光充足、土层肥沃、微酸性的砂质壤土栽培为宜。分布于我国多数地区。

【药用部位及采收】药用花蕾。1~3月，齐花梗处剪下未

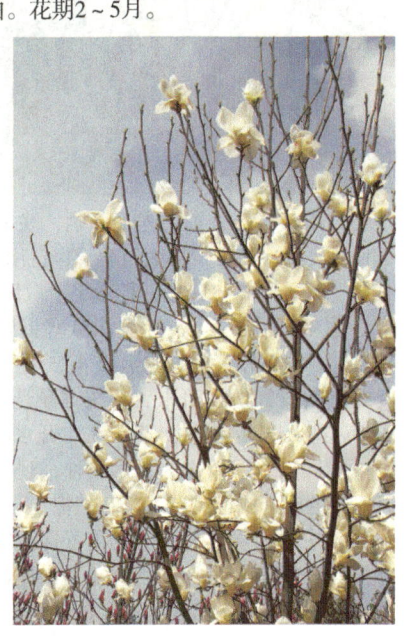

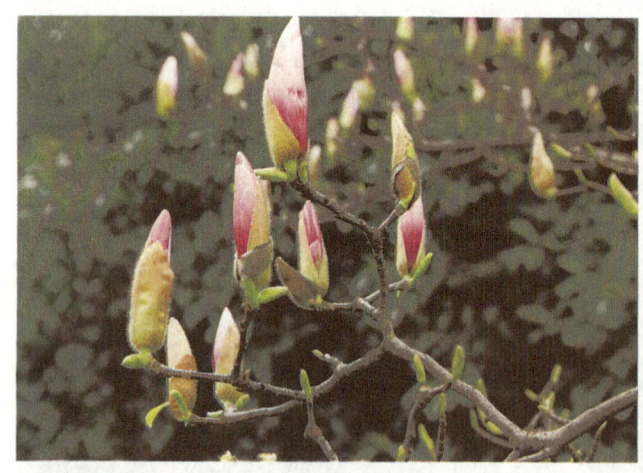

开放的花蕾,白天置阳光下暴晒,晚上堆积发汗,晒至五成干时,放置1~2天,再晒至全干,备用。

【性能功效】味辛,性微温。散风寒,通鼻窍。

【单方验方】1.治鼻渊鼻塞头痛:辛夷、木香各3g,酒知母、酒黄柏各9g,水煎服。2.治鼻渊日久不闻香臭:辛夷、鱼脑石等份,研末,用棉球蘸药末塞鼻。3.治感冒头痛、鼻塞:辛夷花1.8g,苏叶6g,开水泡服。

【园艺价值】作为花木栽种,观花类。早春时节花开艳丽,花色或紫或红或白,繁花似锦。

【主要化学成分】玉兰花蕾含挥发油,油中主要成分为橙花椒醇、桉叶素、β-石竹烯、α-松油醇等。望春玉兰含挥发油和生物碱等。

【现代研究】 药理研究显示，玉兰有收缩鼻黏膜血管，局部浸润麻醉，降血压，预防组织胺引起的哮喘，镇痛和消炎等作用。望春玉兰有收缩鼻黏膜血管，显著降压，轻度抑制心脏，直接扩张血管，镇痛和消炎等作用。临床上用于治疗感冒鼻塞，急、慢性鼻炎、鼻窦炎，咳嗽和支气管哮喘等。

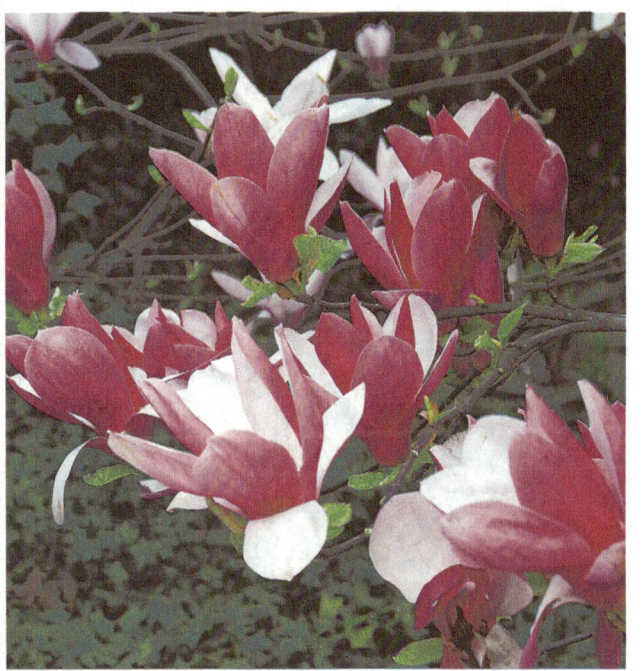

73 八 角

【别名】八角茴香,大茴香。

【医籍记载】《医林纂要》:"润肾补肾,舒肝木,达阴郁,舒筋,下除脚气。"

【来源】木兰科植物八角茴香 *Illicium verum* Hook. f.。

【形态特征】常绿乔木植物。树皮灰色至红褐色。叶互生或螺旋状排列,叶片革质,椭圆状倒卵形至椭圆状倒披针形。革质,先端急尖或渐尖,基部楔形,全缘,上面深绿色,光亮无毛,有透明油点,下面淡绿色,被疏毛。花单生于叶腋,有花梗;萼片3片,黄绿色;花瓣6～9瓣,淡红至深红色,广卵圆形或长圆形。聚合果呈芒状。种子扁卵圆形。花期春、秋季,果期秋季至翌年春季。

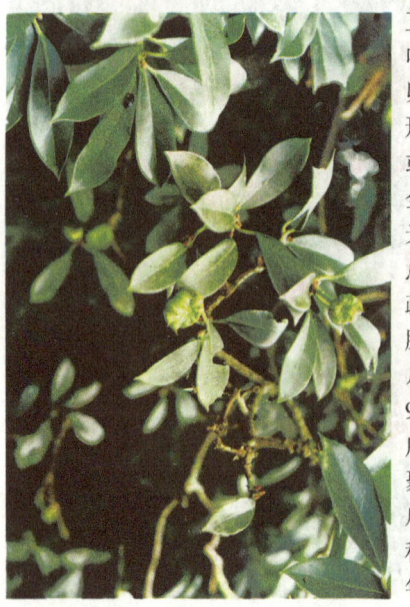

【生境及分布】生长于阴湿、土壤疏松的山地。喜温暖湿润气候，幼树喜阴，成年树喜光，以土层深厚、疏松、富含腐殖质，排水良好的偏酸性壤土或砂质壤土栽培为宜。分布于广东、广西、云南、贵州、福建、台湾等地。

【药用部位及采收】药用成熟果实。栽种8年后开始结果，10年进入盛果期。春果4月间老熟落地捡取，晒干；秋果10～11月间采收，采后置沸水锅内煮沸，捞出，晒干或烘干备用。

【性能功效】味辛、甘，性温。散寒，理气，止痛。

【单方验方】1. 治小肠气痛不可忍者：杏仁50g，葱白（和根捣，焙干）25g，八角茴香50g，共研为末，每次服15g，空腹，温胡桃酒调下。2. 治膀胱偏坠疝气：八角茴

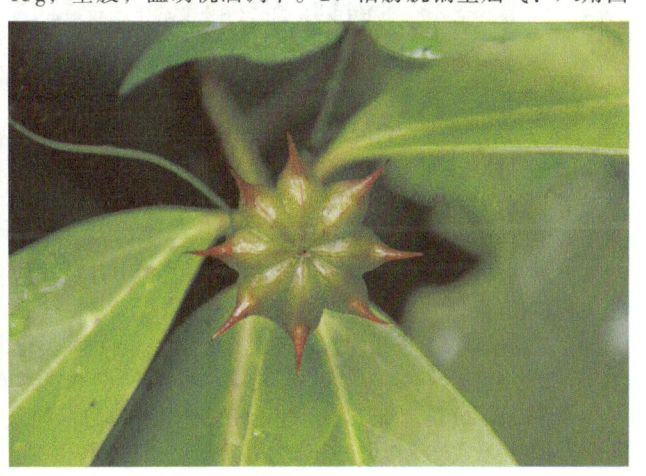

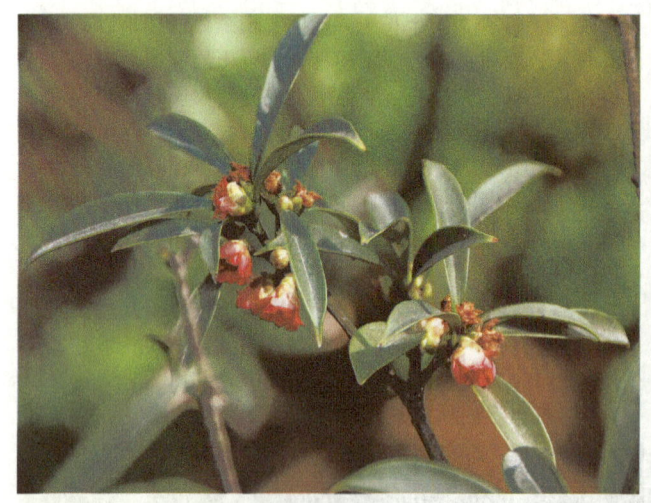

香、白牵牛（炒）各等份，研为细末，空心酒调下。3. 治腰痛如刺：八角茴香，炒后研末，每次服10g，饭前盐汤下；外以糯米2kg，炒热，袋装，拴于痛处。

【药膳】食品调味"五香料"之一，主要作为食品调料。

【园艺价值】作为花木栽种，观花类。3～7月观红色花，兼观叶和果。

【主要化学成分】果实含有黄酮类化合物，有机酸类化合物和挥发油等。

【现代研究】药理研究显示，有抑菌，升高白细胞，刺激胃肠蠕动和雌激素样等作用。临床上用于治疗白细胞减少症。

74 木 棉

【别名】木棉根,木绵花。

【医籍记载】《生草药性备要》:(花)"花治痢症,白者更妙。"《岭南采药录》:(根)"煎服治痰火,瘰疬。"

【来源】木棉科植物木棉 *Gossamipinus malabarica* (DC.) Merr.。

【形态特征】大乔木,高可达25m。干和枝有短而大的圆锥形刺,枝平伸。掌状复叶,小叶5~7片,薄革质,矩圆形至椭圆状矩圆形,先端渐尖,基部阔或渐狭;叶柄长8~12cm。花大,红色,直径约12cm,先叶开放,聚生于近枝端;花瓣5瓣,肉质;雄蕊多列,花药合生为5束;子房5室,胚珠多数。蒴果大,矩圆形,木

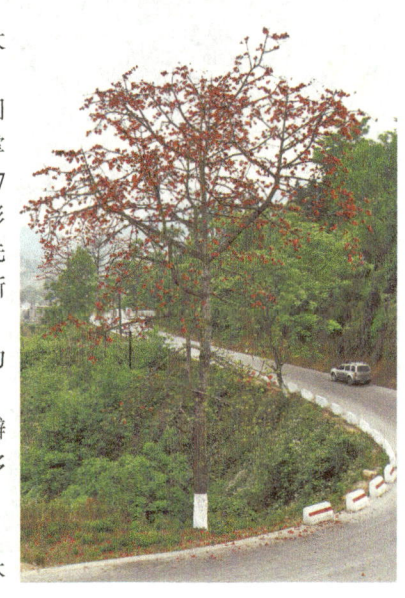

质。种子多数。花期3月，果期5月。

【生境及分布】野生或栽培。喜温暖气候，不耐寒，喜光，耐旱，生长迅速，深根性，抗风力强，以土层深厚、肥沃的酸性、中性壤土栽培为宜。分布于我国华南、西南和台湾等地。

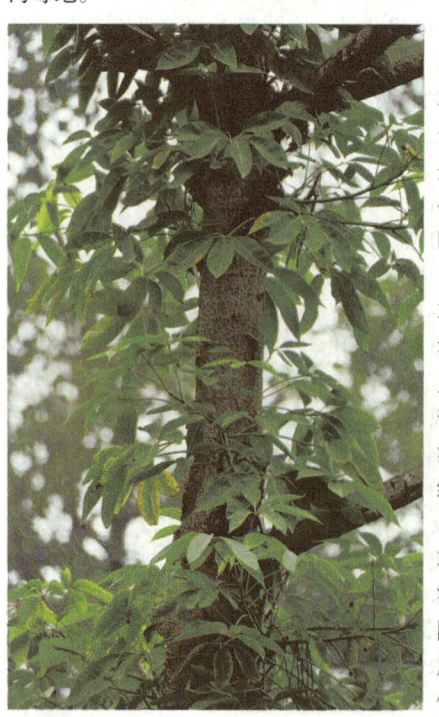

【药用部位及采收】药用花或根。花：秋末采收，阴干备用。根：全年可采，秋冬季采收为佳，洗净，鲜用或晒干备用。

【性能功效】花：味甘，性凉。清热利湿，解毒，止血。根：味微苦，性凉。祛风除湿，清热解毒，散结止痛。

【单方验方】花：1.治湿热泄泻：木棉花、委陵菜各15g，水煎服。2.治痢疾，便下脓血：木棉花、白头翁根各15g,秦皮12g,水煎服。3. 治金创出血：鲜木棉花、鲜小蓟各适量,捣烂外敷患处。

根：1. 治胃痛：木棉根或树皮30g,两面针6g,水煎服。2. 治风湿痹热、关节肿痛：木棉根30~60g,水煎或浸酒服。3. 治跌打损伤：木棉根皮适量,浸酒外搽,或捣烂外敷。

【园艺价值】作为花木、园林绿化植物栽种。春季观红色花。

【主要化学成分】花含水分,蛋白质,碳水化合物等。根含鞣质和木棉胶；根皮含羽扇豆醇等。

【现代研究】药理研究显示,木棉花有保肝作用。根

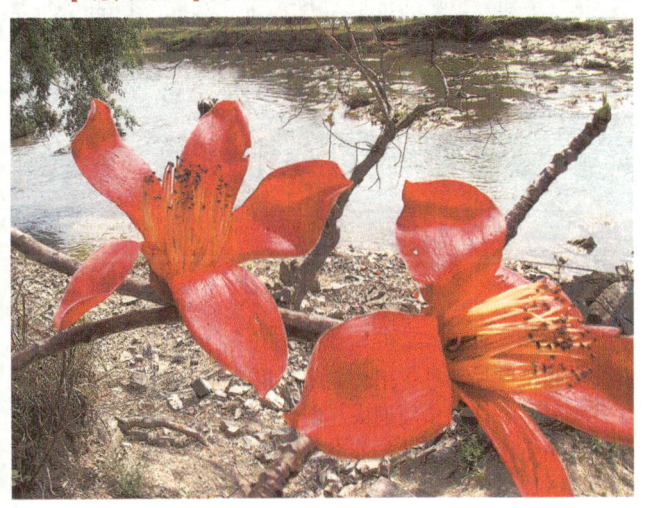

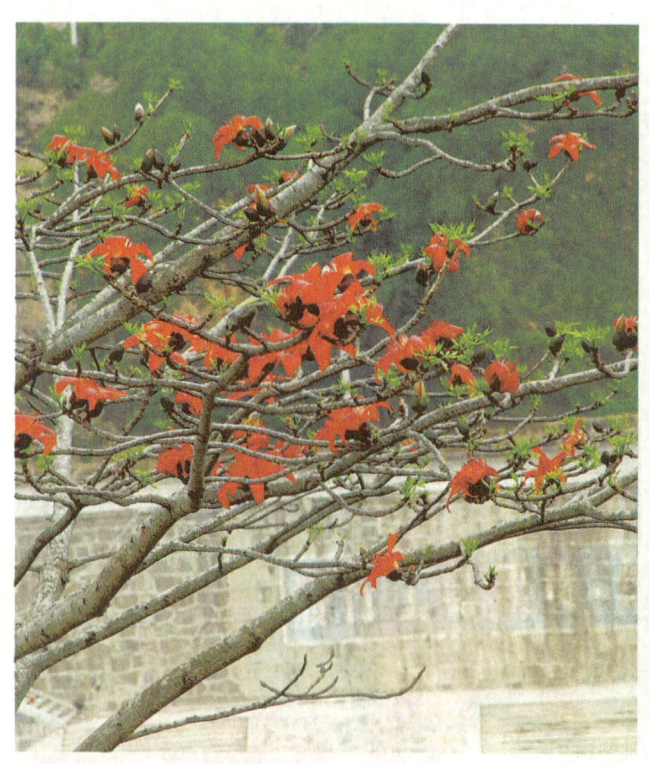

有抗炎和抗肝损伤等作用。临床上花用于治疗急性胃肠炎呕吐、腹泻，急性细菌性痢疾，创伤，疮疡，湿疹和外伤出血等。根用于治疗风湿性关节炎，细菌性痢疾，产后浮肿，淋巴结结核和跌打损伤等。

75 女萎

【别名】蔓楚,木通草,穿山藤。

【医籍记载】《新修本草》:"主风寒洒洒,霍乱泻痢,肠鸣游气上下无常,惊痫,寒热百病,出汗。"

【来源】毛茛科植物女萎 Clematis apiifolia DC.。

【形态特征】落叶攀援藤本。茎近方形,紫色,被白色柔毛。3出复叶对生;小叶卵形,中间小叶较大,上部有时3裂,先端尖,基部圆形,边缘中部以上具2~3缺刻状钝齿,中部以下全缘,两面均被伏短柔毛;叶柄细长。聚伞花序圆锥形;花白色,萼片4片;花瓣无,雄蕊多数;花药较花丝短,黄色;心皮多数。瘦果狭卵圆形。花期8月。

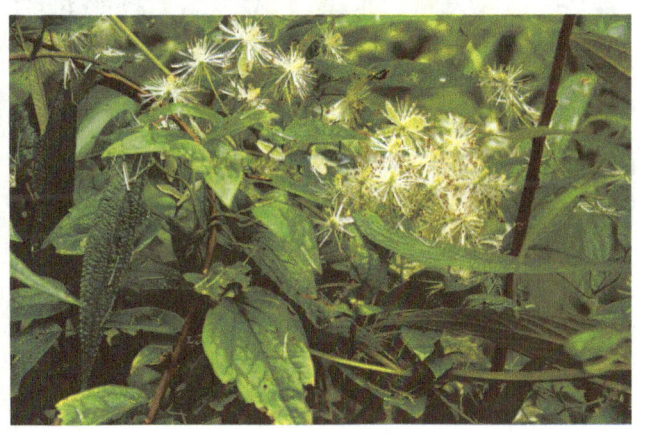

【生境及分布】生于山野,有栽培。分布于湖南、安徽、江苏、浙江、江西、福建、台湾、广东、广西、云南和贵州等地。

【药用部位及采收】药用藤茎。秋季开花时采收带叶藤蔓,扎成小把,晒干备用或随用鲜品。

【性能功效】味辛,性温;有小毒。祛风除湿,温中理气,利尿消食。

【单方验方】1.治筋骨疼痛:女萎藤15g,千斤拔15g,路边荆9g,老钩藤6g,水煎服。2.治小儿大肠虚冷脱肛:女萎100~150g,烧熏下部。3.治乳汁不下:女萎30g,通草

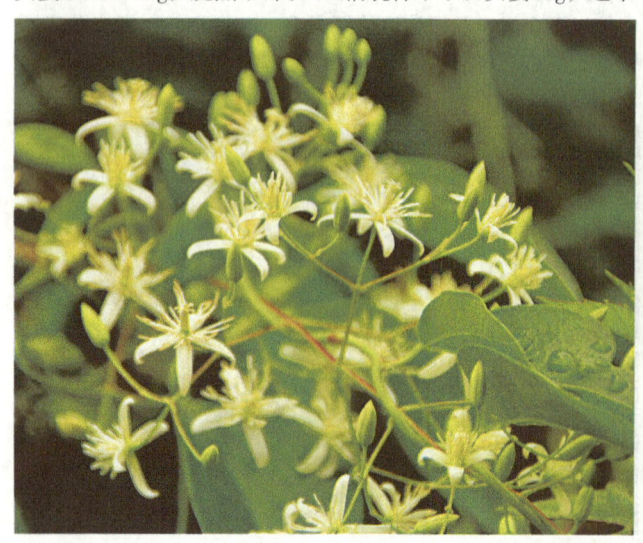

6g，沙参9g，炖猪脚食。4.治漆疮皮肤瘙痒：女萎鲜茎叶适量，加食盐捣烂敷患处，或取茎叶煎汤熏洗患处。

【主要化学成分】根含三萜类，甾醇类及齐墩果酸，β-谷甾醇等。

【现代研究】临床上用于治疗风湿性关节炎，跌打损伤，小儿久泻脱肛，产后乳汁不下和过敏性皮炎瘙痒等。

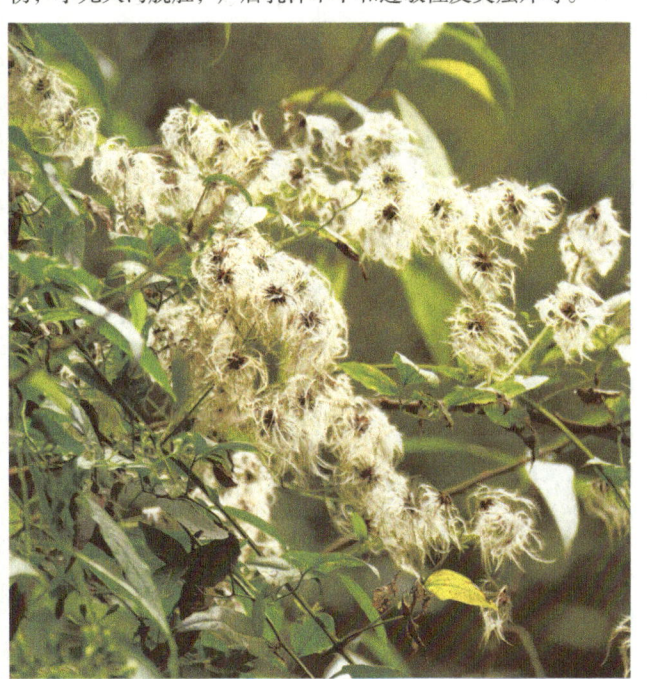

76 威灵仙

【别名】铁脚威灵仙,灵仙。

【医籍记载】《开宝本草》:"主诸风,宣通五脏,去腹内冷气,心膈痰水久积,癥瘕痃癖气块,膀胱蓄脓恶水,腰膝冷痛及疗折伤。久服之,无温疫疟。"

【来源】毛茛科植物威灵仙 Clematis chinensis Osbeck。

【形态特征】落叶藤本,植株干后变黑色。根茎不规则块状,具细纵棱。羽状复叶对生,小叶通常5枚,卵形或卵状披针形,先端渐尖,基部宽楔形至圆形,主脉3条,全缘;茎上部的小叶柄常扭曲攀援。花白色,花萼片4~5片;雄蕊多数,雌蕊心皮4~6片,离生,被毛。瘦果扁卵形。花期7~8月,果期9~10月。

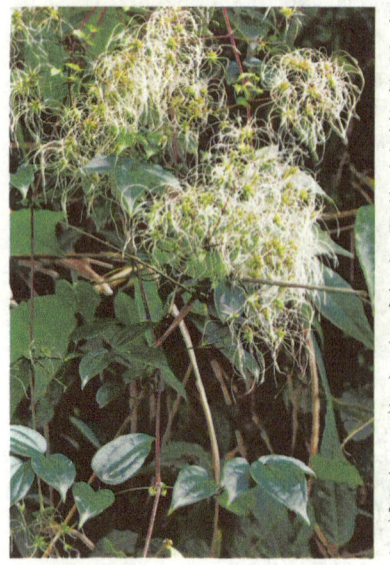

【生境及分布】生于山坡、山谷林中或路旁。喜温暖湿润气候,以含腐殖质的石灰质壤

土栽培为宜。分布我国中南、华南及西南大部分地区。

【药用部位及采收】药用根及根茎。秋季挖出,去净茎叶,洗净泥土晒干或切段晒干备用。

【性能功效】味辛、苦,性温,祛风除湿,通络止痛。

【单方验方】1. 治风湿关节痛:威灵仙、半枫荷各20g,水煎服。2. 治跌打损伤:威灵仙、五花血藤、紫金标各20g,泡酒服。3. 治乳痈:威灵仙、蒲公英各适量,捣烂外敷。4. 治疟疾:鲜威灵仙根少许,捣烂敷列缺穴,发痒除去。

【园艺价值】作为观赏藤蔓栽种,蔓木类。4~6月观白色花。

【主要化学成分】根含原白头翁素,常春藤皂苷元和齐墩果酸等。叶含原白头翁素等。

【现代研究】药理研究显示,威灵仙有镇痛,利胆,增强食道平滑肌蠕动节律,抑制金黄色葡萄球菌,痢疾杆菌等作用。临床上用于治疗风湿性关节炎,癫痫,外伤出血和骨质增生疼痛等。

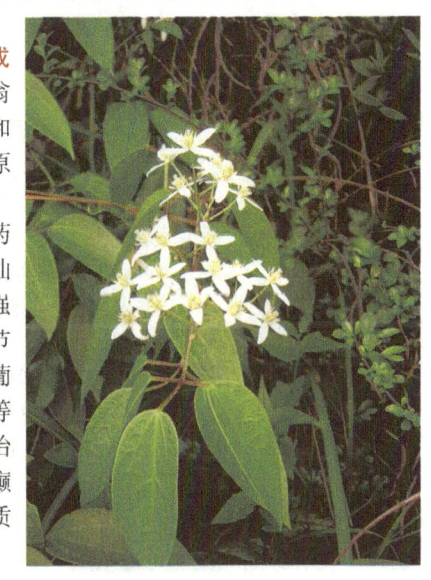

77 八月瓜

【别名】木通，八月札。

【医籍记载】《本经》：（藤茎）"主去恶虫，除脾胃寒热，通利九窍血脉关节，令人不忘。"《本草拾遗》：（果实）"利大小便，宣通，去烦热，食之令人心宽，止渴，下气。"

【来源】木通科植物三叶木通 Akebia trifoliata（Thunb.）Koidz.、白木通 Akebia trifoliata（Thunb.）Koidz. var. australis（Diels）Rehd.。

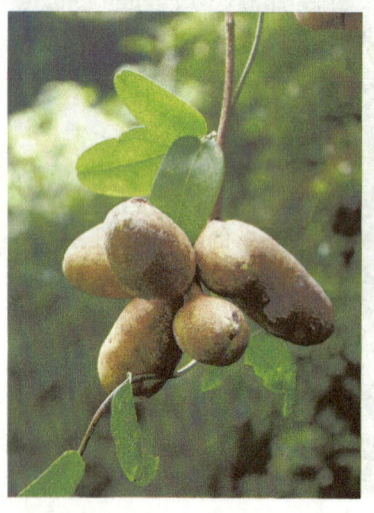

【形态特征】三叶木通：落叶木质缠绕藤本，长3~15m。全株无毛。3出复叶，小叶卵圆形、宽卵形或长卵形，先端钝圆，基部楔形或圆形，边缘浅裂或波状。短总状花序腋生，花单性，雌雄同株；花被3片；雄蕊6枚，雌蕊2~13枚。浆果肉质，长椭圆形。

白木通：落叶或半常绿缠绕灌木，高

6~10m。全株无毛。掌状复叶，小叶3片，卵形或卵状矩圆形，先端圆形，全缘或微波状。花雌雄同株，总状花序腋生；花淡紫红色或淡紫色；雌花1~3朵；雄蕊6枚。蓇葖果，椭圆形或长圆筒形，成熟时紫色。种子矩圆形，暗红色。

【生境及分布】生于山坡路边、沟旁灌丛中或疏林内阴湿处。喜凉爽湿润气候，以含腐殖质或土层深厚的冲积土栽培为宜。分布于我国长江流域各地。

【药用部位及采收】药用果实或藤茎。果实：8~9月果实成熟而未开裂时采摘，用绳串起晾干，忌堆放；或用沸水泡透后晒干备用。藤茎（药名为"木通"）：栽种5~6年后结果，秋冬季割取部分老

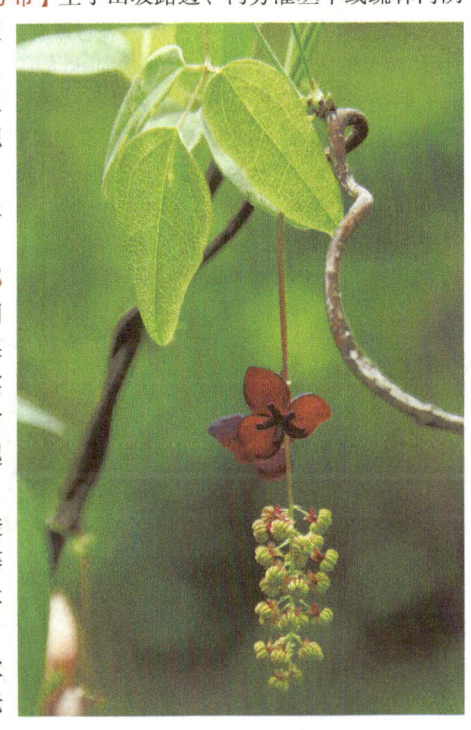

藤，切段或缠绕，晒干或烘干备用。

【性能功效】果实：味苦，性寒。疏肝理气，活血消肿。藤茎：味苦，性凉。利尿通淋，通经下乳。

【单方验方】果实：1．治水肿：八月瓜、冷水花各20g，水煎服。2．治尿路结石：八月瓜30g，苡仁米60g，水煎服。3．治劳伤咳嗽：八月瓜、观音草、羊奶奶各30g，水煎服。4．治烫伤：八月瓜果30g，加水浓煎，取汁外搽。

藤茎：1.治小儿心热面赤、口疮，尿短赤：生地黄、木通、甘草各等份，每次6~9g，竹叶水煎温服。2.治尿血：木通、牛膝、生地、天冬、麦冬、五味子、黄柏、甘草各9g，水煎服。3.治闭经：木通、牛膝、生地黄、延胡索各12g，水煎服。4.治产后乳少：木通、天花粉、甘草各12g，黍米水

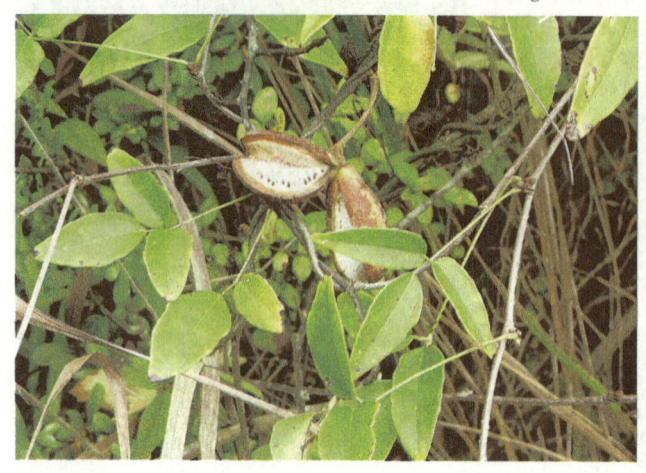

煎，米熟去渣温服。

【药膳】果实成熟时采摘，直接剥皮后生食或烤熟后食。

【园艺价值】作为观赏藤蔓栽种，蔓木类。8~9月观棕黄色果。

【主要化学成分】藤茎含木通苷，水解得到常春藤皂苷元、齐墩果酸、葡萄糖和鼠李糖等。果实含糖类，种子含脂肪油。

【现代研究】药理研究显示，藤茎有利尿，抗菌等作用。果实有利尿，抗菌，抗肿瘤等作用，对小鼠肉瘤S_{180}、肉瘤$_{97}$等有一定抑制作用。临床上用藤茎治疗闭经，痛经，小便赤涩淋痛，心烦，咽喉肿痛，产后乳少，风湿病筋骨疼痛和跌打损伤等。果实用于治疗腹痛，痛经，咳嗽，咽喉肿痛等。

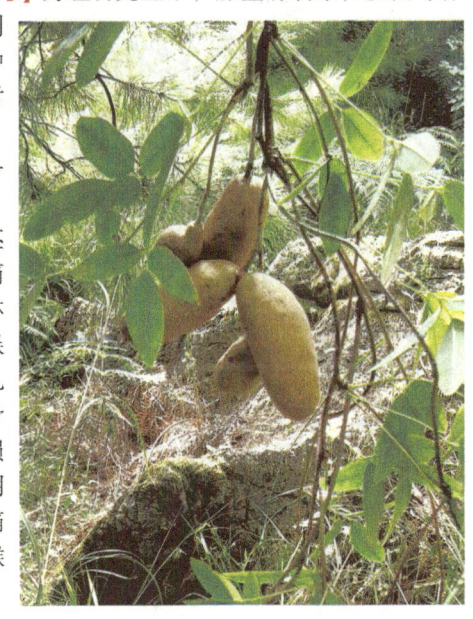

78 大血藤

【别名】红藤,五花血藤。

【医籍记载】《本草图经》:"攻血,治血块。"

【来源】木通科植物大血藤 Sargentodoxa cuneata (Oliv.) Rehd. et Wils.。

【形态特征】落叶藤本,长达9m。茎褐色,有条纹。3出复叶互生;中央小叶菱状卵形,有短柄,先端尖,基部楔形;两侧小叶较中央叶片大,斜卵形,先端尖,基部不对称。总状花序腋生,花单性,雌雄异株;雄花黄色,萼片6片;雌花与雄花同,有退化雌蕊。浆果卵形,种子黑色。

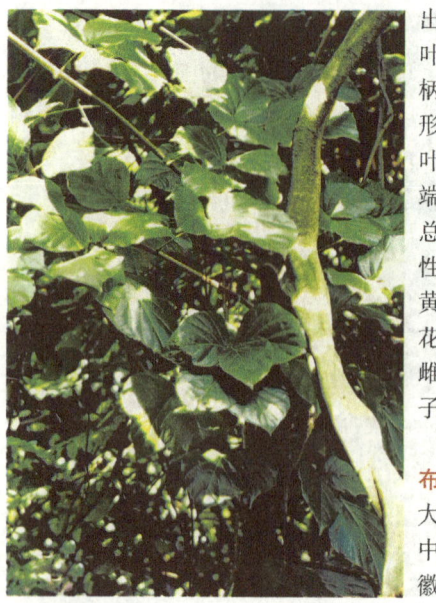

【生境及分布】生于深山疏林,大山沟畔肥沃土壤中。分布于河南、安徽、江苏、浙江、江

西、广东、广西、湖南、湖北、贵州、云南、四川等地。

【药用部位及采收】药用藤茎。8~9月采收,除去枝叶,洗净,切段或切片,晒干备用。

【性能功效】味苦,性凉。祛风除湿,舒筋活血。

【单方验方】1.治风湿痹痛:大血藤、千斤拔、五加皮各50g,水煎兑酒服。2.治跌打损伤:大血藤、铁筷子、黑骨藤各30g,泡酒服。3.治经闭腹痛:大血藤、元宝草各10g,水煎服。4.治蛔虫:大血藤30~50g,水煎服。5.治外伤出血:大血藤适量,研末外敷。

【园艺价值】作为观赏藤蔓栽种,蔓木类。

【主要化学成分】藤茎含大黄素,大黄素甲醚,谷甾

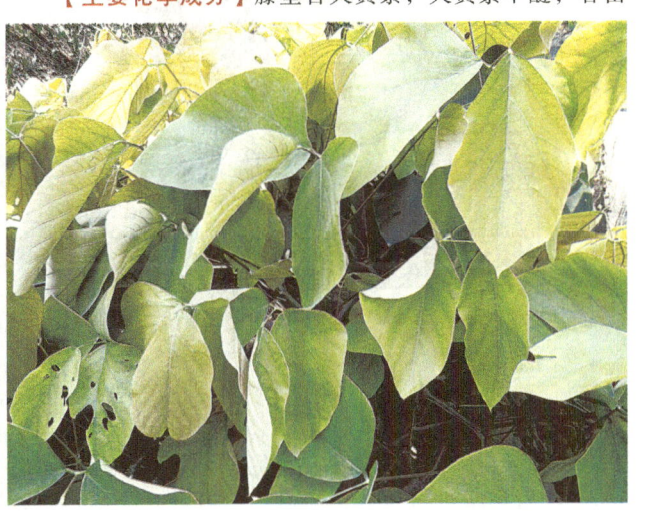

醇，大黄酚，原儿茶酸，胡萝卜苷，硬脂酸，香草酸和红藤多糖等。

【现代研究】药理研究显示，大血藤有抑菌作用，主要针对金黄色葡萄球菌、乙型链球菌等。临床上用于治疗跌打损伤，闭经，外伤出血，蛔虫病和风湿性关节炎肿痛等。

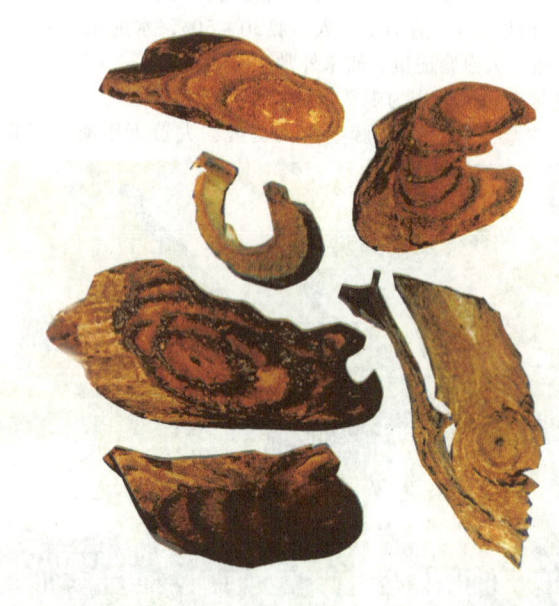

79 连 翘

【别名】连轺。

【医籍记载】《本经》:"主寒热,鼠瘘,瘰疬,痈肿,恶疮,瘿瘤,结热,蛊毒。"

【来源】木犀科植物连翘 Forsythia suspense (Thunb.) Vahl.

【形态特征】落叶灌木,高2~4m。枝开展或伸长,稍带蔓性,常着地生根,小枝稍成四棱形,节间中空。单叶对生,或成为3小叶;叶片卵形、长卵形、广卵形至卵形,先端渐尖,基部阔楔形或圆形,边缘有不整齐锯齿;半革质。花先叶开放,腋生;花萼4深裂,椭圆形;花冠基部管状,上部4裂,金黄色;雄蕊2枚;雌蕊1枚,子房

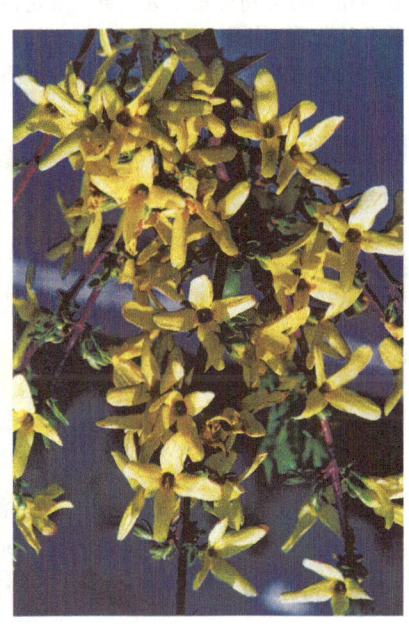

卵圆形。蒴果狭卵形略扁。种子多数。花期3~5月，果期7~8月。

【生境及分布】生于山野荒坡间，各地有栽培。喜温暖湿润、阳光充足气候，适应性强，耐寒，耐贫瘠，腐殖质土、砂质壤土均能栽培。分布于我国多数地区。

【药用部位及采收】药用果实。青翘在9月上旬，果皮呈青色尚未成熟时采收，沸水中烫或煮片刻，取出晒干备用。老翘在10月上旬果实熟透变黄，果壳裂开时采，晒干，筛去种子及杂质，备用。

【性能功效】味苦，性微寒。清热解毒，疏散风热，消痈散结。

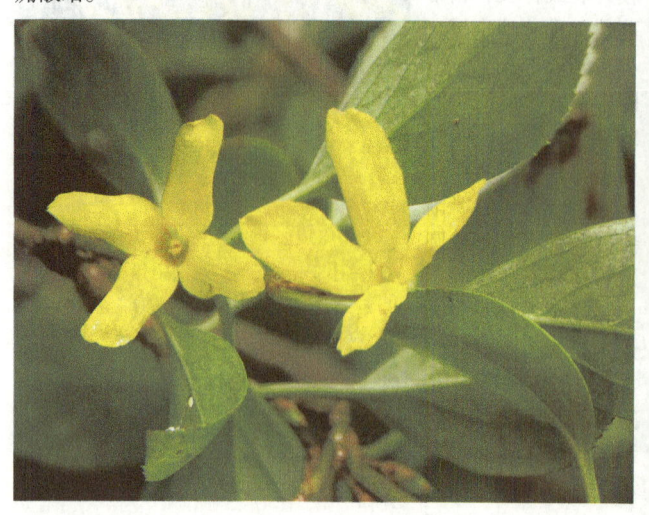

【单方验方】1. 治乳痈肿痛：连翘、野菊花各15g，蒲公英30g，王不留行9g，水煎服。2. 治外感风热发热、咽痛：连翘、金银花各12g，薄荷、牛蒡子、桔梗、淡豆豉、淡竹叶各10g，芦根水煎服。3. 治痈疽肿痛：连翘18g，银花、蒲公英、皂刺各9g，水煎服。4. 治瘰疬结核：连翘15g，浙贝母、玄参、牡蛎各12g，水煎服。

【园艺价值】作为观赏藤木栽种，蔓木类。3～5月观金黄色花。

【主要化学成分】果实含连翘酚，连翘苷，连翘皂元，芸香苷，连翘脂苷，连翘种苷，白桦脂酸，齐墩果酸和熊果酸等。

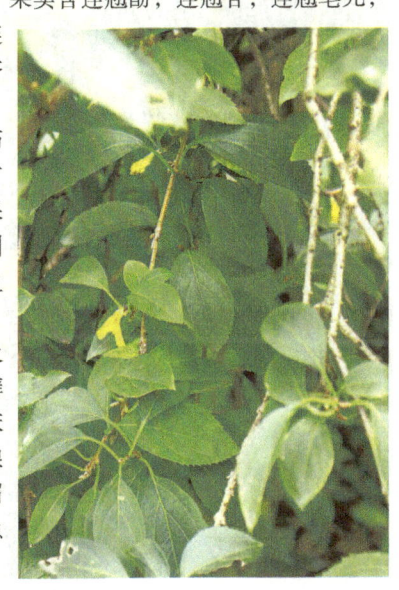

【现代研究】药理研究显示，连翘有解热，镇吐，抗炎，保肝，降压，抗肿瘤，抑制金黄色葡萄球菌、溶血性链球菌、卡他球菌、绿脓杆菌、白喉杆菌及许兰黄癣菌、堇色毛癣菌等真菌的作用。临床上用于治疗急性乳腺炎，肺结核咳嗽，银屑病，烧烫伤，便秘和急性肾炎发热、水肿等。

80　迎春花

【别名】迎春花叶，金腰带，清明花。

【医籍记载】《贵州民间药物》：（花）"解热利尿。"《本草纲目》：（叶）"治肿毒恶疮。"

【来源】木樨科植物迎春花 *Jasminum nudiflorum* Lindl.。

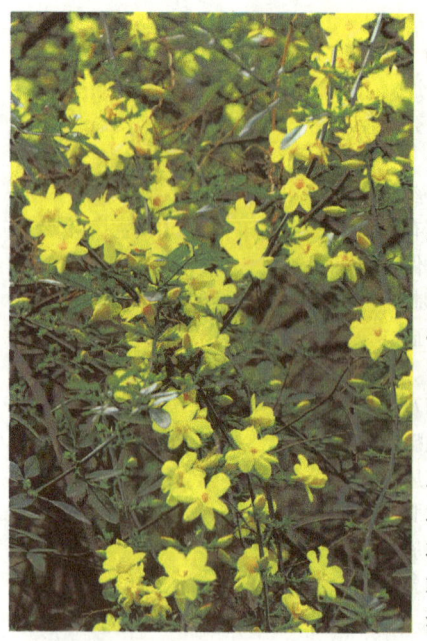

【形态特征】落叶灌木，直立或匍匐成拱形，高3~5m。小枝四棱形，棱上具狭翅。叶对生，小叶3片，基部常具单叶，叶片卵形或长椭圆状卵形，先端锐尖或钝，基部楔形或近圆形，叶缘反卷；叶轴具狭翅。花先叶开放，生于去年小枝腋上；苞片叶状；花萼绿色，钟状，裂片5~6片；花冠淡黄色，向上渐扩大；雄蕊2枚，着生于萼筒内；子房2室。花期2~4月。

【生境及分布】生于灌丛或岩石缝中，有栽培。喜半阴湿润气候，耐寒，耐旱，耐碱，忌涝，以肥沃的壤土栽培为宜。分布于我国南北各地。

【药用部位及采收】药用花，叶。花：2~6月开花时采收，鲜用或晾干备用。叶：夏、秋季采收，鲜用或晒干备用。

【性能功效】花：味苦、微辛，性平。清热解毒，活血消肿。叶：味苦，性寒。清热，解毒，利湿。

【单方验方】花：1. 治小便热痛：迎春花、车前草各15g，水煎服。2. 治臁疮：迎春花适量，研末，香油调敷。3. 治咽喉肿痛：迎春花15g，点地梅、甘草各3g，水煎服。4. 治跌打损伤、刀伤出血：迎春花适量，捣烂外敷患处。

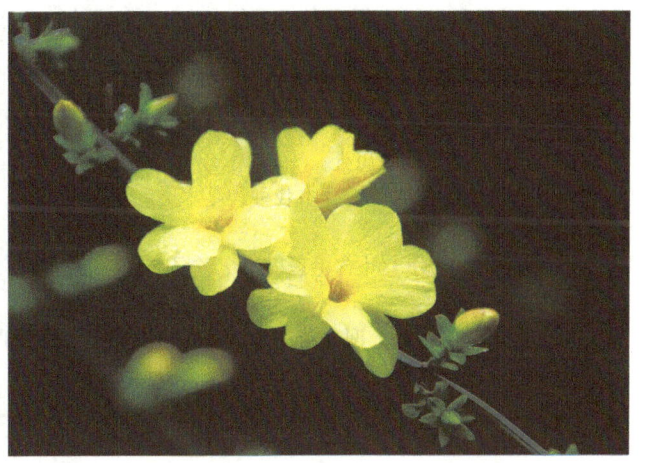

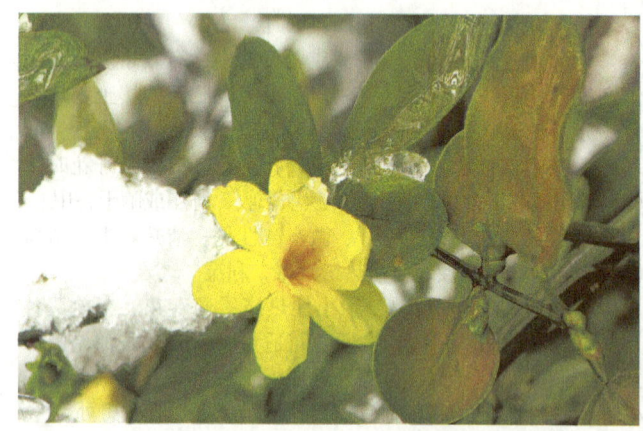

叶：1. 治热淋、小便不利：迎春花茎叶、银花藤、马鞭草、车前草各10g，水煎服。2. 治感冒发热头痛：迎春花叶、水荆芥、车前草各10g，水煎服。3. 治咽痛、口疮：迎春花叶6~10g，水煎含漱又慢咽。4. 治热毒疮痈肿痛：迎春花鲜嫩叶适量，捣烂外敷患处。

【园艺价值】作为观赏藤木栽种，蔓木类。早春时节观黄色花。

【主要化学成分】叶含毛蕊花苷，金石蚕苷和连翘脂苷等。

【现代研究】临床上迎春花用于治疗感冒发热，急性膀胱炎小便急痛，跌打损伤，口腔炎和滴虫性阴道炎等。叶用于治疗感冒发热，急性膀胱炎小便急痛，跌打损伤，恶疮肿毒和滴虫性阴道炎等。

81 女 贞

【别名】女贞子，女贞叶，冬青叶。

【医籍记载】《本经》：（果实）"主补中，安五藏，养精神，除百病。"《本草纲目》：（叶）"除风散血，消肿定痛。"

【来源】木樨科植物女贞 Ligustrum lucidum Ait.。

【形态特征】常绿灌木或乔木，高达25m。树皮灰褐色，枝黄褐色、灰色或紫红色，圆柱形，疏生圆形或长圆形皮孔。单叶对生，叶柄具沟；叶片革质而脆，卵形、宽卵形、椭圆形或卵状披针形，先端锐尖至渐尖，基部圆形或宽楔形。圆锥花序顶生，花近无梗；花萼无毛；花冠裂片反折；雄蕊和花冠裂片略等长；柱头棒状。核果肾形或近肾

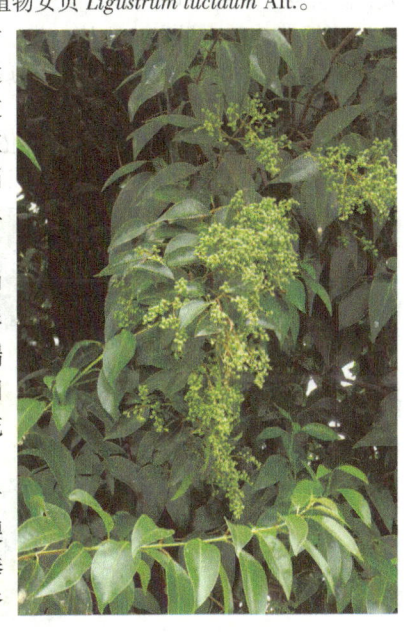

形，深蓝黑色，被白粉。花期5~7月，果期7月至翌年5月。

【生境及分布】生于疏林或密林中，多有栽种。喜温暖湿润气候，喜光耐阴，抗大气污染力较强，以砂质土或黏性壤土栽培为宜。分布于我国长江流域以南和陕西、甘肃等地。

【药用部位及采收】药用果实（药名为"女贞子"）、叶。果实：每年12月果实变黑而有白粉时打下，除去梗、叶及杂质，晒干或置热水中烫过后晒干备用。叶：全年可采收，除去梗、杂质，晒干备用。

【性能功效】果实：味甘、苦，性凉。滋补肝肾，明目。叶：味苦，性凉。清热明目，解毒散瘀，消肿止咳。

【单方验方】果实：1. 治脱发：女贞子、何首乌、菟丝子、当归各10g，水煎服。2. 治体倦、多汗、失眠：女贞子、旱莲草、地骨皮各15~30g，水煎服。3. 治风热红眼：

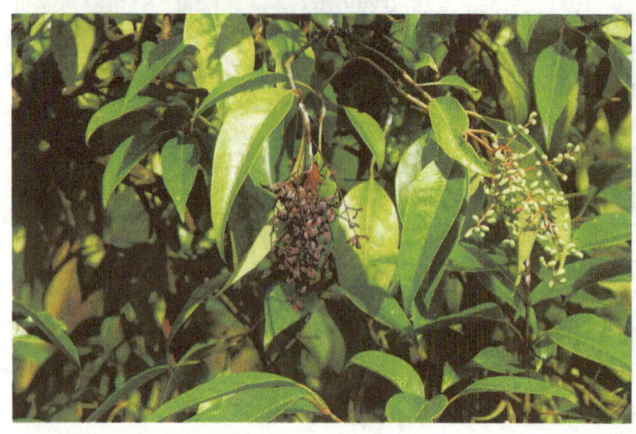

鲜女贞子适量，捣烂取汁熬膏，外用点眼。4. 治口疮：女贞子9g，金银花12g，水煎服。

叶：1. 治水火烫伤：女贞叶15g，虎杖30g，研细末，菜油或香油调敷。2. 治牙痛：冬青叶15g，玄参、麦冬各9g，水煎服。3. 治风热赤眼：黄连100g，冬青叶200g，水浸3个日夜，熬膏，点眼。4. 治口疮舌肿：女贞鲜叶适量，捣烂取汁，含浸吐涎。

【药膳】果实采后晾干或晒干，开水泡，饮服。

【园艺价值】作为行道树栽种，乔木类。4~5月观白色花。11~12月观黑色果实。

【主要化学成分】果实含齐墩果酸，乙酰齐墩果酸，女贞子酸，女贞子苷，熊果酸，β-谷甾醇，甘露醇，槲皮素，女贞子多糖，氨基酸，挥发油以及铜、铁、锌、锰等。叶含齐墩果酸，对羟基苯乙酸，大波斯菊苷，木樨草素-7-葡萄糖苷，熊果酸和丁香苷等。

【现代研究】药理研究显示，女贞果实有明显抑制金黄色葡萄球菌、福氏痢疾杆菌、伤寒杆菌、绿脓杆菌和大肠杆菌，还有抗炎，调节机体免疫功能，增强细胞免疫，抑制变态反应，降血脂，预防和显著抑制动脉粥样硬化和降血糖等作用。叶有改善心肌缺血，镇咳，抗惊厥，抗菌和抗炎等作用。临床上果实用于治疗顽固性失眠，慢性萎缩性胃炎，高脂血症，冠心病，口腔溃疡，急性结合膜炎红肿及神经衰弱失眠等。叶用于治疗白癜风，烧烫伤，高脂血症，口腔溃疡，急性结合膜炎红肿，牙痛，肺炎咳嗽，细菌性痢疾和皮肤疮疡等。

82 盐肤木

【别名】盐肤子。

【医籍记载】《本草纲目》："生津降火，化痰，润肺滋肾，消毒，止痢收汗。"

【来源】漆树科植物盐肤木 Rhus chinensis Mill.。

【形态特征】

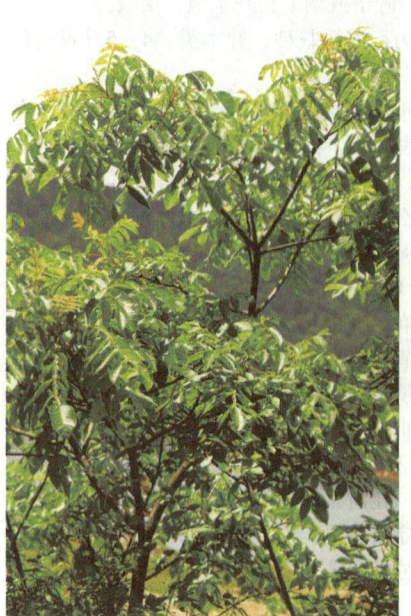

落叶灌木或小乔木，高2~8m。单数羽状复叶互生，具小叶7~13片，总叶柄和叶轴有显著的翅，小叶无柄，卵形至卵状椭圆形，先端短尖或急尖，基部圆形或楔形，边缘有粗锯齿。圆锥花序顶生；萼片5片；花瓣5瓣，白色。核果近扁圆形，橙红色，密生细短毛。花期8~9月，果熟期10月。

【生境及分布】

生于山坡灌木丛中，

分布于我国江南地区。

【**药用部位及采收**】药用根、果。根：全年可采，鲜用或切片晒干备用。果实：10月采收成熟的果实，鲜用或晒干备用。

【**性能功效**】根：微酸、咸，性平。祛风湿，利水消肿，活血。果实：味咸，性平。生津敛肺，涩肠，止血止痢。

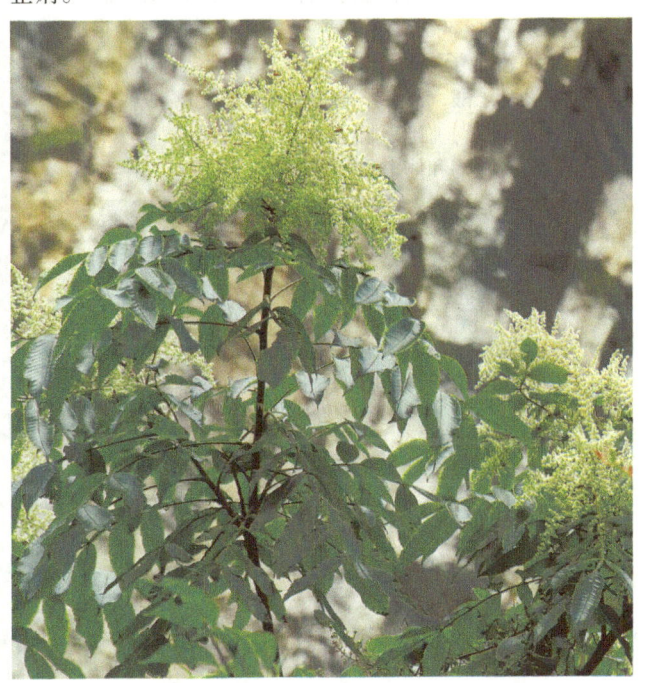

【单方验方】1. 治盗汗：盐肤木、豇豆子、夜寒舒各20g，水煎服。2. 治痢疾腹泻：盐肤木、三颗针各20g，水煎服。3. 治咳痰带血：盐肤木、羊奶奶根各20g，水煎服。4. 治白口疮：盐肤木、水杨梅叶各10g，水煎含漱。5. 治年久顽痹：盐肤木、王不留行各适量，焙干研末，麻油调涂。

【园艺价值】作为行道树栽种，乔木类。8~9月观白色花。

【主要化学成分】果实含鞣质，枸橼酸，苹果酸，酒石酸，游离没食子酸及脂肪，树脂，淀粉，有机酸，黄酮苷等。根含没食子酸，没食子酸乙酯，水黄皮黄素等。

【现代研究】临床上盐肤木用于治疗感冒咳嗽，支气管炎咯血，肠炎腹泻和体虚盗汗等。

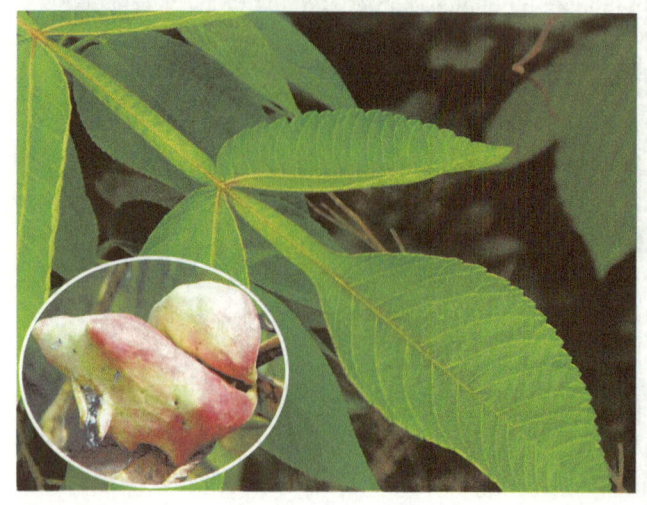

83 干 漆

【别名】生漆。

【医籍记载】《本经》:"(干漆)主绝伤,续筋骨,五缓六急,风寒湿痹。"

【来源】漆树科植物漆树 *Toxicodendron vernicifluum* (Stokes) F. A. Barkl.。

【形态特征】落叶乔木,高达20m。树皮幼时灰白色,平滑,老则深灰色,粗糙;冬芽生枝顶。奇数羽状复叶,螺旋状互生,小叶11~15片,叶片卵形或长方卵形,先端长尖,基部阔楔形或不整齐圆形,全缘。圆锥花序;花小,单性异株,黄绿色;花萼裂片阔卵形;花瓣5瓣;雄蕊5枚;子房球形,柱头3裂。核果大,偏斜,果核坚硬,压扁状。

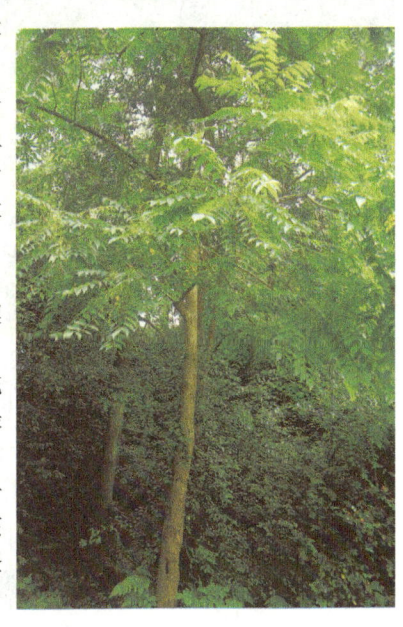

【生境及分布】生于海拔800~2000m的向阳山坡林内，亦有栽培。分布于我国华北、华东、中南、西南和台湾等地。

【药用部位及采收】药用新鲜或干燥树脂。割伤漆树树皮，收集自行流出的树脂为生漆，干燥后凝结成块状为干漆。

【性能功效】生漆：味辛、性温；有大毒。杀虫。干漆：味辛、性温；有毒。活血祛瘀，消积杀虫。

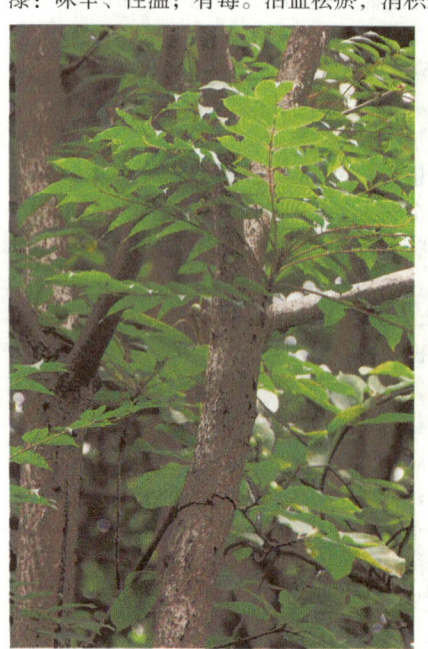

【单方验方】生漆：1.治钩虫病：生漆用饭包如黄豆大，每次吞服1粒。2.治水蛊：生漆500g，锅内熔化，麻布绞去渣，复入锅内熬干，雄黄500g，共研为末，醋糊为丸如梧子大，每服2g（4分），麦芽煎汤送服。

干漆：1.治小儿疳积：干漆、使君子、陈皮各5~6g，水煎服。2.治妇人闭经，小腹痞满疼痛：干漆、当归、牛膝各12g,水煎服。

【主要化学成分】生漆含粗漆酚,虫胶酶,树胶及甘露醇等。干漆含漆酚,少量氢化漆酚,漆树蓝蛋白,虫漆酶,鞣质及树胶等。

【现代研究】药理研究显示,干漆对平滑肌有解痉作用,还有收缩血管、升高血压、散大瞳孔、抑制肾上腺素等作用,大剂量抑制心脏、使血压下降、瞳孔缩小、麻痹中枢神经系统;干漆炭能缩短出血和凝血时间。漆酚能引起过敏性皮炎。临床上用于治疗闭经和肠道寄生虫病等。

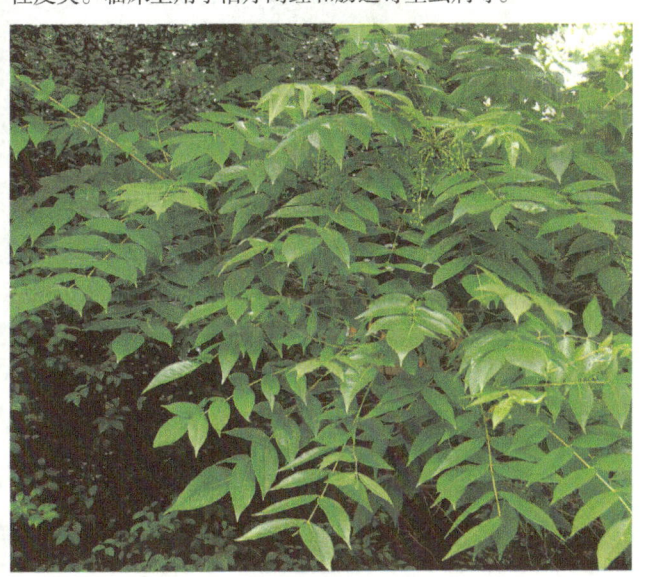

84 紫薇

【别名】痒痒树，紫薇花。

【医籍记载】《滇南本草》："治产后血崩不止，血隔癥瘕，崩中，带下淋漓，疥癞癣疮。"

【来源】千屈菜科植物紫薇 Lagerstroemia indica L.。

【形态特征】落叶灌木或小乔木，高可达6m。枝条光滑，幼枝具四棱。叶对生，上部互生，近于无柄；叶片倒卵形、椭圆形或长椭圆形，长3~7cm，宽2~4cm，先端钝或尖，基部阔楔形或圆形，全缘。圆锥花序顶生，萼下部筒状，顶端6裂；花瓣6瓣，圆形，紫色，边缘皱曲；雄蕊36~42枚；雌蕊1枚。蒴果圆球形。

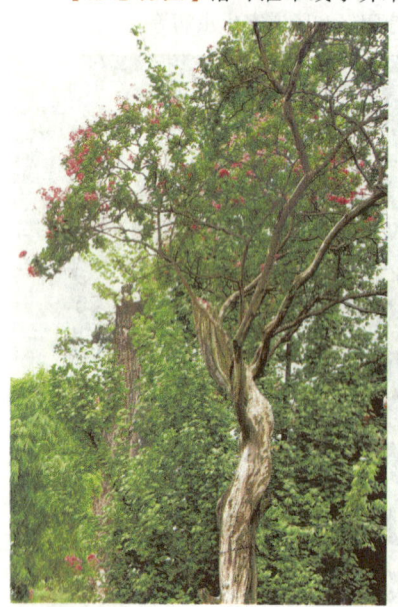

【生境及分布】生于潮湿山地林中、路旁及村落附近。喜生于阴凉肥沃的土

壤。分布于贵州及云南、四川、湖南、湖北等地。

【药用部位及采收】药用根、叶、花。根：全年可采挖，洗净，切片，晒干备用或鲜用。叶：春夏季采挖，洗净，鲜用或晒干备用。花：5～8月采花，晒干备用。

【性能功效】根：味苦，性微寒。清热利湿，活血止痛，止血。叶：味苦、涩，性寒。清热解毒，利湿止血。花：苦、酸，性寒。清热解毒，活血止血。

【单方验方】根：1．治产后流血不止：紫薇树根皮、益母草、荠菜各15g，水煎服。2．治疥癣、皮肤瘙痒：紫薇树根皮研末，取适量醋调敷患处。3．治带下：紫薇树根皮、胭脂花根、白鸡冠花各15g，水煎服。

叶：1．治无名肿毒：紫薇树树皮研末，适量酒调敷患处。2．治创伤出血：紫薇叶30g，人发煅灰4.5g，研末外

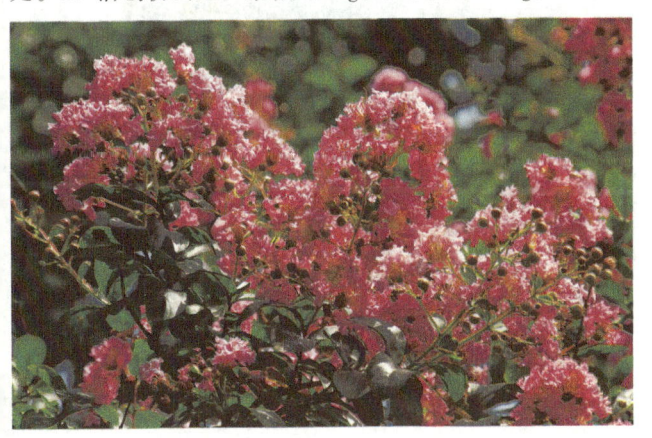

敷伤处。

花：1. 治风丹皮肤红痒：紫薇花30g，水煎后煮甜酒吃。2. 治肺痨咯血：紫薇花、鱼腥草各等量，研末，每次服9g，白茅根煎汤送服。

【园艺价值】作为行道树栽种，乔木类。7~8月观红色或粉红色花。

【主要化学成分】植株含德卡明碱，德新宁碱，印车前明碱和紫薇碱等。根含谷甾醇。叶含紫薇醛，鞣花酸。种子油中含脂肪酸，β-谷甾醇等。

【现代研究】药理研究显示，紫薇叶有抗细菌，抗真菌的作用。临床上用于治疗产后子宫收缩不良致出血不止，疥疮，皮肤真菌感染，妇女带下病，无名肿痛和过敏性皮炎等。

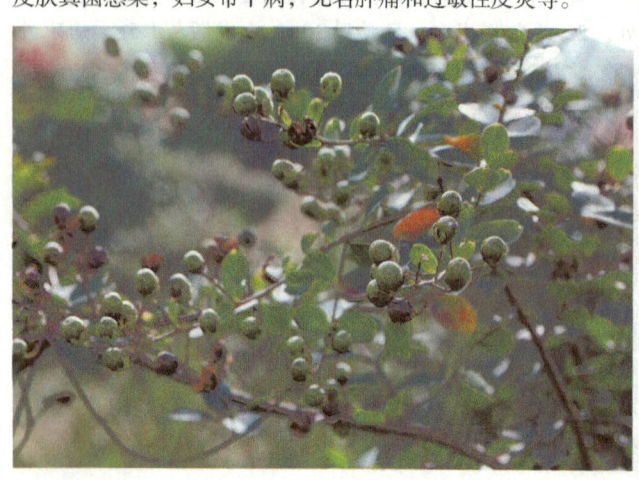

85　栀　子

【别名】栀子花，山栀花。

【医籍记载】《本经》：（果实）"主五内邪气，胃中热气，面赤，酒疱齇鼻，白癞，赤癞，疮疡。"《本草纲目》：（花）"悦颜色，《千金翼》面膏用之。"《分类草药性》：（根）"治妇女血气不和。"

【来源】茜草科植物栀子 *Gardenia jasminoides* Ellis。

【形态特征】常绿灌木，高0.5～2m。幼枝有细毛。叶对生或三叶轮生，革质，叶片长圆状披针形或卵状披针形，先端渐尖或短渐尖，基部楔形，全缘，有短柄；托叶膜质。花单生于枝端或叶腋，大型，白色，气味极香；花冠旋卷，高脚杯状；雄蕊6枚，花药线形；子房下位，1室。果倒卵形或长椭圆形，成熟时黄色，有翅状纵棱5～8条。花期5～7月，果期8～11月。

【生境及分布】生于低山温暖的疏林中及向阳荒坡。喜温暖湿润气候，较耐旱，忌积水；栽培者幼苗期遮阴，在土层深厚、疏松肥沃、排水性好的酸性土壤中生长良好。分布于我国长江流域以南大多数地区。

【药用部位及采收】药用果实、花和根。果实：10月中下旬，果皮由绿转黄时采收，除去果柄，微蒸，取出晒干或烘干备用。花：6～7月采摘，鲜用或晾干备用。根：全年可采收，洗净，鲜用或切片晒干备用。

【性能功效】果实：味苦，性寒。清热解毒，清热利湿,凉血消肿。花:味苦,性寒。清肺止咳,凉血止血。根:味苦,性寒。清热利湿,凉血止血。

【单方验方】果实:1.治疗温热病热扰心烦郁闷、不眠:栀子15g,淡豆豉10g,水煎服。2.治高热烦躁,神昏谵语:栀子、黄芩、黄柏各6~10g,黄连3~5g,水煎服。3.治湿热黄疸、发热或小便短赤:茵陈30g,栀子、大黄各10g,水煎服。4.治跌打损伤:栀子1~2个,研末外敷;栀子、红花各6g,丹参10g,水煎服。

花:1.治伤风感冒、发热咳嗽:栀子花3朵,蜂蜜适量,水煎服。2.治鼻出血不止:栀子花数片,焙干,研末,吹鼻或纱布裹药末塞鼻。

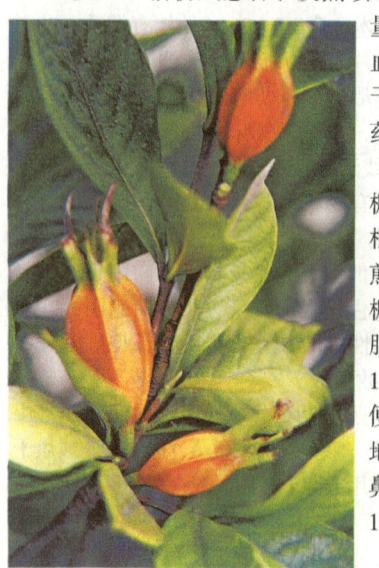

根:1.治牙痛:栀子根30g,臭茉莉根、石仙桃各15g,水煎服。2.治赤白痢疾:栀子根30~60g,冰糖炖服。3.治黄疸:栀子根15~60g,水煎服。4.治便血:鲜栀子根30g,黑地榆9g,水煎服。5.治鼻衄:栀子根30g,白芍15g,水煎服。

【园艺价值】做地

栽、盆栽或配景栽培，绿叶、白花、橘黄色果均可观赏。

【主要化学成分】果实含栀子苷，山栀子苷，都桷子苷，栀子糖苷，都桷子素-1-龙胆双糖苷，栀子素，栀子酸，微量藏红花素，芸香苷和挥发油等。花含栀子花酸A、B和栀子酸等。根茎含D-甘露醇，齐墩果酸和豆甾醇等。

【现代研究】药理研究显示，栀子果实有利胆，促进胰腺分泌，抑制金黄色葡萄球菌、脑膜炎双球菌、卡他球菌和多种皮肤真菌，解热，镇静，镇痛，降压，止血，抗炎和加速软组织愈合等作用。临床上果实用于治疗急性传染病发热、神昏，

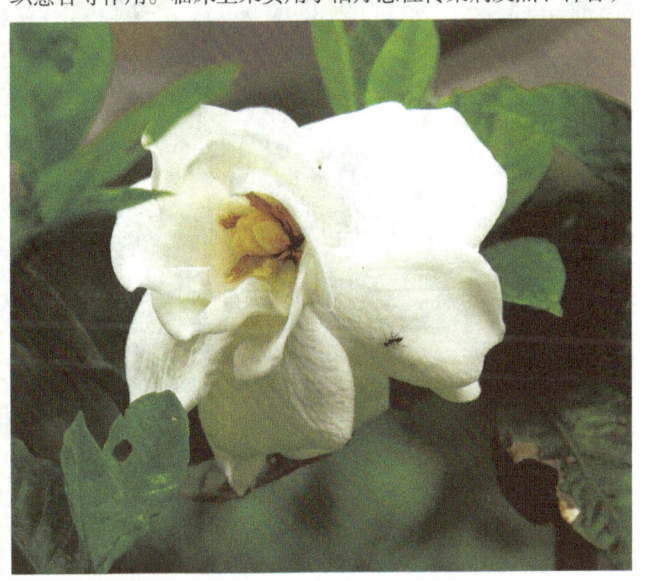

皮肤化脓性感染肿痛,黄疸型肝炎,急性泌尿道感染小便淋漓和跌打损伤肿痛等。花用于治疗感冒发热,支气管炎咳嗽和鼻出血等。根用于治疗黄疸型肝炎,细菌性痢疾,胆囊炎,感冒高热,吐血,尿路感染,乳腺炎,牙痛和跌打损伤等。

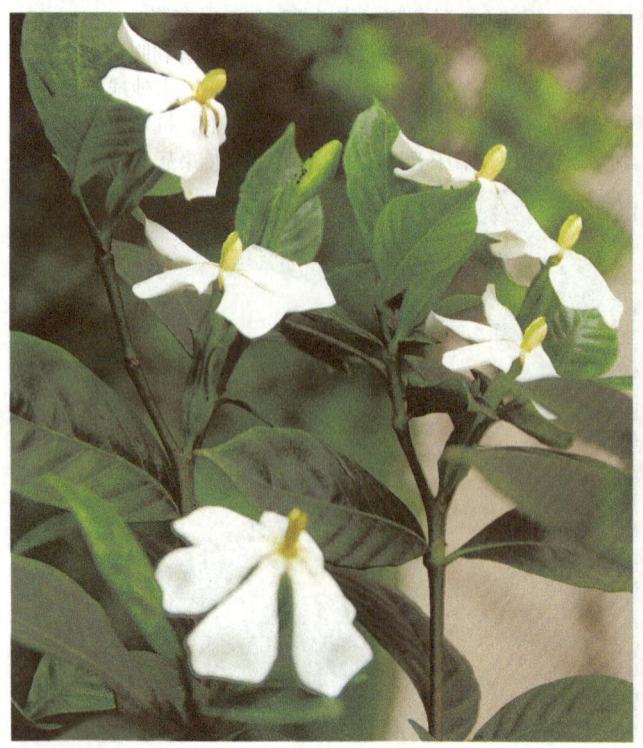

86 玉叶金花

【别名】白蝴蝶,山甘草。

【医籍记载】《全国中草药汇编》:"清热解暑,凉血解毒。"

【来源】茜草科植物玉叶金花 Mussaenda pubescens Ait. f.。

【形态特征】藤状小灌木。单叶互生,卵状矩圆形或椭圆状披外形,先端渐尖,基部短尖,边全缘。聚伞状伞房花序,密集多花,着生枝顶;花黄色,无柄;花萼钟形,裂片5片,条形,其中常有1片扩大呈白色叶状,阔卵形或圆形。浆果椭圆形,聚集成团。

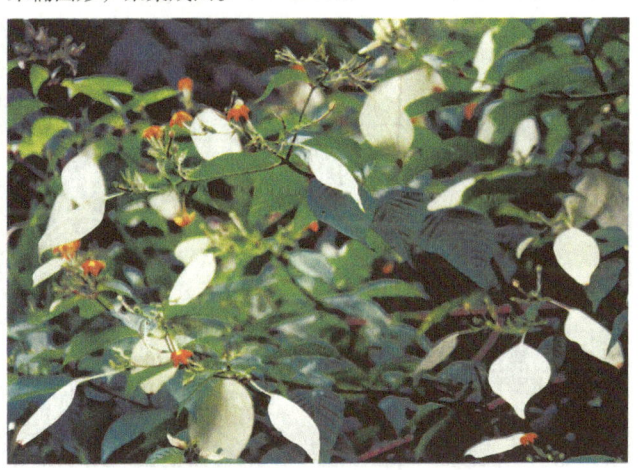

【生境及分布】生于较阴的山坡、沟谷、溪旁和灌丛中。喜疏松土壤和向阳环境。分布于我国东部、南部和西南多数地区。

【药用部位及采收】药用茎叶。夏季采收，洗净，晒干备用。

【性能功效】味甘、微苦，性凉。清热利湿，解毒消肿。

【单方验方】1．治感冒，预防中暑：玉叶金花（茎、叶）60~90g，黄荆叶30~45g，水煎分次服。2．治咳嗽、痰多：玉叶金花15g，福建胡颓子9g，水煎服。3．治腹痛吐泻：鲜玉叶金花（茎、叶）30~60g，水煎服。4．治湿热小便淋漓：玉叶金花30g，银花藤60g，车前子30g，水煎服。

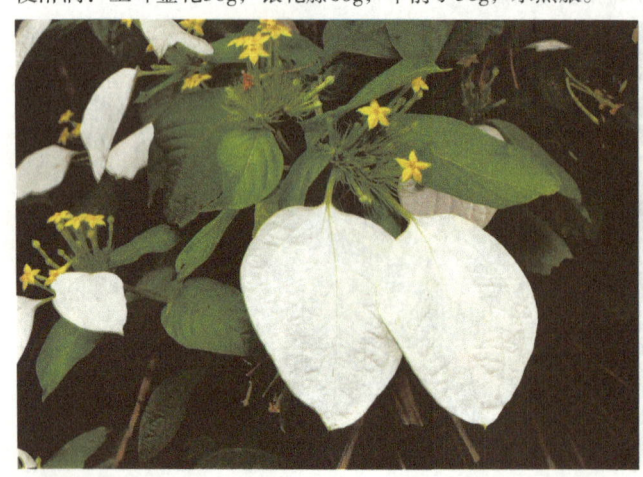

【园艺价值】作为花木栽种,观花类。

【主要化学成分】花含有皂苷类,玉叶金花苷,豆甾醇,熊果酸,咖啡酸等。叶中含有酚类,氨基酸,有机酸和糖类等。

【现代研究】药理研究显示,玉叶金花茎叶对小鼠有不同程度的抗早孕作用。临床上用于治疗流行性感冒,中暑,咽喉炎,胃肠炎和支气管炎等。

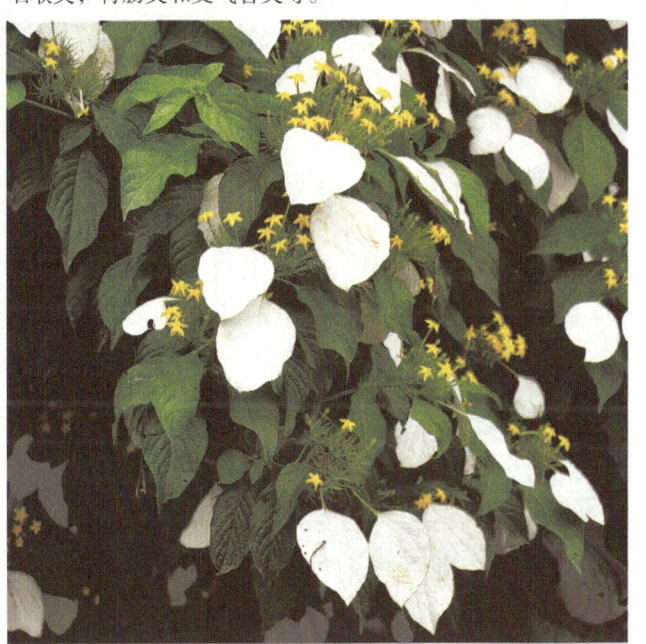

87 六月雪

【别名】白马骨,千年矮。

【医籍记载】《生草药性备要》:"治伤寒,中暑,发狂乱语,火症,亦退身热。"

【来源】茜草科植物六月雪 Serissa japonica (Thunb.) Thunb.。

【形态特征】落叶小灌木,高30~100cm。枝粗壮,灰色。叶对生,有短柄;托叶膜质;叶片狭卵形或狭椭圆状倒披针形,先端短尖,基部渐狭,全缘,两面无毛或下面被疏毛。花无梗,生于小枝顶端或近顶部叶腋,苞片1片,白色膜质;萼片5裂,三角形;花冠管状,白色;雄蕊5枚;雌蕊1枚,子房下位，5棱。核果近球形，有2个分核。花期4～6月，果期9～11月。

【生境及分布】生于山野、路旁或灌木林下。喜温暖湿润气候，不耐严寒，栽种要求用肥沃的砂质壤土。分布于我国中南部各地。

【药用部位及采收】药用全株。4～6月采收茎叶，秋季挖根，洗净，切段，晒干备用。

【性能功效】味淡，性平。清热利湿，凉血解毒。

【单方验方】

1. 治疖腮肿痛：六月雪根15～30g，板蓝根15g，水煎服。
2. 治时行感冒：六月雪、千里光、土牛膝、白茅根各15g，留兰香3g，水煎，分2次服，每日1剂。
3. 治牙龈肿痛：六月雪20g，水煎含漱。
4. 治痛经，带下：六月雪、杠板归各30g，水煎服。

【园艺价值】可做绿篱栽培。

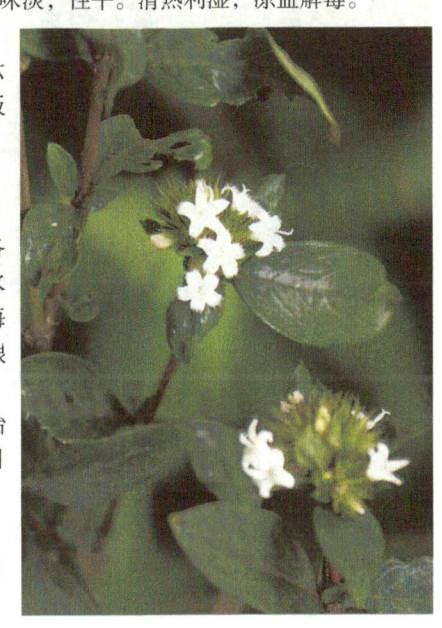

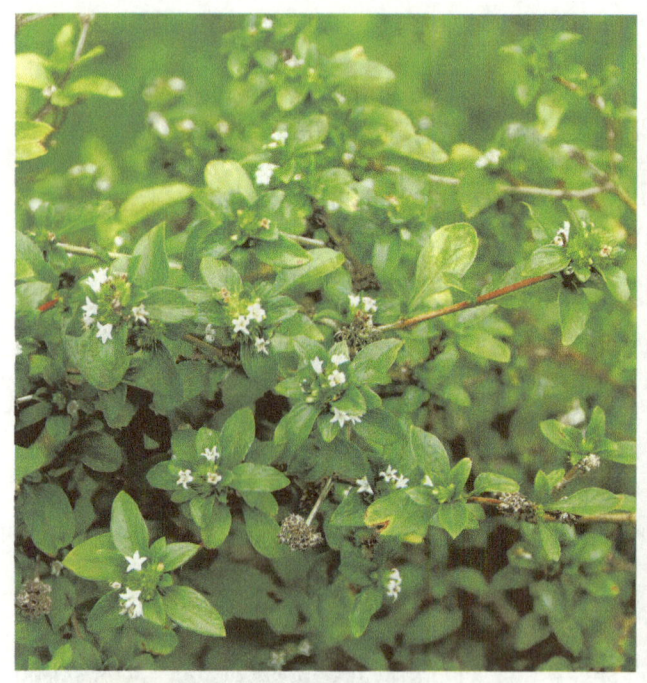

【主要化学成分】根含皂苷。全株含齐墩果酸,齐墩果酸乙酰化物及 β-谷甾醇等。

【现代研究】药理研究显示,六月雪有抗炎,抑制葡萄球菌等作用。临床上用于治疗流行性腮腺炎,流行性感冒,急性黄疸型传染性肝炎,肠炎,牙周炎,牙龈炎,冠周炎,牙髓炎,急性角膜炎和角膜翳等。

88 钩 藤

【别名】嫩钩藤，双钩藤。

【医籍记载】《名医别录》："主小儿寒热，惊痫。"

【来源】茜草科植物钩藤 *Uncaria rhynchophylla* (Miq.) Miq. ex Havil 以及同属近缘多种植物。

【形态特征】

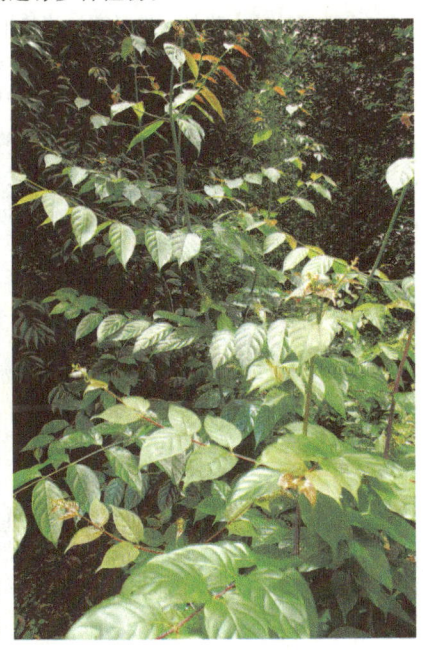

常绿木质藤本，长达10m。小枝四方形，光滑；叶腋有变态枝呈钩状，成对对生或单生，向下弯曲，先端尖。叶对生，具短柄；托叶2深裂；叶片卵状披针形或椭圆形，先端渐尖，基部渐狭或圆形，全缘，上面光亮，下面略呈粉白色。头状花序单个腋生或顶生，花萼下部管状，先端5裂；花冠黄色，管状；雄蕊5

枚；子房下位。蒴果倒卵状椭圆形。种子两端有翅。

【生境及分布】生于山野、林缘、路旁。喜温暖湿润气候，不耐严寒，以土层深厚、疏松、肥沃、富含腐殖质的砂质壤土栽培为宜。分布于我国华东、华南和西南等地。

【药用部位及采收】药用带钩茎枝或根。栽后3～4年采收，春季发芽前或秋后嫩枝长老后，剪下带钩枝茎，再切成3cm左右长的节段，晒干或蒸后晒干备用。

【性能功效】味甘，性微寒。清热平肝，活血通络。

【单方验方】1. 治失眠神昏惊悸：钩藤30g，石菖蒲10g，水煎服。2. 治半身不遂：钩藤200g，五加皮、枫荷梨

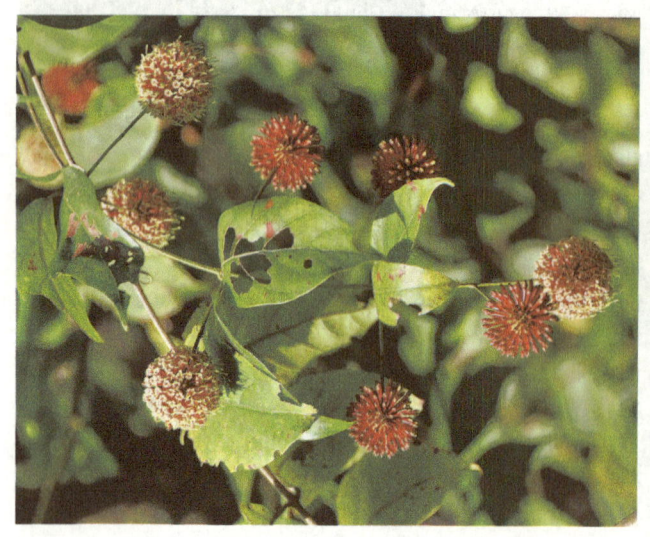

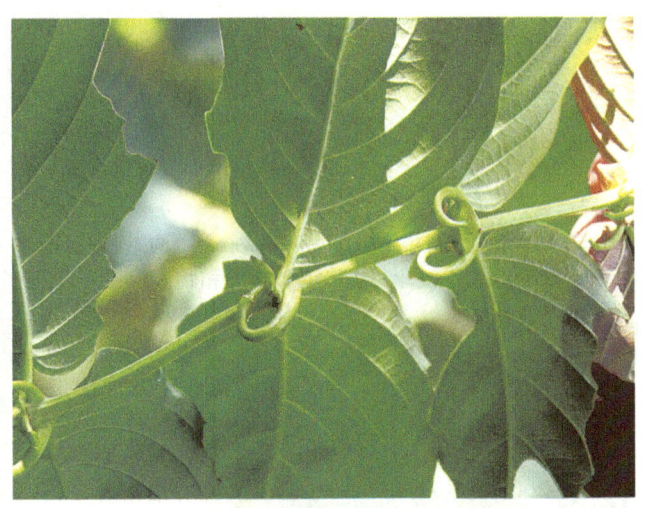

各100g，煎水炖老鸭吃。3．治跌打损伤：钩藤根50～100g，酒水各半煎服。4．治小儿高热惊厥：钩藤、竹叶15g，蝉蜕5～6g，水煎服。

【园艺价值】作为观赏藤木栽种，蔓木类。

【主要化学成分】带钩茎枝含钩藤碱、柯楠因碱、柯诺辛因碱、异柯诺辛因碱和卡丹宾碱等，还含金丝桃苷和鞣质等。

【现代研究】药理研究显示，钩藤有明显镇静，扩张血管，减少外周阻力，降低平均动脉压，降低心肌耗氧量，刺激免疫系统及肝脏保护等作用。临床上用于治疗高血压病，偏头痛，链霉素反应及小儿夜啼等。

89　苦杏仁

【别名】杏仁，杏核仁。

【医籍记载】《本经》："主咳逆上气，雷鸣喉痹，下气。"

【来源】蔷薇科植物杏 Prunus armeniaca L. 以及同属近缘植物。

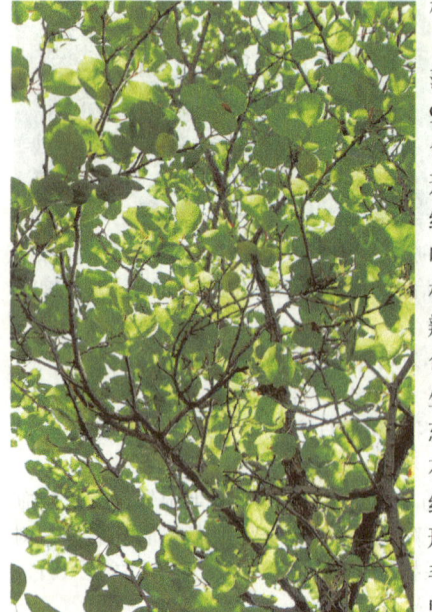

【形态特征】落叶乔木，高 4～9 m。树皮暗红棕色。叶互生；卵圆形，先端渐尖，边缘有细锯齿。花先叶开放，单生于小枝端，花萼5裂；花瓣5瓣，白色或粉红色；雄蕊多数，着生于萼筒边缘；雌蕊1枚，子房1室，花柱光滑。核果黄红色，心脏卵圆形，略扁，微被茸毛；核近于光滑，坚硬，扁心形；内有种子1粒。花期3~4月,果期4~6月。

【生境及分布】适应性强,耐寒,耐旱,耐贫瘠,对土壤要求不严,平地或坡地均可栽种。分布于我国各地,以栽培为主。

【药用部位及采收】药用成熟种仁(药名为"杏仁"),叶片。种仁:6~7月果实成熟时采摘,除去果肉,洗净,晒干备用,敲碎果核,取种子,晾干备用,防虫蛀。叶片:夏秋季叶片生长茂盛时采收,鲜用或晒干备用。

【性能功效】种仁:味苦,性微温;有小毒。降气化痰,止咳平喘,润肠通便。叶:味微苦,性平。祛风利湿,明目。

【单方验方】种仁:1. 治外感咳嗽:杏仁10g,枇杷花15g,车前草15g,水煎服。2. 治哮喘:杏仁、桃仁各10g,

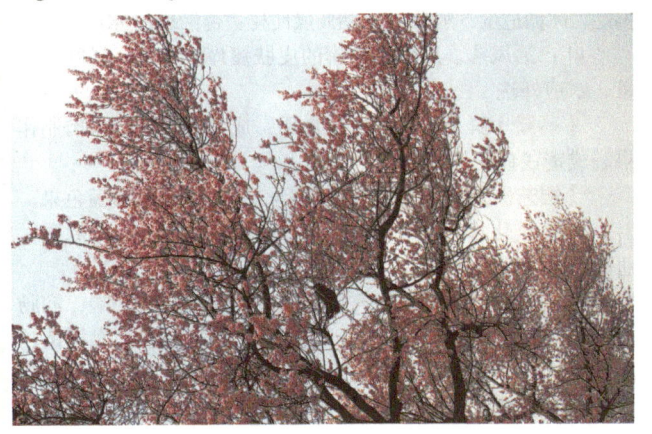

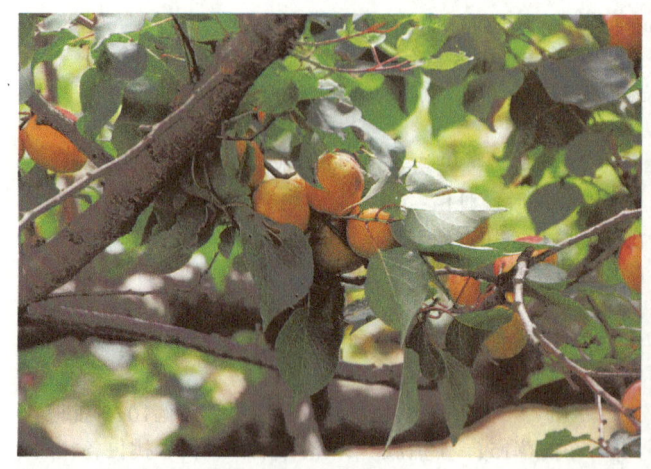

捣烂，冰糖适量，蒸服。3. 治肠燥便秘：杏仁20g，水煎灌肠。

叶：治风疹、麻疹、顽癣的皮肤瘙痒：杏叶、桃叶各适量，水煎外洗。

【药膳】鲜果实洗净直接食用，成熟时采摘，果肉制作果脯或蜜饯食用。

【园艺价值】可做景观树栽培，观粉红色花和橘黄色果。

【主要化学成分】种仁含苦杏仁苷，脂肪油，绿原酸，肌醇，苯甲醛和芳樟醇等。

【现代研究】药理研究显示，种仁有镇咳、平喘，润肠通便，抗炎，镇痛，抗突变，抑制肠道寄生虫及伤寒杆菌、副伤寒杆菌等作用。临床上用于治疗慢性气管炎咳嗽气喘，急性呼吸道感染咳嗽，老年人便秘，脓疱疮和蛲虫病等。

90 郁李仁

【别名】郁子，郁李。

【医籍记载】《本经》："主大腹水肿，面目四肢浮肿，利小便水道。"

【来源】蔷薇科植物郁李 *Prunus japonica* Thunb. 以及同属近缘植物。

【形态特征】落叶灌木。树皮灰褐色，有不规则纵条纹；幼枝黄棕色，光滑。叶互生，叶柄被短柔毛；托叶线形，早落；叶片长卵形或卵圆形，先端渐尖，基部圆形边缘有不整齐的重锯齿。花先叶开放，2~3朵簇生；花萼5片；花瓣5瓣，浅红色或近白色；雄蕊多数；雌蕊2枚。核果近圆球形。花期5月，果期6月。

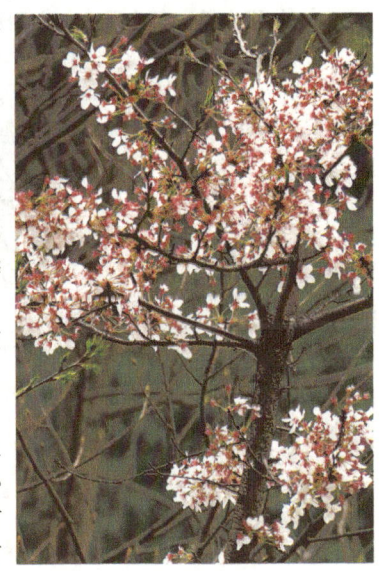

【生境及分布】生于向阳山坡、路旁或小灌木丛中。喜阳光，对气候条件要求不严，耐

旱，喜湿润，忌涝，砂质壤土、黏质壤土、黄土均可栽种。分布于我国东北、华北和华南等地。

【药用部位及采收】药用成熟种仁。5～6月间果实呈鲜红色时采收，果实堆放，待果肉腐烂，取出果核，清除杂质，稍晒干，压碎果核，取出种仁备用。

【性能功效】味辛、苦、甘，性平。润燥滑肠，下气利水。

【单方验方】1. 治风热气秘：郁李仁（去皮、尖，炒）、陈橘皮（去白膜，酒一盏煮干）、京三棱（炮制）各50g，共研为散，每次服9g，空腹服下。2. 治产后肠胃燥热，大便秘涩：郁李仁（研如膏）、芒硝（研）各30g，当归（切、焙）、生干地黄（焙）各100g，其中当归、生地捣烂

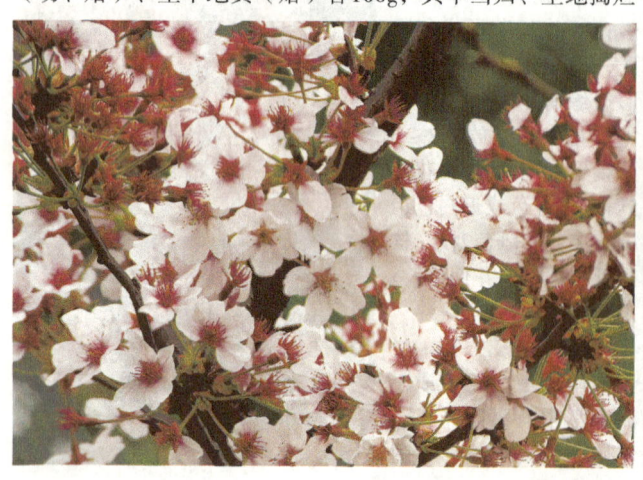

过筛,与另研的郁李仁、芒硝和匀,每次服21g,水一盏,煎至七分,温服,未通更服。3. 治水气,四肢浮肿:郁李仁、杏仁(炮,去皮、尖)、薏苡仁各50g,为末,米糊丸,如桐子大,每次服40丸,不拘时,米饮下。

【园艺价值】作为花木栽种,观花类。4~5月观白色或粉红色花。

【主要化学成分】种仁含苦杏仁苷,郁李糖苷,脂肪油及挥发性有机酸等。

【现代研究】药理研究显示,郁李仁有润滑性缓泻和利尿作用。酊剂有显著的降压作用。郁李糖苷有镇静作用和强烈的泻下作用。临床上用于治疗各种便秘。

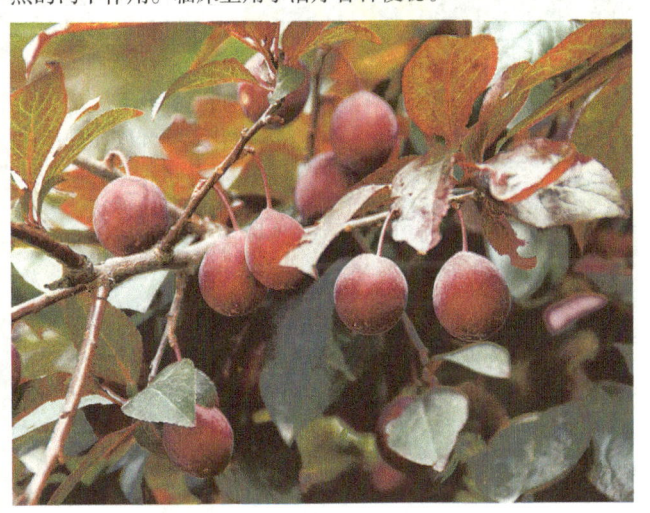

91 木 瓜

【别名】皱皮木瓜,木瓜实。

【医籍记载】《名医别录》:"主湿痹邪气,霍乱大吐下,转筋不止。"

【来源】蔷薇科植物贴梗海棠 Chaenomeles speciosa (Sweet) Nakai。

【形态特征】落叶灌木,高约2m。枝条直立展开,有刺;圆柱形;紫褐色。叶片卵形至椭圆形,基部楔形至宽楔形,边缘有尖锐锯齿;托叶大,草质。花先叶开放,2~3朵簇生于二年生老枝上;萼筒钟状,萼片直立;花瓣倒卵形或近圆形,猩红色;雄蕊40~50枚;花柱5枚。果实球形或卵球形。花期3~5月,果期9~10月。

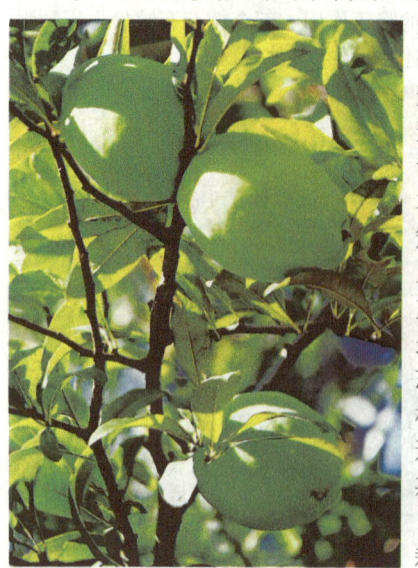

【生境及分布】栽培或野生。喜温

暖湿润气候，对土壤要求不严，我国南方较温暖地区均可栽种。分布于我国华东、华南和西南各地。

【药用部位及采收】药用果实。7~8月间外果皮呈青黄色时采收，用铜刀切成两瓣，不去籽，摊放竹帘上晒至果皮变红时，翻晒至全干；阴天用文火烘干备用。

【性能功效】味酸、性温。舒筋活络，和胃，化湿。

【单方验方】1. 治风湿痹痛，筋骨拘挛：木瓜10g，独活、威灵仙各12g，水煎服。2. 治寒湿脚气：木瓜10g，紫苏叶、吴茱萸、生姜各6g；治湿热脚气：木瓜10g，黄柏、萆薢、石斛12g，水煎服。3. 治痢疾泄泻转筋：木瓜10g，黄

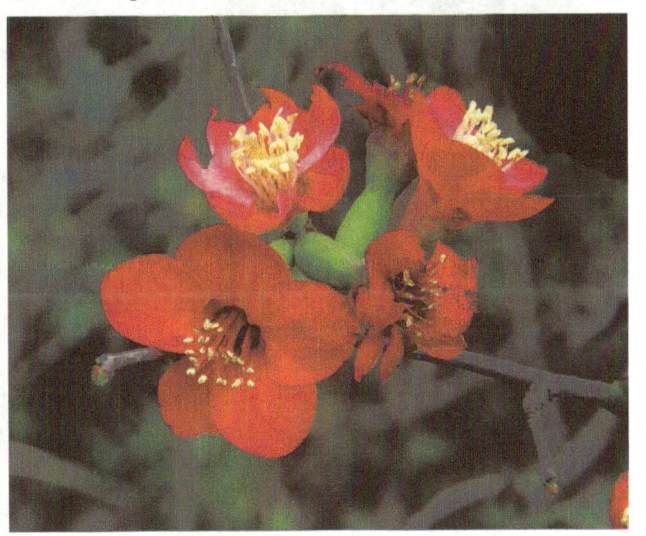

连、吴茱萸各6g，薏苡仁20g，水煎服。

【园艺价值】作为花木栽种，观花类。3～5月观粉红色或红色花，9～10月观黄色果。

【主要化学成分】果实含皂苷，黄酮类，鞣质，维生素C和苹果酸、枸橼酸、酒石酸等多种有机酸。

【现代研究】药理研究显示，木瓜煎剂给小鼠灌胃对蛋清性关节炎有消炎作用，并有保肝，抑菌及抗肿瘤等作用。临床上用于治疗病毒性肝炎，细菌性痢疾，疟疾，肠粘连梗阻等。

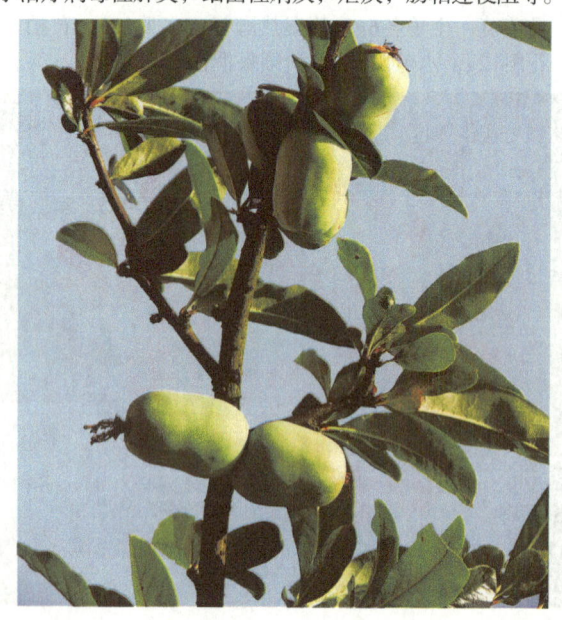

92　野山楂

【别名】山楂，南山楂。

【医籍记载】《本草纲目》："化饮食，消肉积，癥瘕，痰饮痞满吞酸，滞血痛胀。"

【来源】蔷薇科植物野山楂 *Crataegus cuneata* Sieb. et Zucc.。

【形态特征】落叶小乔木，高 1~3m。分支多，无刺或有少数短刺，无毛。单叶互生，有长柄；托叶镰形，有锯齿；叶片广卵形或菱状卵形，羽状 3~7 深裂，裂片卵状披针形。花两性，伞房花序，具花 5~7 朵；苞片披针形；萼筒钟状，萼片 5 片；花瓣 5 瓣，白色；雄蕊 20 枚。梨果扁球形，深

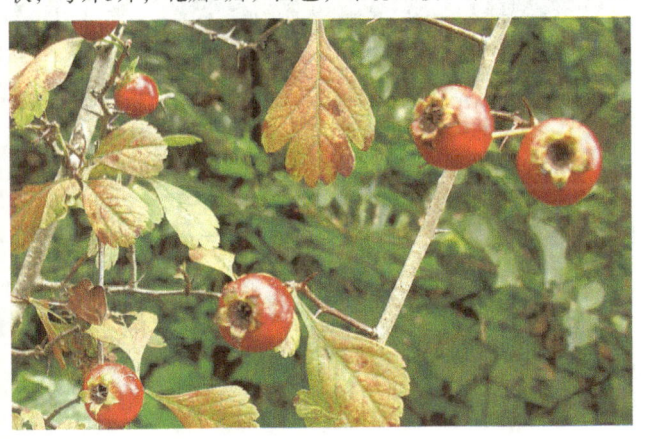

红色。花期5~6月,果期9~11月。

【生境及分布】生于山坡、草地及灌木丛中。分布于我国西南、华南大部分地区。

【药用部位及采收】药用成熟果实或叶。秋季果实变红、果点明显时采收,用剪刀剪下果柄或摘下果实,横切成两半,或切片后晒干备用。叶片:全年可采收,晒干备用。

【性能功效】味酸、甘,性微温。消食化积,活血化瘀。

【单方验方】1.治食积腹胀:山楂鲜果洗净,直接嚼服;或果实与根各10g,水煎服。2.治泻痢腹痛:野山楂、鸡屎藤各10g,水煎服。3.治肝阳上亢眩晕:野山楂叶、歪头草各20g,水煎服。4.治冻疮肿痛:野山楂、桂枝各10g,

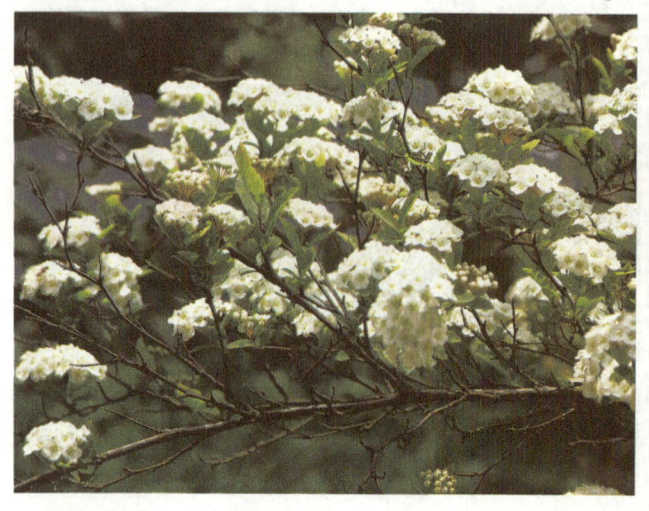

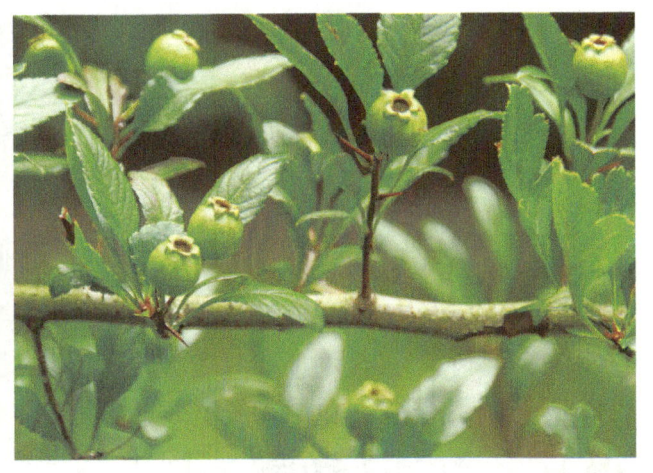

泡酒精100ml,外搽患处。

【药膳】鲜果实成熟采摘、洗净,直接生食。干品加工制成山楂糕(片)、糖葫芦食用;或开水浸泡饮服,或作为炖汤用配料。

【园艺价值】作为植篱、桩景和绿雕塑栽种,观果类。5~6月观白色花,7~9月观红色果。

【主要化学成分】果实含金丝桃苷,山楂酸,槲皮素,枸橼酸,绿原酸,熊果酸,二甲酯,三甲酯,左旋表儿茶精和黄烷聚合物等。

【现代研究】药理研究显示,野山楂有促进消化和抗心律失常的作用。临床上用于治疗消化不良腹胀痛,产后腹痛,漆疮和冻疮等。

93 石楠

【别名】石南叶,石楠叶,风药。

【医籍记载】《本经》:"主养肾气,内伤阴衰,利筋骨皮毛。"

【来源】蔷薇科植物石楠 *Photinia serrulata* Lindl.。

【形态特征】常绿灌木或小乔木,高达12m,树冠圆形,多分支。叶互生,叶片革质,长椭圆形或长倒卵形,先端急尖或渐尖,基部圆形或阔楔形,边缘有细密而尖锐的锯齿。顶生圆锥状伞房花序,花萼钟状,裂片5片,三角形;花瓣5瓣,白色;雄蕊多数;子房半下位。梨果红色,近球形。花期4~5月,果期10月。

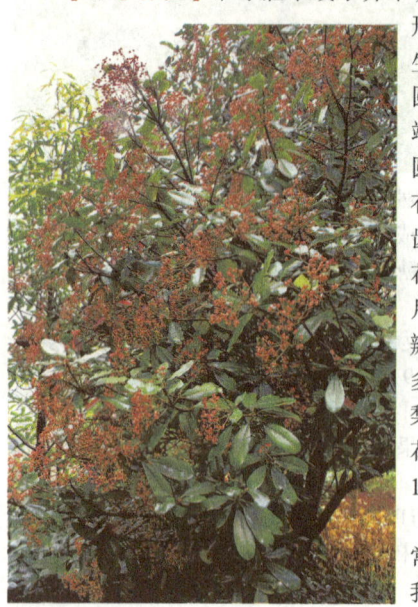

【生境及分布】常栽植于庭院。分布于我国南方多数地区。

【药用部位及采收】药用茎叶。全年可采收,以夏秋季采收为佳,晒干备用。

【性能功效】味辛、苦,性平。祛风除湿,通络,益肾。

【单方验方】1. 治风湿痹痛:石楠叶、追风伞、石南藤各15g,水煎服。2. 治偏头痛:石楠叶9g,川芎、白芷、天麻、女贞子各6g,水煎,一日两次分服。3. 治风疹瘙痒:石楠叶60g,研末,每次1.5~3g,酒水同煎,温服。4. 治小儿惊风:石楠叶、瓜子金、金钩莲各10g,水煎服。

【园艺价值】栽种于路旁。可做行道树、独赏树栽种。

【主要化学成分】叶含叶绿素,类胡萝卜素,鞣质,樱花苷,山梨醇,氢氰苷和苯甲醛等。

【现代研究】药理研究显示,石楠有杀灭钉螺、日本血

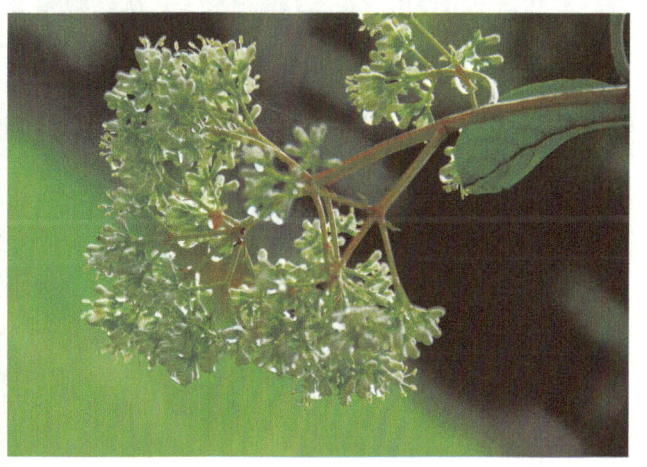

吸虫尾蚴,降低实验动物血压等作用。临床上用于治疗牙龈肿痛,风湿病肌肉麻痹、关节疼痛,风疹和妇女偏头痛等。

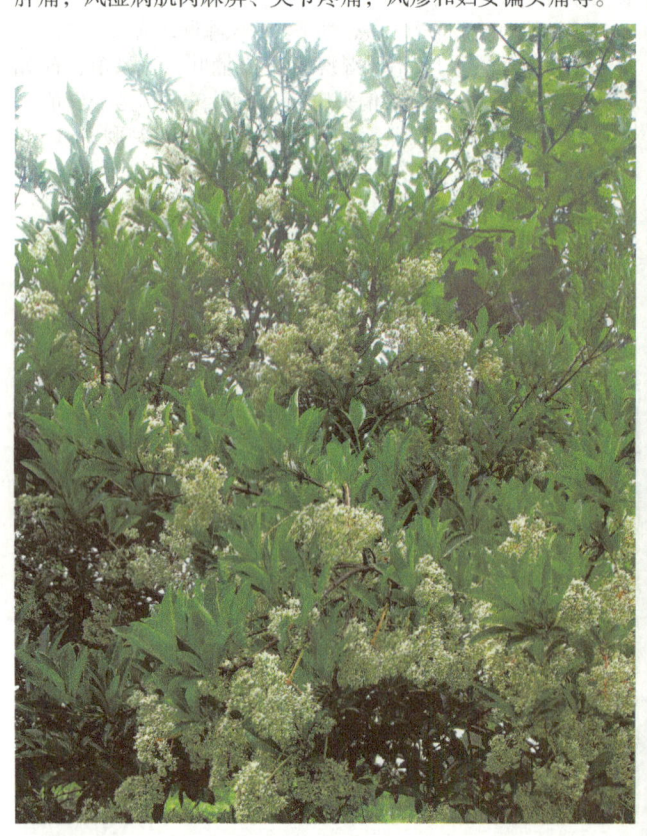

94 枸 杞

【别名】地骨皮，枸杞叶，枸杞子。

【医籍记载】《本草纲目》：（果实）"滋肾，润肺，明目。"《本经》：（根皮）"主风湿，下胸胁气，客热头痛。补内伤大劳嘘吸，坚筋骨，强阴，利大小肠。"《食疗本草》：（叶）"坚筋耐劳，除风，补益筋骨，能益人，去虚劳。"

【来源】茄科植物枸杞 Lycium chinensis Mill.。

【形态特征】灌木，高1~3m。主茎数条，粗壮；小枝有纵棱纹，有棘刺；果枝细长，通常先端下垂；外皮浅灰黄色，无毛。叶互生或数片丛生，叶片披针形全长圆状披针形，先端尖，基部楔形或狭楔形下延成柄，全缘。花腋生，单生或数朵花簇生于短枝上；花萼钟状，先端2~3裂；花冠漏斗状，先端2~3裂，裂片卵形，粉红

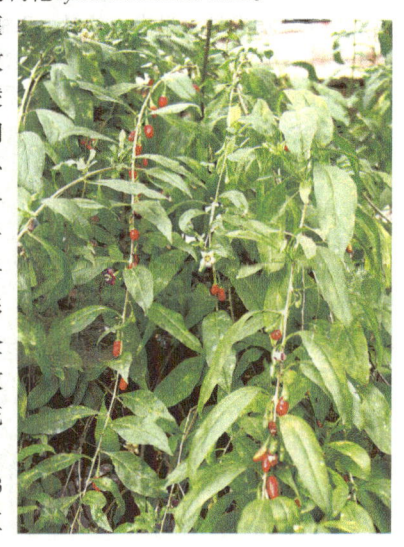

色或淡紫色；雄蕊5枚；雌蕊1枚，子房长圆形，柱头头状。浆果卵圆形或长圆形，红色或橘红色。种子多数。花期5~7月，果期6~11月。

【生境及分布】生长于山坡、田埂或丘陵地带，有栽培。适应性强，喜光照，耐盐碱，耐肥，耐旱，怕水渍，以肥沃、排水良好的中性或微酸性轻壤土栽培为宜。我国大部分地区有分布。

【药用部位及采收】药用果实（药名为"枸杞"）、根皮（药名为"地骨皮"）和叶。果实：6~11月果实成熟逐渐变红时，分批采收，鲜果摊于芦席上，阴凉处晾至皮皱，再暴晒至果皮发硬、果肉柔软时去果柄，再晒干备用。遇雨时可烘干。根皮：早春、晚秋挖取根部，洗净泥土，剥取根皮，晒干或晾干备用。叶：春至初夏采摘，洗净，多鲜用。

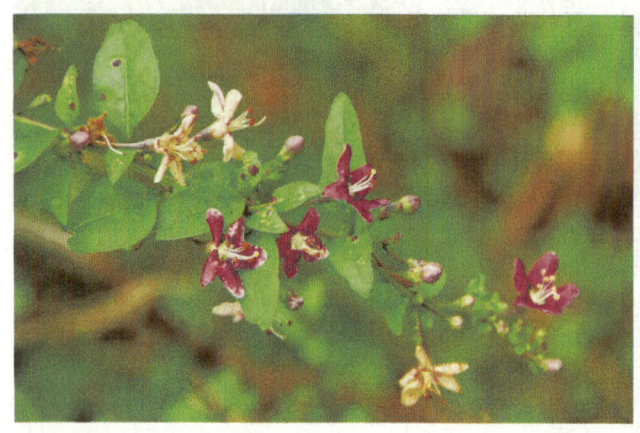

【性能功效】果实：味甘，性平。补肝益精，润肺明目。根皮：味甘，性寒。清虚热，泻肺火，凉血。叶：味甘、苦，性凉。补虚益精，清热明目。

【单方验方】果实：1. 治肝肾虚腰酸膝软无力：枸杞、杜仲、续断、桑寄生各20g，浸酒1000ml，每日饮用30～50ml。2. 治内热消渴：枸杞20g，每次蒸熟食用；或枸杞、生地黄、麦冬各12g，水煎服。3. 治耳鸣：枸杞20g，大米100g，共煮粥，每日食用。4. 治眩晕、目痛、干涩：枸杞30g，白菊花12朵，开水冲泡后代茶饮。

根皮：1. 治肾阴虚口渴，骨节烦热：地骨皮、地石榴各50g，炖肉吃。2. 治骨折：地骨皮、水冬瓜、泽兰、苎麻根各适量，捣烂外包。3. 治便血：地骨皮200g，炖猪大肠吃。4. 治小儿肺热咳嗽：地骨皮、桑白皮各3～6g，甘草3g，粳米一撮，水煎服。

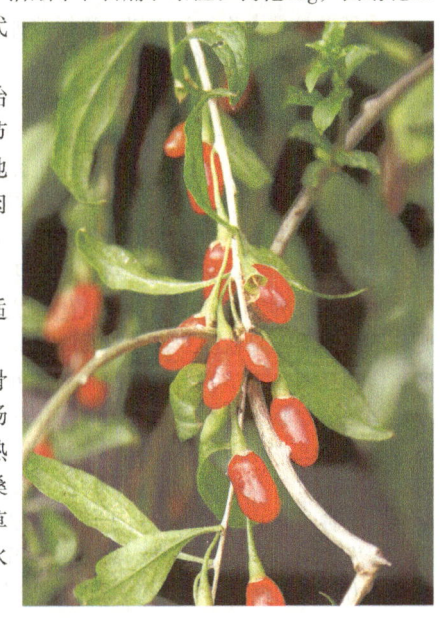

叶：1. 治五劳七伤体弱：枸杞叶、粳米各50g，煮粥，加葱白适量调和服。2. 治阳衰腰膝酸痛：枸杞叶500g，羊肾1对，米150g，葱白14根，煮粥，空腹服。3. 治老年精血亏虚致视物不明：枸杞叶60g，决明子12g，夜明砂6g，猪肝50g，水煎服。4. 治痔疮肿痛：枸杞鲜叶100～150g，水煎熏洗。

【药膳】鲜嫩茎叶洗净，开水焯后凉拌、炒熟、做汤或入火锅煮后食用。成熟果实干燥，直接食用，或浸酒、开水泡后饮服，也可以做炖汤配料。

【园艺价值】作为行道树、果树栽种。5～6月观红色或紫色花，11～12月观红色果实。

【主要化学成分】果实含胡萝卜素，硫胺素，核黄素，烟酸，抗坏血酸，β-谷甾醇，亚油酸，葡萄糖，生物碱类，多种氨基酸，类脂，还原糖和多种无机元素等。根皮含甜菜碱，苦可胺A，枸杞素A，枸杞素B，β-谷甾醇，枸杞酰胺，亚油酸，亚麻酸，蜂花酸，桂皮酸及多种酚类物质等。

【现代研究】药理研究显示，枸杞果实有促进免疫，升高白细胞，抗肿瘤，抑制脂质过氧化，抗衰老，抗脂肪肝，促进造血功能，降血糖，抗疲劳和降低血压等作用。根皮有抑制伤寒杆菌、甲型副伤寒杆菌、福氏痢疾杆菌，降血压，降血糖，降血脂，升白细胞和镇静等作用。临床上果实用于治疗慢性萎缩性胃炎，胃溃疡，慢性肝胆疾患，转氨酶升高，银屑病，带状疱疹，湿疹，神经性皮炎，肥胖症，高脂血症，男性不育症等。根皮用于治疗糖尿病，疟疾，感冒发热，原发性高血压病和淋巴结核等。叶用于治疗急性结合膜炎，视力减退，夜盲，年老体弱和腰腿酸痛等。

95　小花清风藤

【别名】小花清藤。

【医籍记载】《中国民族药志》："治疗和预防黄疸型传染性肝炎。止刀伤出血，并能消炎。"

【来源】青风藤科植物小花清风藤 Sabia parviflora Wall. ex Roxb.。

【形态特征】常绿木质藤木，长2~4m。单叶互生；叶柄长1~2cm，叶片纸质，卵状披针叶，或长圆状椭圆形，长5~12cm，宽1~3cm，先端渐尖，基部圆形，侧脉5~8条。

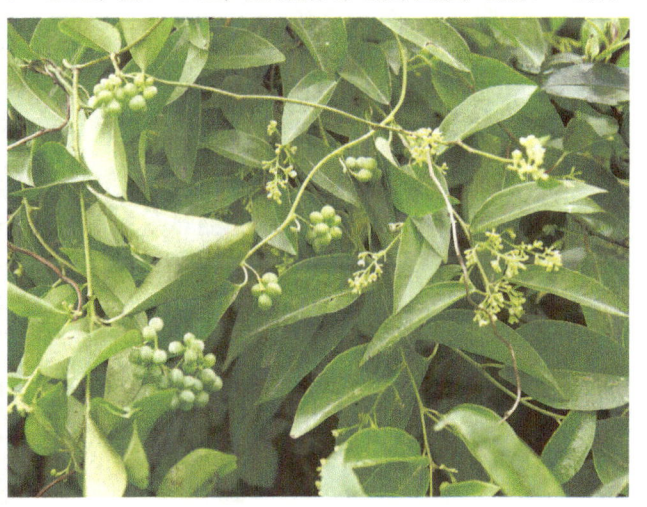

花小,两性;聚伞花序,果成圆锥花序式,有花10~20朵;花绿色或黄绿色;萼片5片,有红色条纹;雄蕊5枚,花盘杯状。分果近圆形。花期3~5月,果期7~9月。

【生境及分布】生于海拔800~2800m的山沟、溪边林中或灌木林中。喜阴湿环境。分布于广西、贵州、云南等地。

【药用部位及采收】药用茎、叶和根。夏秋季采收茎叶,洗净,茎切片,叶切碎,鲜用或晒干备用。

【性能功效】味苦,性凉。清热利湿,清肝利胆,止血。

【单方验方】1. 治疗和预防黄疸型传染性肝炎:小花青风藤150~200g,叶适量,煎水代茶饮。2. 治刀伤出血:小花青风藤鲜叶适量,捣烂敷伤口。

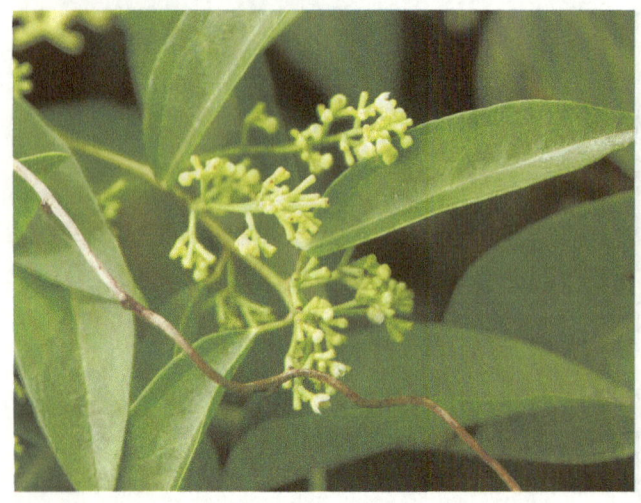

【园艺价值】作为观赏藤木栽种,蔓木类。

【现代研究】临床上小花清风藤用于治疗急性黄疸型肝炎、风湿性关节炎和跌打损伤等。

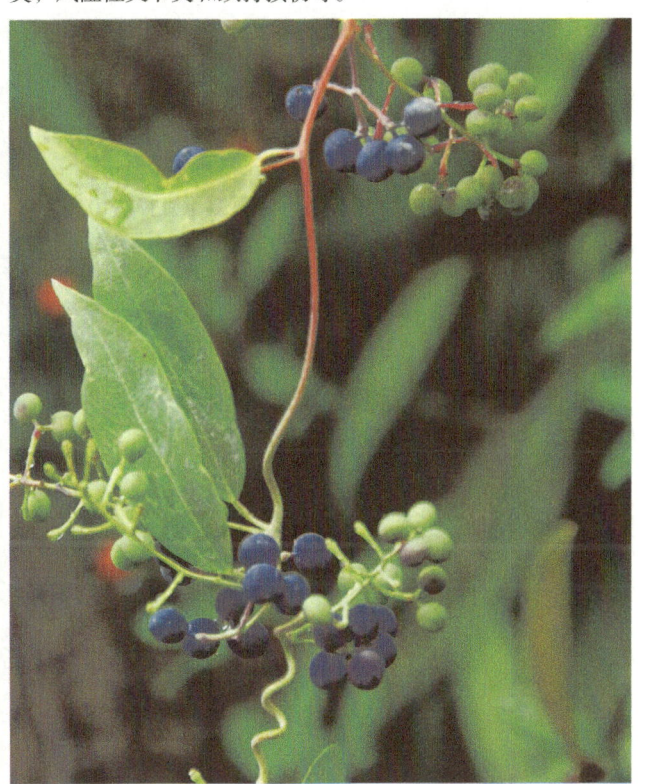

96　金银忍冬

【别名】木金银，树金银。

【医籍记载】《湖南药物志》："祛风解百毒，消肿止痛。"

【来源】忍冬科植物金银忍冬 *Lonicera maackii*（Rupr.）Maxim.。

【形态特征】落叶灌木，高达6m。茎干直径达10cm，树皮灰白色至灰褐色，不规则纵裂；小枝中空，稍具短柔毛。单叶对生，有腺毛及柔毛，叶片纸质，卵状椭圆形至卵状披针形，先端长渐尖，基部阔楔形，全缘，两面脉上有毛。花

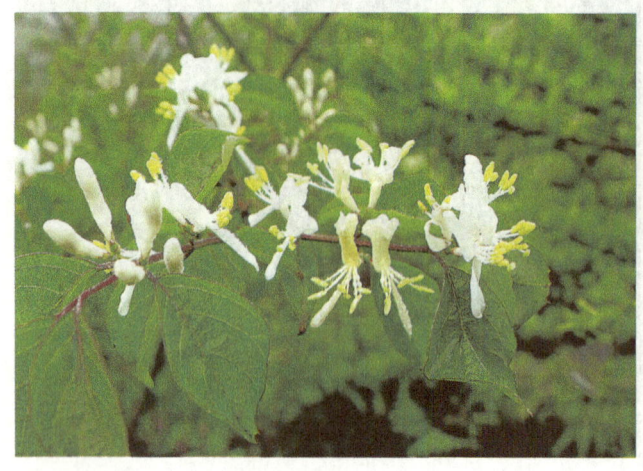

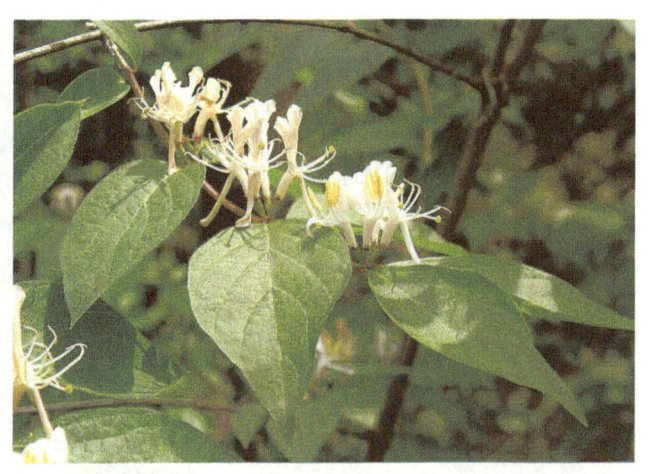

气味芳香，腋生；苞片条形；花萼钟状；花冠先白后黄色；雄蕊与花柱均短于花冠。浆果暗红色，球形。种子椭圆形。

【生境及分布】生于山坡、灌丛、旷野或路边。喜湿润肥沃土壤，分布于我国大多数地区。

【药用部位及采收】药用茎叶及花。5~6月采收花，夏秋季采收叶，鲜用或晒干备用。

【性能功效】味甘，性寒。清热解毒，通络。

【单方验方】1. 治梅毒：金银忍冬花60g，土茯苓30g，水煎服。2. 治头晕：金银忍冬花15g，散血莲9g，黄精、铁马鞭、臭牡丹各6g，水煎服。3. 治跌打损伤：金银忍冬叶适量，水煎，浸洗伤处。

【园艺价值】作为花木栽种，观花果类。5~6月观白黄色花，8～10月观红色果。

【主要化学成分】叶含黄酮类成分。

【现代研究】药理研究显示，金银忍冬有抗菌，调节机体免疫功能和解热等作用。临床上用于治疗细菌性痢疾，感冒发热，乳腺炎，急性扁桃腺炎和肺脓肿等。

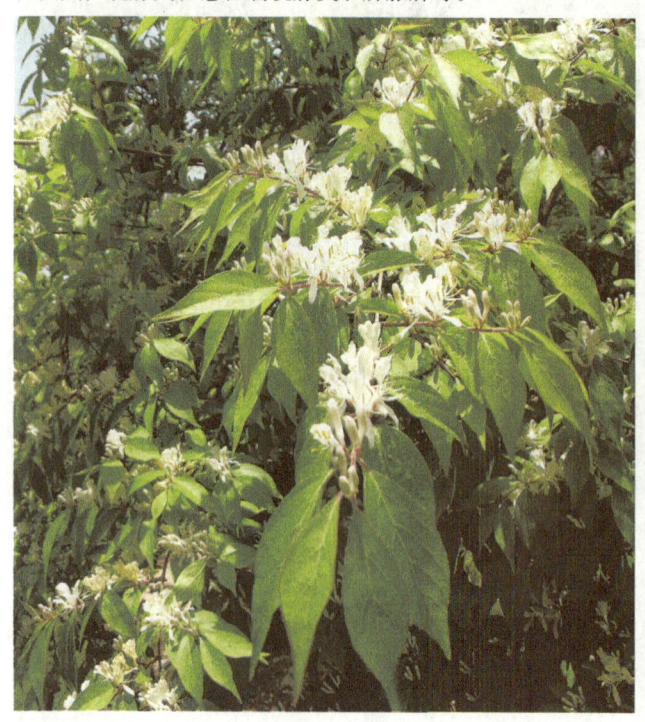

97 结香

【别名】梦花,打结花。

【医籍记载】《分类草药性》:"治失音。"

【来源】瑞香科植物结香 *Daphne odora* Thunb.var. *atrocaulis* Rehd.。

【形态特征】落叶灌木,全株被绢状长柔毛。枝常呈3叉状分支,有皮孔。单叶互生,通常簇生于枝端,椭圆状长卵形,先端渐尖,基部楔形,下延,全缘,上面被疏长毛,下面几无毛。花多数,黄色,气味芳香,组成顶生头状花序,下垂;花萼圆筒形,外面被绢毛状长柔毛;雄蕊8枚,两轮;

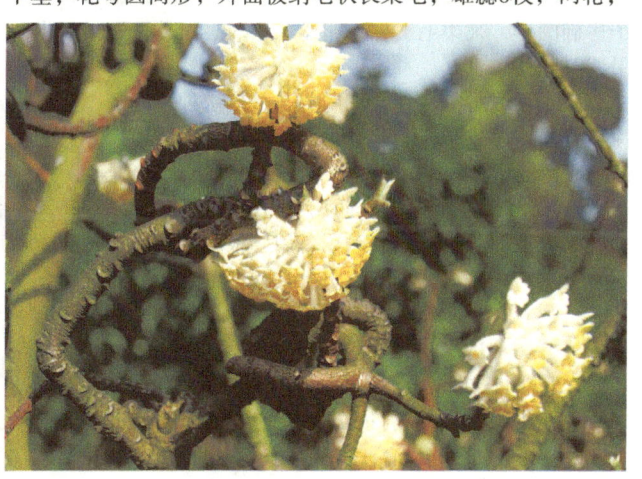

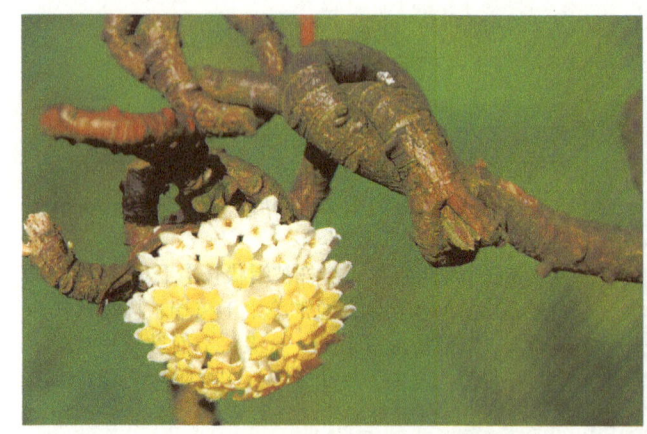

子房椭圆形,被柔毛。核果卵形。花期3~4月,先叶开花;果期8月前后。

【生境及分布】生于山野林丛,多栽种于庭院。喜温和凉爽气候,海拔500m以上山区生长良好,以排水良好、土层疏松肥沃的壤土栽培为宜。分布于我国大部分地区。

【药用部位及采收】药用花蕾或根。花蕾:冬末或春初花未开放时采摘花序,晒干备用。根:全年可采,洗净晒干,备用。

【性能功效】味辛、甘,性平。祛风活络,滋养肝肾。

【单方验方】1. 治腰腿疼痛:结香根、九龙藤、山梦花各20g,炖肉吃或浸酒服用。2. 治失眠多梦:结香、转枝莲各30g,水煎服。3. 治跌打损伤肿痛:结香根、白花丹、九斯马各30g,浸酒内服。4. 治头痛:结香、三角咪各20g,水煎服。

【园艺价值】作为园林绿化栽种，花木类。2~3月观白色花。

【主要化学成分】花含西瑞香素，东方小翅大蠊酮等；根和茎含结香素，结香苷，西瑞香素，柠檬油素和伞形花内酯等。

【现代研究】药理研究显示，结香所含伞形花内酯具有明显抗诱变作用。临床上用于治疗肩周炎，骨质增生，风湿麻木关节痛，胸痛，头痛，坐骨神经痛和小儿消化不良等。

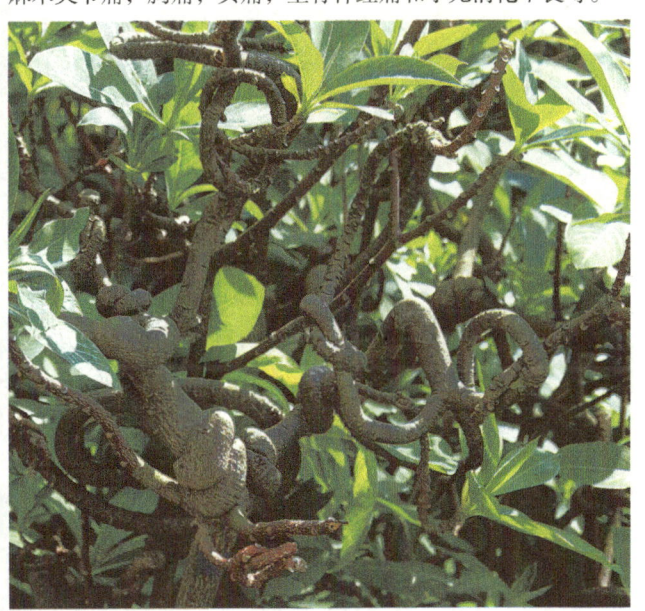

98 柘木

【别名】穿破石，柘桑。

【医籍记载】《本草求原》：（根）"壮筋骨，活血，治跌打。"《本草拾遗》（茎干）"主补虚损"。

【来源】桑科植物柘树 Cudrania tricuspidata （Carr.） Bur.。

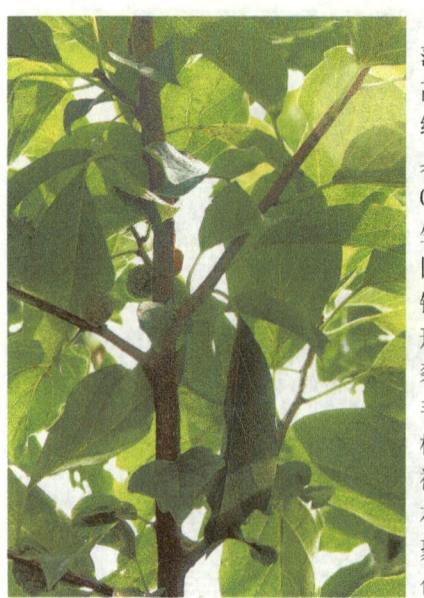

【形态特征】落叶灌木或小乔木，高可达8m。小枝黑绿褐色，光滑无毛，具坚硬棘刺，刺长0.5~3.5cm。单叶互生，近革质，叶片卵圆形至倒卵形，先端钝或渐尖，基部楔形或圆形，全缘或3裂，幼时两面均有毛。花单性，雌雄异株，头状花序；雄花被4裂，雄蕊4枚；雌花被4裂，雌蕊1枚。聚花果近球形，红色，有肉质宿存花萼及苞片包裹瘦果。花期6月，果期9～10月。

【生境及分布】喜生于阳光充足的荒山、坡地、山谷、林缘、丘陵及溪旁。分布于我国南方大多数地区。

【药用部位及采收】药用根或茎干（去皮）。根：全年可采，挖出根部，除去泥土、须根，晒干；或洗净，切片，晒干备用。茎干：全年可采，砍取树干或粗枝，趁鲜剥取树皮，切段或切片，晒干备用。

【性能功效】根：味微苦，性凉。止咳，利湿，解毒，通络。茎干：味甘，性温。补虚，止痛，利湿，通经。

【单方验方】根：1. 治肺热咳嗽：柘木根30g，岩豇豆20g，水煎服。2. 治肺热咯血：柘木根30g，去粗皮，炒焦，水煎，冲糖服，每日3次。3. 治疗疮痈肿：柘木鲜根适量，

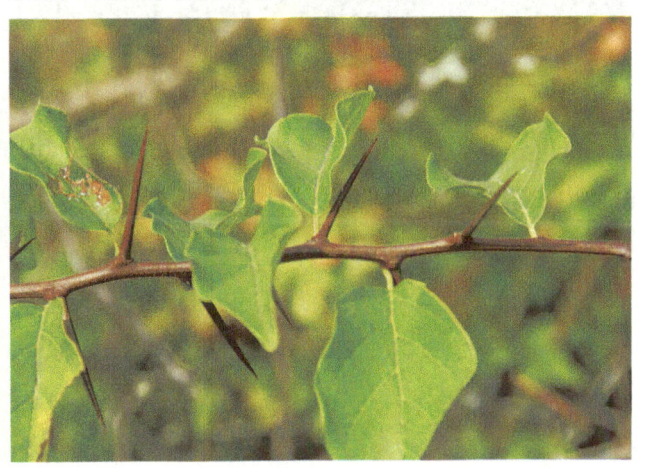

捣烂外敷。

茎干：1. 治肺痨体弱、干咳：柘木、矮地茶、功劳叶各30g，水煎服。2. 治跌打腰痛：柘木、七叶莲、山冬青各20g，酒水各半煎服。3. 治黄疸：柘木、铁包金各30g，水煎服。4. 治经闭：柘木、小过路黄各20g，水煎服。

【园艺价值】作为植篱、桩景和绿雕塑栽种，观叶和果类。

【主要化学成分】根含柘树异黄酮，去氧木香内酯，β-谷甾醇等。

【现代研究】药理研究显示，柘木根提取物有较好的抗结核杆菌作用。临床上用于治疗跌打损伤，疮疖，湿疹，腮腺炎，关节扭伤和肺结核等。

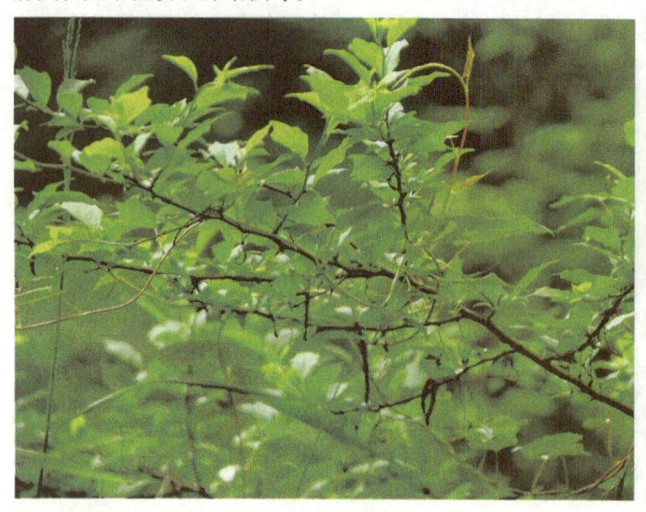

99　山茶花

【别名】红茶花,宝珠花。

【医籍记载】《医林纂要》:"补肝缓肝,破血去热。"

【来源】山茶科植物山茶 Camellia japonica L.。

【形态特征】常绿小乔木或灌木,高可达15m。全株光滑无毛。单叶互生,卵圆形至椭圆形,先端尖,基部圆形至阔楔形,边缘具软骨质细锯齿;上面浓绿色,有光泽,下面淡绿色,光滑无毛。花单生或成对生于叶腋或枝顶;有白、红、淡红等色;花萼5片,绿色;花瓣5~7瓣或更多,近圆

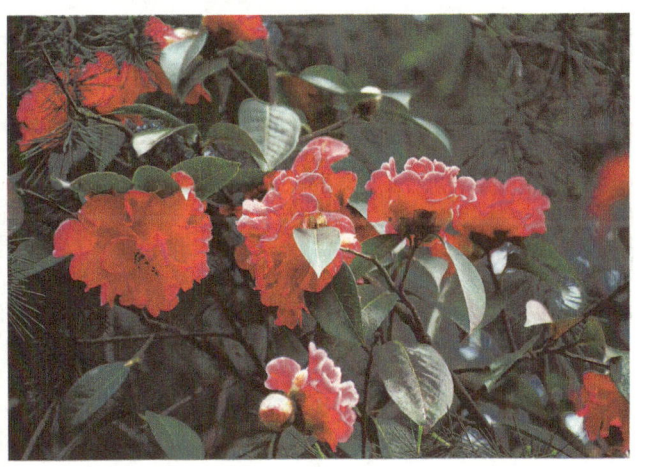

形；雄蕊多数；雌蕊1枚。蒴果球形。

【生境及分布】喜温暖湿润气候，忌烈日直晒和干旱，以土层深厚、疏松肥沃的腐殖土或夹砂的酸性壤土栽培为宜。分布于我国大部分地区，日本、朝鲜半岛也有分布。

【药用部位及采收】药用花、叶。花：4~5月花盛开时分批采摘，晒干或烘干备用，干燥过程中，不宜过多翻动，避免散瓣或破碎。叶：全年可采收，鲜用或晒干备用。

【性能功效】花：味甘、苦、辛，性凉。凉血止血，散瘀消肿。叶：味苦、涩，性微寒。清热解毒，止血。

【单方验方】花：1. 治吐血咳嗽：山茶花，瓦上焙至黑色，调红砂糖，日服10~15g。2. 治痔疮出血：山茶花12~15g，每日3次，研末冲服。

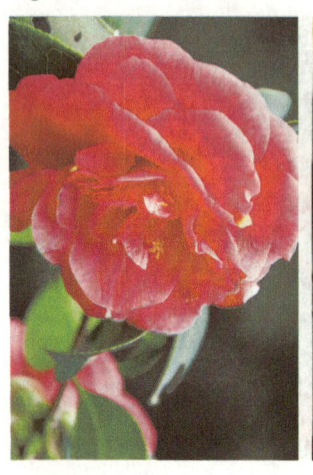 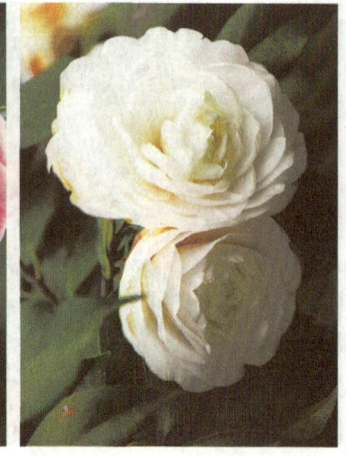

叶：治痈疽肿毒：鲜山茶花叶适量，捣烂外敷。

【园艺价值】作为桩景和绿雕塑栽种，观花类。早春时节观各色山茶花。

【主要化学成分】花含花白苷、花色苷等，果实含有脂肪油、山茶苷和山茶皂苷等。

【现代研究】药理研究显示，山茶花有一定的抗癌作用。临床上用于治疗咯血、吐血和痔疮便血等。

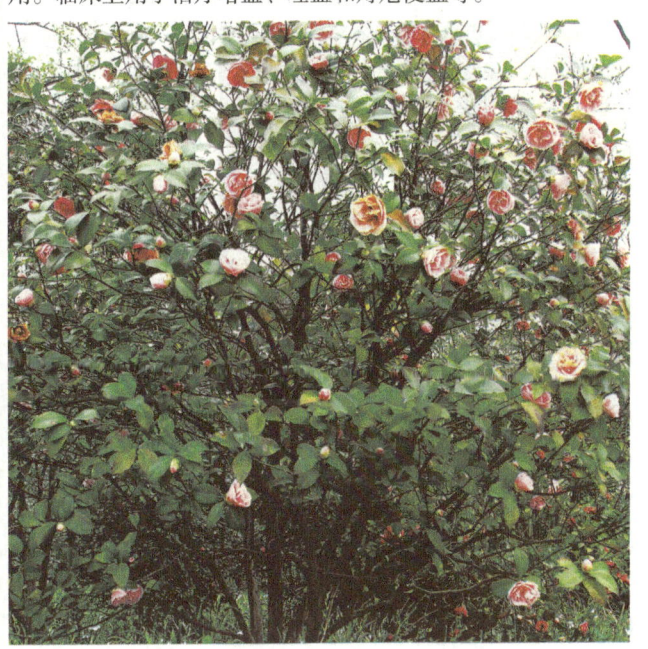

100 油茶

【别名】油茶籽，茶籽。

【医籍记载】《陆川本草》："行气疏滞。治气滞腹痛泄泻。"

【来源】山茶科植物油茶 Camellia oleifera Abel。

【形态特征】

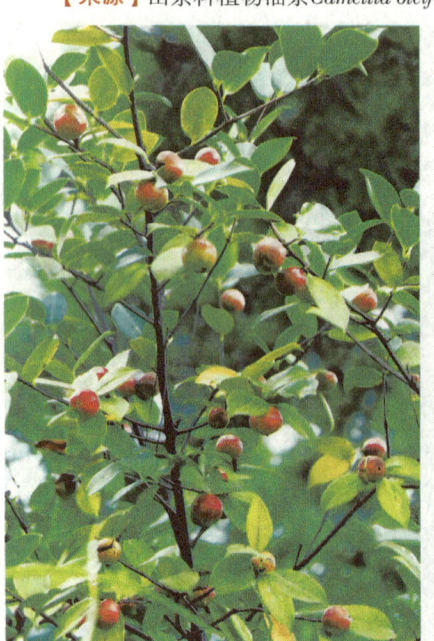

常绿灌木或小乔木。高3~4m。树皮黄褐色，嫩枝稍被毛。单叶互生，革质，椭圆形至卵状椭圆形，先端渐尖或短尖，基部楔形，边缘有小锯齿。花白色，1~3朵腋生或顶生，萼片圆形，外被丝毛；花瓣5~7瓣，倒卵形；雄蕊多数，2轮；子房被毛，花柱分离。蒴果球形，被细毛，室背开裂。种子

1～3粒。花期9～11月，果期次年秋季。

【生境及分布】生于山坡、林缘。分布于我国西南、华南和华东等地区。

【药用部位及采收】药用种子。秋季果实成熟时采收，取出种子，晒干备用。

【性能功效】味苦、涩，性寒；有毒。清热燥湿，解毒，润肠。

【单方验方】1. 消化不良腹胀痛、腹泻：油茶籽9g，水浓煎服。2. 治皮肤瘙痒、烧烫伤：油茶籽10～15g，煎汤内服，或研末外敷。3. 治大便秘结：油茶籽10g，火麻仁15g，共捣烂，水煎，兑适量蜂蜜服用。

【药膳】茶籽可榨油，为高级食用油。

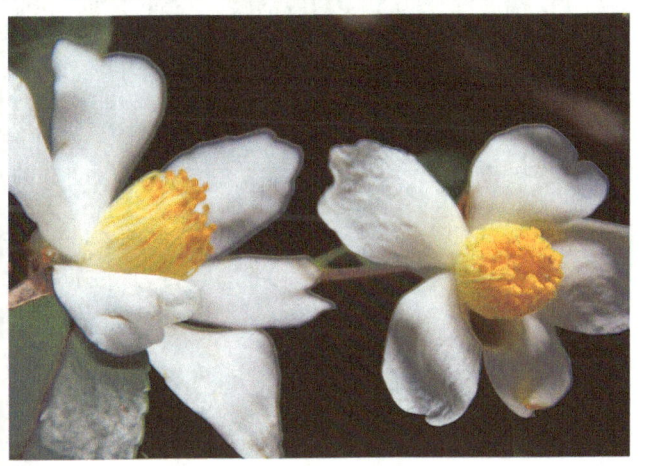

【园艺价值】作为植篱、桩景和绿雕塑栽种，观花果类。

【主要化学成分】种子含油茶皂苷，山茶苷，脂肪油与皂苷等。

【现代研究】药理研究显示，油茶有抗癌、抗真菌作用，有一定的溶血作用。临床上用于治疗腹泻，消化不良腹胀痛等。

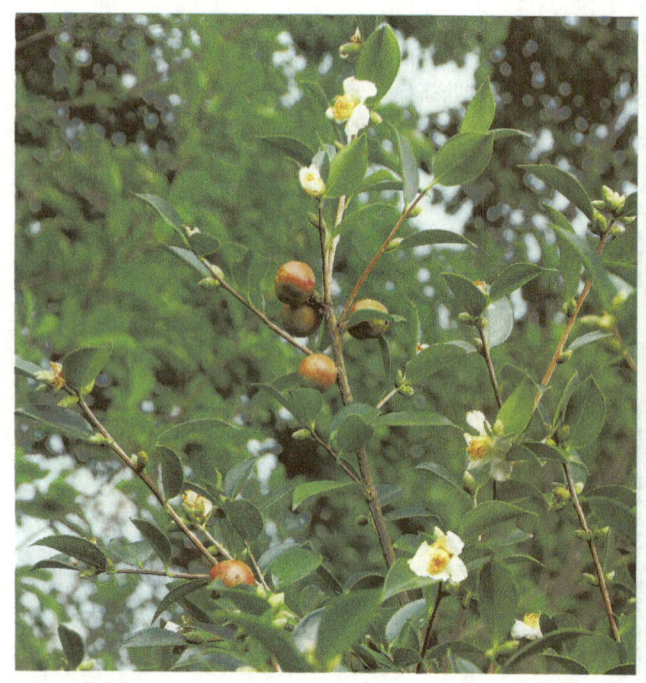

101　山茱萸

【别名】枣皮,茱萸。

【医籍记载】《本经》:"温中,逐寒湿痹;去三虫。"

【来源】山茱萸科植物山茱萸 Cornus officinalis Sieb. et Zucc.。

【形态特征】落叶小乔木或灌木,高4~7m。老枝黑褐色,嫩枝绿色。叶对生,叶片纸质,卵形至长椭圆形,长5~12cm,先端渐尖,基部楔形,上面疏生平贴毛,下面毛较密,侧脉6~8对,脉腋间有黄褐色毛丛;有叶柄。花先叶开

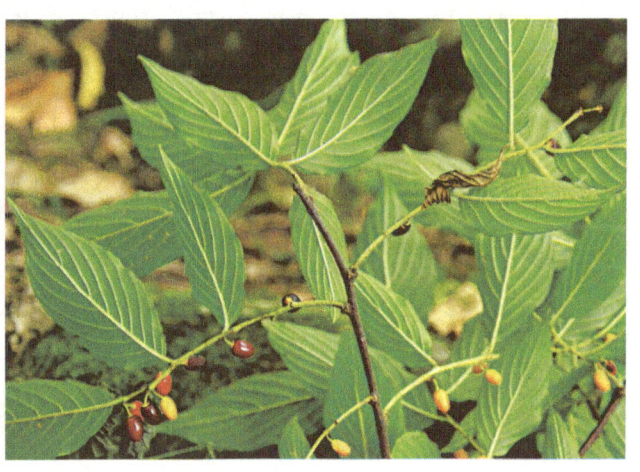

放，伞形花序腋生；总苞片4片，黄绿色；花瓣4瓣，黄色；雄蕊4枚；花盘环状，肉质；子房下位，2室。核果椭圆形，熟时深红色。花期3~4月，果期9~10月。

【生境及分布】生于阴湿沟畔、溪旁或向阳山坡灌丛中；喜温暖湿润气候，喜光，宜选土质肥沃、土层深厚、排水良好的砂质土壤栽培为宜。分布于我国浙江、河南、安徽、陕西、山东、四川和山西等地。

【药用部位及采收】药用果肉。育苗到结果需培育6~7年。9~11月果实呈红色时分批采收，红色鲜果置沸水中煮10~15分钟，及时捞出浸冷水，趁热挤出果核，将果肉晒干或烘干备用。

【性能功效】味酸，性微温。补益肝肾，收敛固涩。

【单方验方】1. 治自汗、盗汗：山茱萸、防风、黄芪各

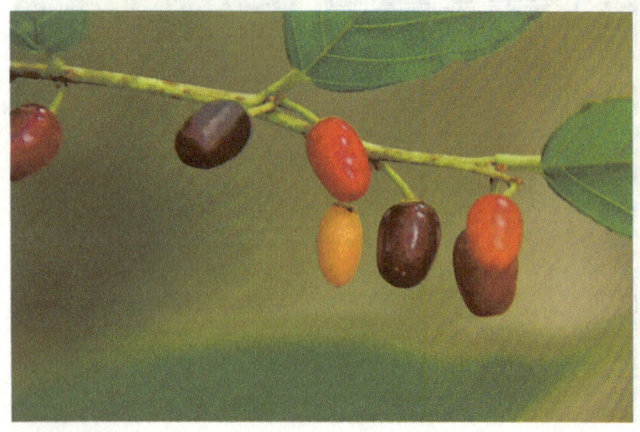

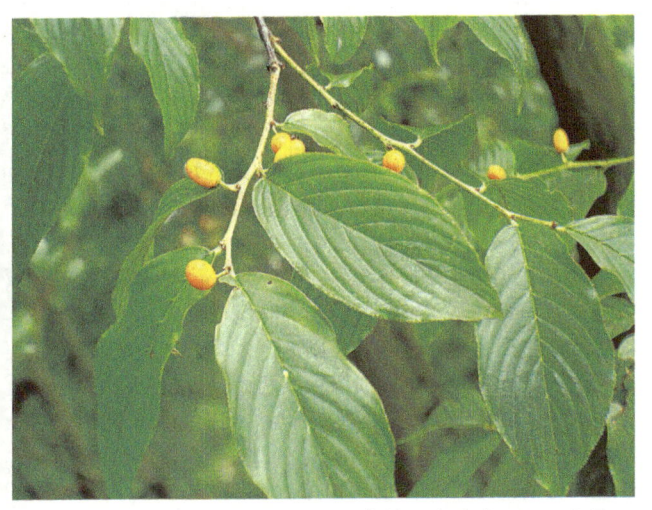

9g，水煎服。2. 治汗出不止：山茱萸、白术各15g，龙骨、牡蛎各30g，水煎服。3. 治遗尿：山茱萸、覆盆子、茯苓各9g，附子3g，熟地12g，水煎服。4. 治老人尿频失禁：山茱萸9g，五味子6g，益智仁6g，水煎服。

【园艺价值】作为桩景和绿化植物栽种，观果类。

【主要化学成分】果肉含鞣质成分，多酚苷化合物；种子含植物凝集素，挥发油；果核含脂肪酸等。

【现代研究】药理研究显示，山茱萸有增强免疫系统功能，抗炎，抗失血性休克，降低血糖，抑制血小板聚集和抗心律失常等作用。临床上用于治疗乳糜尿，阳痿，体虚汗多，遗精，久咳虚喘，崩漏带下和久泻久痢等。

102 四照花

【别名】山荔枝,野荔枝。

【医籍记载】《华山药物志》:"收敛止血。"

【来源】山茱萸科植物四照花 Dendrobenthamia japonica (DC.) Fang var. chinensis (Osborn) Fang。

【形态特征】落叶小乔木,高3~5m。树皮灰白色,小枝暗绿色,嫩枝被柔毛。叶对生,叶柄疏生棕色柔毛;叶片纸质或厚纸质,卵形至卵状长圆形,先端渐尖,基部宽楔形或圆形,上面绿色,下面粉绿色,两面疏被白色柔毛。头状花序球形,40~50朵组成;总苞片4片,白色;花萼管状;花瓣4瓣,黄色;雄蕊4枚;子房下位,2室。果序球形,熟时暗红色。花期6~7月,果期9~10月。

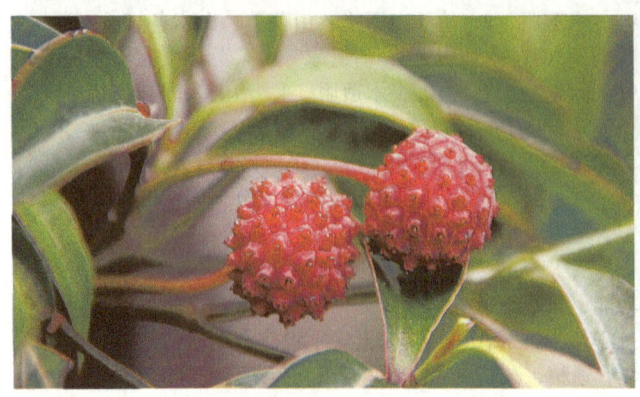

【生境及分布】生于海拔600~2200m的灌木林中。分布于我国西南、内蒙古至台湾的国内大部分地区。

【药用部位及采收】药用叶、花（药名为"四照花"、根皮和树皮。叶和花：夏秋季采收，鲜用或晒干备用。根皮和树皮：全年可采收，洗净，切片，晒干备用。

【性能功效】花：味苦、涩，性凉。清热解毒，收敛止血。根皮和树皮：味苦、涩，性平。清热解毒。

【单方验方】花：1．治痢疾：四照花15g，水煎服。2．治骨折：鲜四照花叶、杜仲、大接骨丹各适量，捣烂外敷。3．治外伤出血：四照花枝叶或干燥花叶适量，捣烂外敷。4．治烫伤：四照花叶适量，研末，蛋清调敷患处。

根皮和树皮：治红白痢疾：四照花根皮、翻白草叶各30g，水煎服。

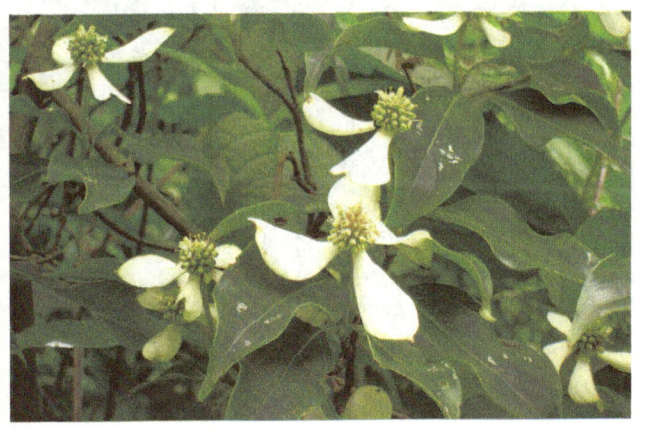

【园艺价值】作为花木栽种，观花类。5~6月白花云集，9月观红色果实及绿叶。

【现代研究】临床上用于治疗痢疾，水肿，肝炎，烫火伤和外伤出血等。

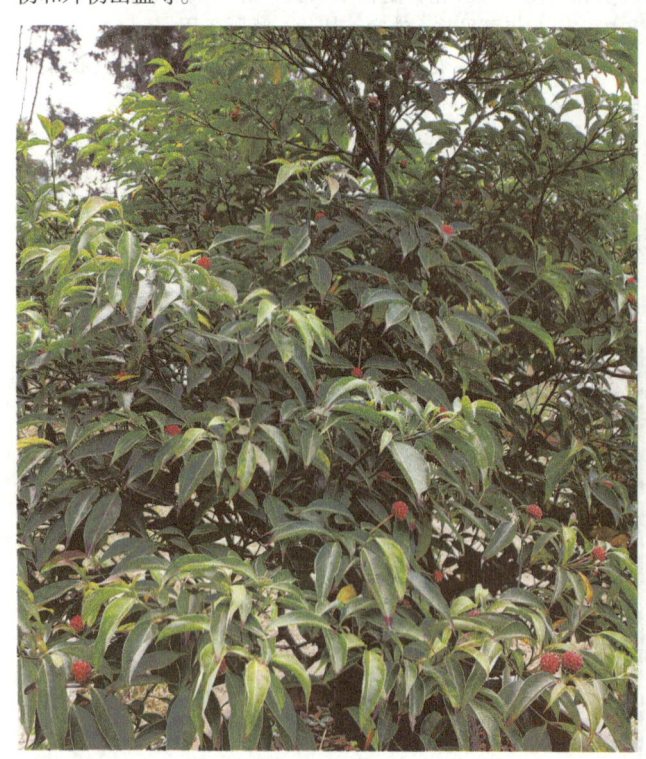

103　柳　杉

【别名】孔雀松，玉杉。

【医籍记载】《广西中药资源》："治崩漏。"

【来源】杉科植物柳杉 *Cryptomeria fortunei* Hooibrenk ex Otto et Dietr.。

【形态特征】常绿大乔木，高可达60m。主干通直，枝条直立或向上升，小枝下垂。叶螺旋状着生，略呈5行排列，钻形，两侧扁，基部常展开。雌雄同株，雄球花矩圆形，单生叶腋，雄蕊螺旋状着生；雌球花单生于枝顶，每片鳞常具2个胚珠。球果近球形。种鳞约20枚，楯形，木质，背面有三角状突起。种子

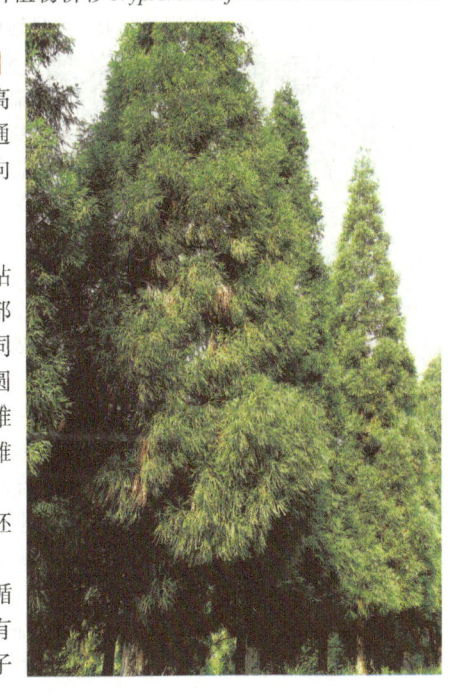

微扁，周围具窄翅。花期3~4月，果期10~11月。

【生境及分布】生于温暖湿润气候下的酸性土壤。我国河南以及长江流域以南至广东、广西等地有栽种。

【药用部位及采收】药用根皮或树皮。根皮全年可采，去栓皮；树皮春秋季采剥。切片，鲜用或晒干备用。

【性能功效】味苦，性寒。解毒杀虫。

【单方验方】1.治癣疮痛痒：柳杉鲜根皮（去栓皮）150g，捣烂，加食盐50g，开水冲泡，浸洗患处。2.治崩漏：柳杉、大叶紫珠、铁苋菜各10g，水煎服。

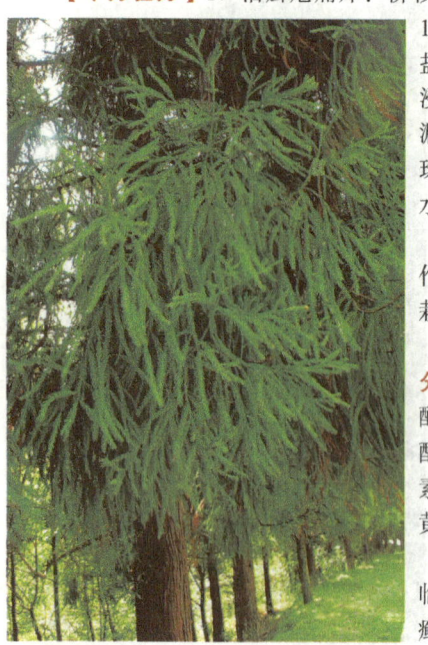

【园艺价值】作为桩景和绿化植物栽种，观叶类。

【主要化学成分】根含有扁柏双黄酮，树脂中含有杉树酯酚，叶中含有柳杉素榼双黄酮、金松双黄酮等。

【现代研究】临床上用于治疗皮肤癣疾，烫伤等。

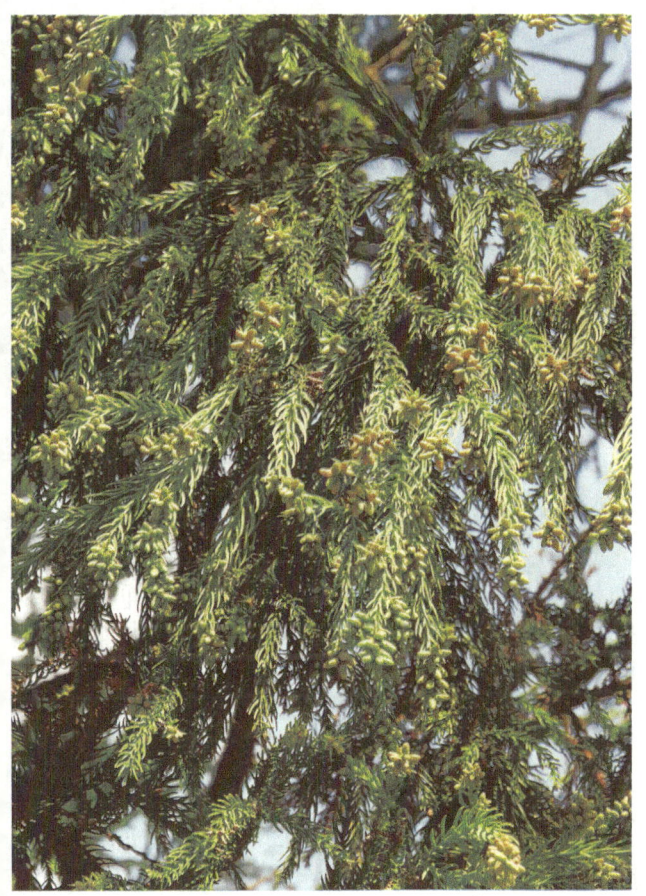

104 大枣

【别名】红枣,枣子。

【医籍记载】《本经》:"安中养脾,助(肋)十二经,平胃气,通九窍,补少气、少津液,身中不足,大惊,四肢重;和百药。"

【来源】鼠李科植物枣 Ziziphus jujuba Mill.。

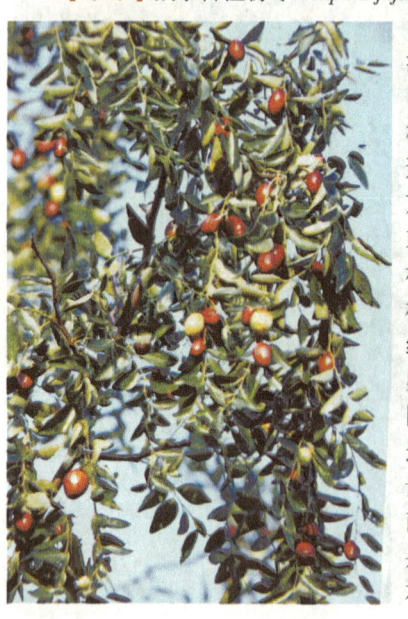

【形态特征】

灌木或乔木,高达10m。长枝无毛,幼枝纤细,呈"之"字形弯曲,紫红色或灰褐色,具2个托叶刺,直立或钩状;短枝长圆状;当年生小枝绿色。单叶互生,纸质,叶片卵圆形到卵状披针形,先端钝圆或圆形,基部偏斜近圆形,边缘有细锯齿,上面深绿色,下面浅绿色,基出脉3条。聚伞花序腋生;花小,黄绿色;花萼5

片；花瓣5瓣；雄蕊5枚；子房2室。核果长圆形或长矩圆形，成熟时深红色，中果皮肉厚，味甜，核两端锐尖。花期5～7月，果期8～10月。

【生境及分布】喜干燥冷凉气候，喜光，耐寒，耐干旱，耐盐碱。宜选干燥的山坡、丘陵、荒地，平原及路旁种植，砂质或砂质壤土栽培为宜。我国大部分地区有栽种。

【药用部位及采收】药用新鲜或干燥果实。秋季果实成熟时采收，随采随晒；因果皮薄，亦可阴干备用。

【性能功效】味甘，性温。补脾胃，益气血，安心神，调营卫，和药性。

【单方验方】1. 治体弱多汗：大枣10枚，乌梅9g，桑叶12g，浮小麦15g，水煎服。2. 治血虚眩晕，失眠：大枣10枚，百合15g，糯米30～50g，煮粥食用。每日1次。3. 治

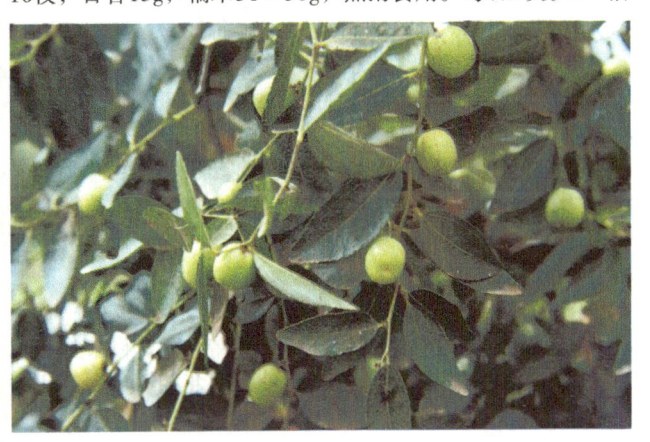

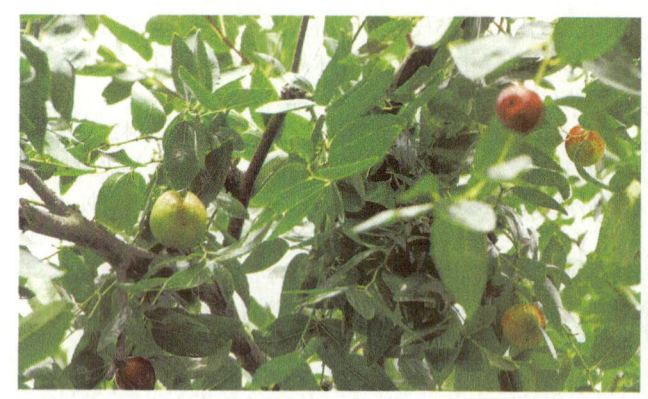

消渴口干：大枣去核、适量配炙甘草、杏仁、乌梅，共捣烂，蜂蜜为丸如枣核大，每日含服2~3次。4. 治血虚：大枣15g，生地黄20g，水煎溶化阿胶5~8g，每日1次。

【药膳】成熟果实洗净，直接生食。晒干后直接食用，或开水泡、炖汤、煮熟食用，或与粥同煮食用，或做点心馅等。

【园艺价值】作为桩景和绿化植物栽种，观果类。

【主要化学成分】果实含生物碱，三萜酸类化合物，皂苷类化合物等。果实的水溶性浸出物中含果糖，葡萄糖，蔗糖，少量的阿拉伯聚糖和半乳糖醛酸聚糖等。

【现代研究】药理研究显示，大枣有抗变态反应，增强肌力，延缓衰老，抗肿瘤，保肝和镇静等作用。临床上用于治疗内痔出血，春季卡他性结合膜炎，更年期综合征，银屑病和过敏性紫癜等。

105 酸枣仁

【别名】枣仁,酸枣。

【医籍记载】《本经》:"主心腹寒热,邪结气聚,四肢酸疼湿痹。"

【来源】鼠李科植物酸枣 *Ziziphus jujaba* Mill.var.*spinosa*(Bunge) Hu ex H.F.Chow。

【形态特征】落叶灌木,稀为小乔木,高1~3m。老枝灰褐色,幼枝绿色。单叶互生;托叶针状;叶片长圆状卵形

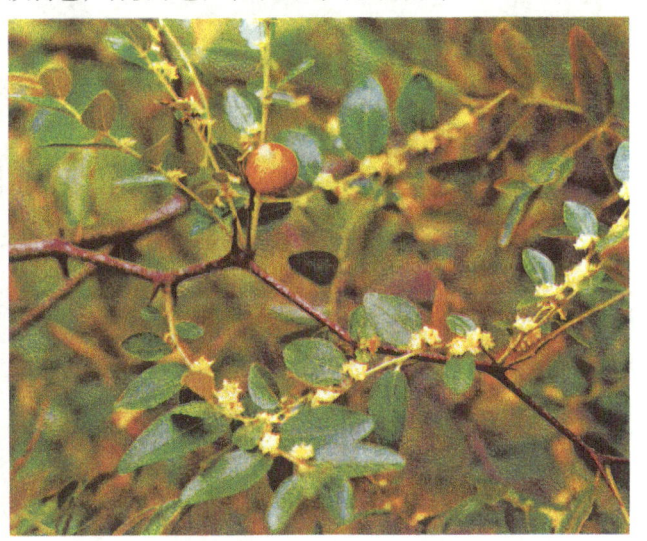

至卵状披针形,先端钝,基部圆形,稍偏斜,边缘具细锯齿。花小,2~3朵簇生于叶腋;花萼5裂,裂片卵状三角形;花瓣5瓣,黄绿色,与萼片互生;雄蕊5枚,与花瓣对生;花盘明显,10条浅裂;子房椭圆形,埋于花盘中,花柱2裂。核果肉质,近球形,成熟时暗红褐色,果皮薄,有酸味。花期

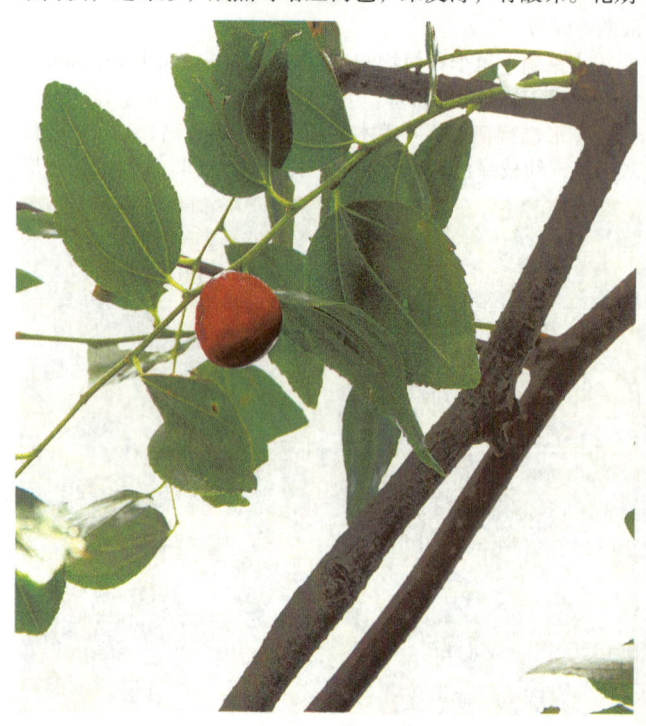

6~7月，果期9~10月。

【生境及分布】喜温暖干燥气候，耐寒，耐旱，耐碱。宜于向阳干燥的山坡、山谷、丘陵、平原、路旁的砂石壤土栽培。分布于我国华北、西北和辽宁、山东、江苏、安徽、河南、湖北及四川等地。

【药用部位及采收】药用成熟种仁。栽后7~8年的9~10月果实呈红色时，摘下浸泡一夜，搓去果肉，捞出，碾破核壳，淘取酸枣仁，晒干备用。

【性能功效】味甘、酸，性平。养心安神，敛汗，生津。

【单方验方】1. 治虚烦失眠：酸枣仁、甘草、知母、茯苓各12g，水煎服。2. 治心肝血虚汗出、心悸：酸枣仁、白芍、龙眼肉各12g，水煎服。3. 治体虚多汗：酸枣仁、五味子、黄芪各12g，水煎服。4. 治阴虚盗汗：酸枣仁、山茱萸、生地黄各12g，水煎服。

【园艺价值】作为桩景和绿化植物栽种，观果类。

【主要化学成分】种仁含生物碱，三萜类化合物，酸枣仁皂苷A、D，多种氨基酸和无机元素，大量脂肪油，蛋白质，阿魏酸，维生素C，植物甾醇及环腺苷酸等。

【现代研究】现代药理研究显示，酸枣仁有镇静催眠，镇痛，降温，延长惊厥潜伏期，对抗心律失常，引起血压下降和心肌传导阻滞，兴奋子宫，降低胆固醇总量和低密度脂蛋白等作用。临床上用于治疗失眠、神经衰弱和结核病等。

106 南蛇藤

【别名】大南蛇,南蛇藤根。

【医籍记载】《贵州草药》:(藤茎)"清热透疹,舒筋活络,调经。"《植物名实图考》:(根)"治无名肿毒,行血气。"

【来源】卫矛科植物南蛇藤 Celastrus orbiculatus Thunb.。

【形态特征】落叶攀援灌木。枝褐色,有多数白色皮孔。单叶互生,叶片近圆形至广倒卵形或长椭圆状倒卵形,先端渐尖或短尖,边缘具不规则钝锯齿。圆锥花序顶生,雌雄异株,长10~20cm,下部分支较上部的长;花梗粗壮有棱;花小,多而密生,绿白色,或黄绿色,5数;雄花萼片开

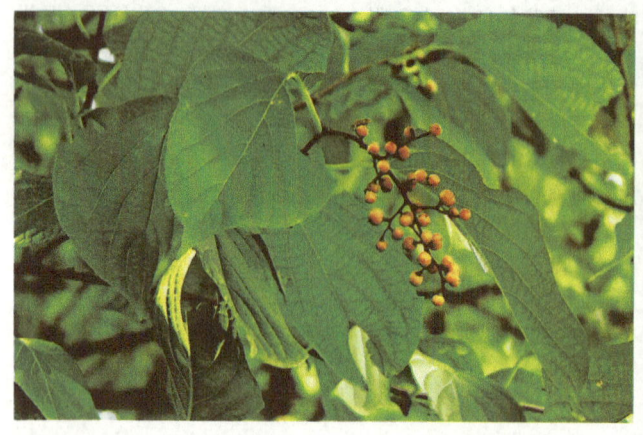

放，花瓣长椭圆形；雌花子房近球形，柱头3~4裂。蒴果球形，黄色，成熟时3瓣裂，每瓣有种子1~2粒；红色假种皮。花期4~5月，果期9~10月。

【生境及分布】生于丘陵、山沟及山坡疏林中。分布于我国大部分地区。

【药用部位及采收】药用藤茎，根。藤茎：春秋季采收，鲜用或切段晒干备用。根：8~10月采收，洗净鲜用或晒干备用。

【性能功效】藤茎：味辛，性凉。祛风除湿，活血化瘀。根：味辛、苦，性平。祛风除湿，活血通经，消肿解毒。

【单方验方】藤茎：1. 治风湿痹痛：南蛇藤、水麻柳根各15g，水煎服。2. 治跌打损伤：南蛇藤、倒触伞、矮陀陀各30g，泡酒服。3. 治经闭：南蛇藤、元宝草各10g，水煎服。4. 治外伤出血：南蛇藤、大枣各15g，水煎服；或用南蛇藤叶适量，研末撒放出血处。

根：1. 治风湿痹关节痛：南蛇藤根30g，猪蹄1个，水酒各半煎服。2. 治跌打损伤：南蛇

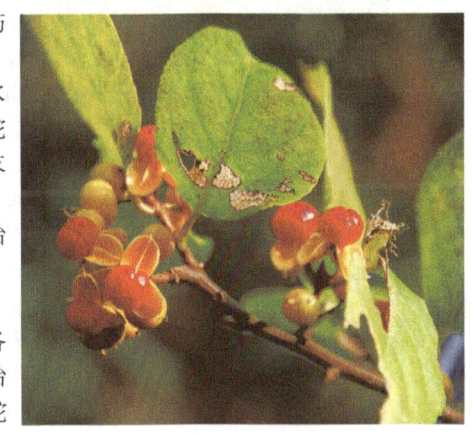

藤根皮120g，研末，每次6g，开水黄酒送服；白酒调药末适量外搽患处。3. 治肠风便血：南蛇藤根、五味子根各60g，水煎服，白糖为引。4. 治闭经、腰痛：南蛇藤根、金樱子根各15g，水煎服。

【主要化学成分】种子含较多脂肪油。根含南蛇藤醇，卫矛醇等。

【现代研究】药理研究显示，藤茎有镇静、安定、降血压和利尿等作用。根有抗菌和抑制肿瘤等作用。临床上藤茎用于治疗风湿性筋骨关节疼痛，小儿惊风，细菌性痢疾，跌打损伤，血小板减少症，经闭和牙痛等。根用于治疗风湿病筋骨关节疼痛，跌打肿痛，经闭，头痛，腰痛，疝气肿痛，痈疽，烧烫伤，蛇咬伤和牙痛等。

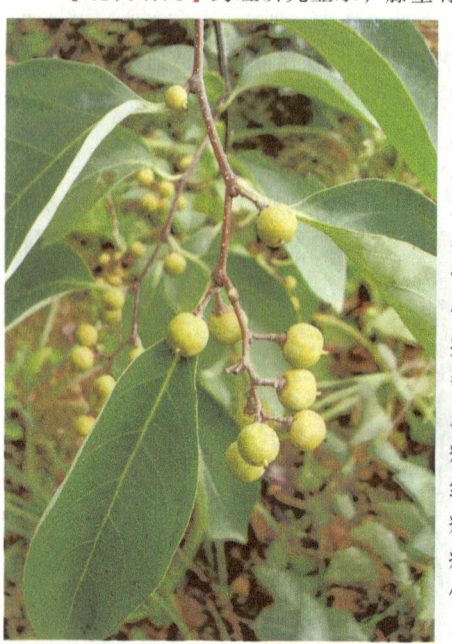

107　鬼箭羽

【别名】老鼠刺，血见愁。

【医籍记载】《本经》："主女子崩中下血；腹满汗出；除邪，杀鬼毒蛊疰。"

【来源】卫矛科植物卫矛 *Euonymus alatus*（Thunb.）Sieb.。

【形态特征】

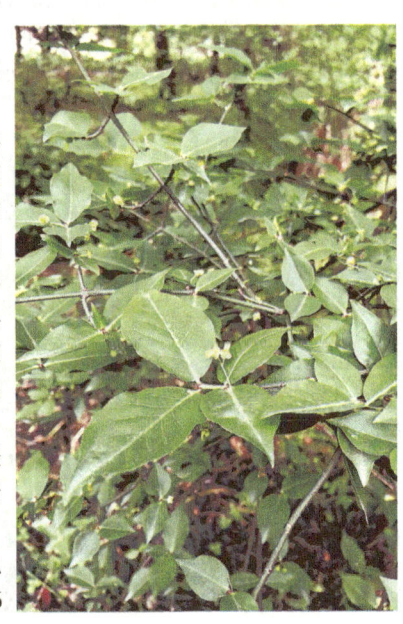

落叶灌木，高2m左右。全体光滑无毛，多分支。小枝有2~4条阔翅。叶对生，柄短；叶片倒卵形至椭圆形或广披针形，稍膜质，先端尖，基部锐形或楔形，边缘具锐锯齿。聚伞花序腋生；花萼片4片，浅裂，边缘有毛状齿；花瓣4瓣，圆形，黄绿色。蒴果椭圆形、紫绿色，常分裂为4荚。种子褐色，具橘红色假种皮。花期5~6

月，果期9~10月。

【生境及分布】生于山野疏林、路旁及土坎上。分布于我国华东、中部、西南等地。

【药用部位及采收】药用具翅状物枝条或翅状附属物。全年可采收，割取枝条后，取其嫩枝，晒干备用；或收集其翅状物，晒干备用。

【性能功效】味苦、辛，性寒。活血通经，祛瘀镇痛。

【单方验方】1. 治经闭：鬼箭羽、算盘子根、红牛膝各15g，泽兰、对月莲各10g，益母草12g，泡酒500ml，早晚各服15ml。2. 治产后腹痛：鬼箭羽15g，红花6g，当归10g，水煎服。3. 治干咳：鬼箭羽、红枣各30g，水煎服。4. 治风

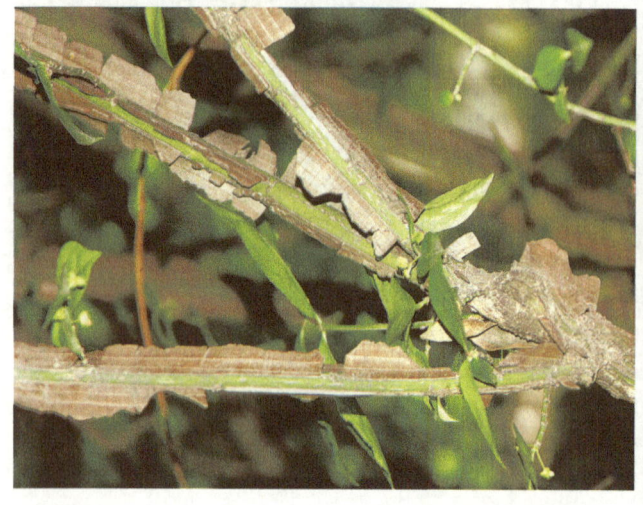

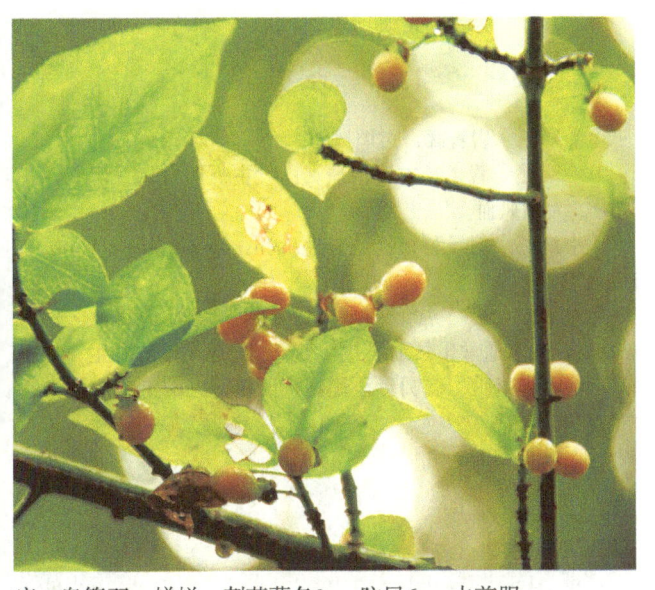

疹：鬼箭羽、蝉蜕、刺蒺藜各9g，防风6g，水煎服。

【园艺价值】作为桩景栽种，林木类。

【主要化学成分】带翅枝条含去氢双儿茶精，香橙素，鬼箭羽碱，雷公藤碱，卫矛碱，卫矛羰碱，新卫矛羰碱和草酰乙酸钠等。

【现代研究】药理研究显示，鬼箭羽有调节血脂，降血糖等作用。临床上用于治疗伤寒病，产后腹痛，月经不调，闭经，跌打伤痛，虫积腹痛，腹部包块，烧烫伤和虫蛇咬伤等。

108　扶芳藤

【别名】岩青藤，过墙风。

【医籍记载】《本草拾遗》："主一切血，一切气，一切冷，大主风血。"

【来源】卫矛科植物扶芳藤 *Euonymus fortunei*（Turcz.）Hand.-Mazz.。

【形态特征】常绿或半常绿灌木，匍匐或攀缘，高约150cm，枝上通常生长细根并具小瘤状突起。单叶对生，具短柄，叶片薄革质，椭圆形至椭圆状卵形，先端尖或短锐尖，

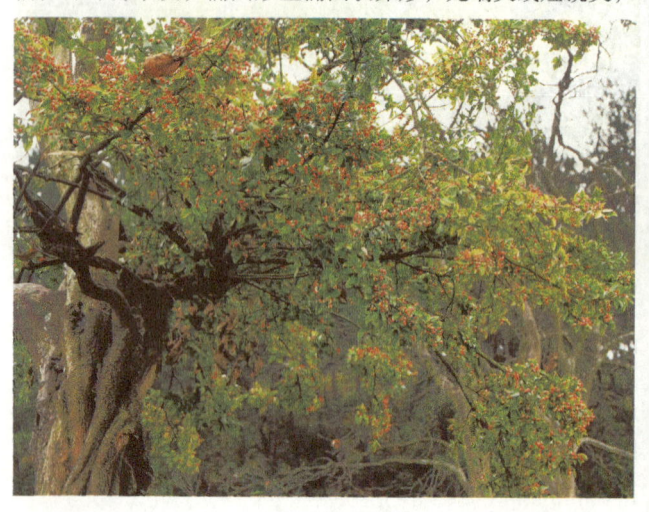

基部阔楔形；边缘具细锯齿。聚伞花序腋生，萼片4片；花瓣4瓣，绿白色，单性；子房上位。蒴果球形。花期6~7月，果期9~10月。

【生境及分布】生于林缘或攀援于树、墙壁上，有栽培。喜阴凉湿润气候。在富含腐殖质而肥沃的砂质壤土中栽培为宜。分布于我国中南、西南和山东、陕西等地。

【药用部位及采收】药用全株。全年可采收，清除杂质，切碎，晒干备用。

【性能功效】味辛，性平。舒筋活络，止血消肿。

【单方验方】1. 治骨折后关节强直：扶芳藤、玉枇杷各30g，水煎内服又外洗。2. 治跌打损伤：扶芳藤、羊角藤、

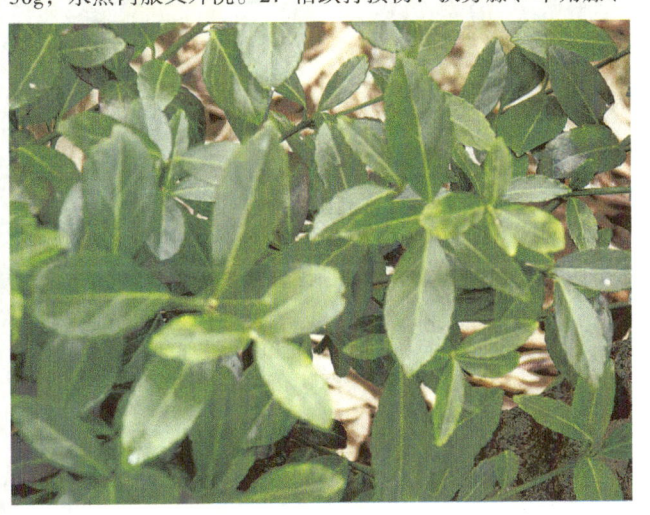

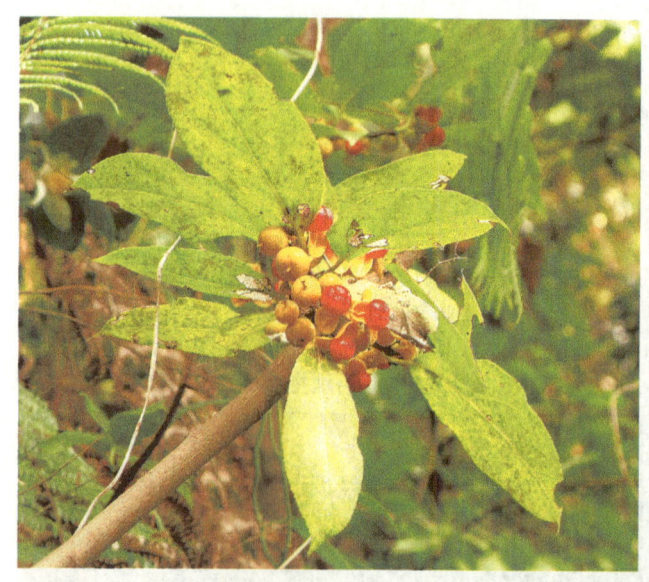

马鞍藤、大血藤各20g，泡酒服。3. 治风湿痹证筋骨关节疼痛：扶芳藤、红禾麻、透骨香各20g，水煎服。4. 治咯血：扶芳藤30g，水煎服。5. 治血崩：扶芳藤、石灰菜各30g，水煎服。

【园艺价值】作为桩景和绿化植物栽种，观叶类。

【主要化学成分】全株含卫矛醇，种子含番茄红素和胡萝卜素等。

【现代研究】临床上扶芳藤用于治疗跌打损伤，月经不调，骨折，腹泻，风湿病关节疼痛和创伤出血等。

109　昆明山海棠

【别名】火把花,紫金藤。

【医籍记载】《云南中草药》:"续筋接骨,祛瘀通络。"

【来源】卫矛科植物昆明山海棠 *Tirpterygium hypolaucum* (Lévl.) Hutch.。

【形态特征】落叶蔓性或攀援状灌木,高2~3m。根圆柱形,红褐色。小枝有棱,有圆形疣状突起,疏被短柔毛或近无毛。单叶互生,叶片宽椭圆形至卵形,先端渐尖,基部近圆形或宽楔形,边缘有细锯齿,上面绿色,下面粉白色。

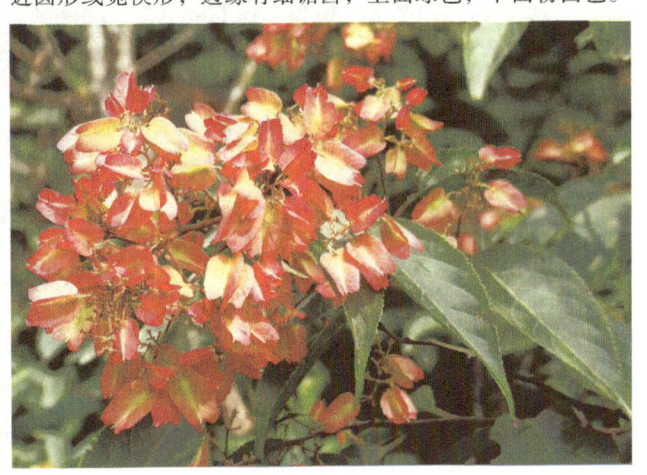

圆锥花序顶生；花小，白色；花萼5片；花瓣5瓣；雄蕊5枚；子房上位，三棱状。翅果赤红色，具膜状翅3个。花期夏季。

【生境及分布】多生于向阳山坡、灌木丛或疏林下。喜疏松土壤，喜光照。分布于浙江、江西、湖南、贵州、四川和云南等地。

【药用部位及采收】药用根。秋后采挖，洗净，切片晒干备用。

【性能功效】味苦，性寒；有大毒。祛风除湿，活血通络，消肿止痛，杀虫解毒。

【单方验方】1. 治风湿痹痛、跌打损伤：昆明山海棠30g，浸酒500ml，5~7天后可用，每次服5ml，每日2次。

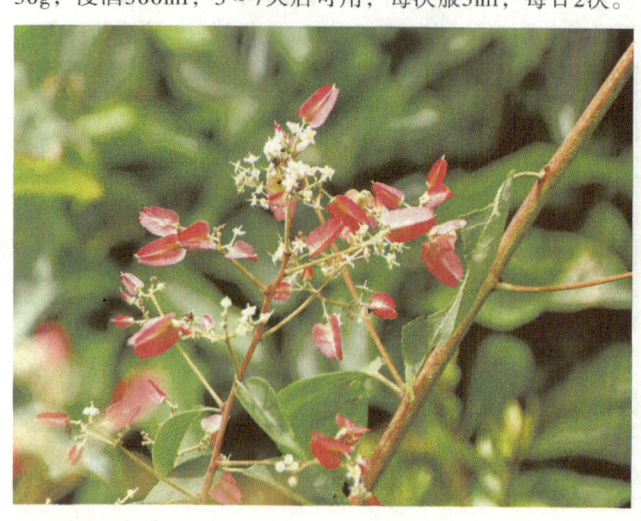

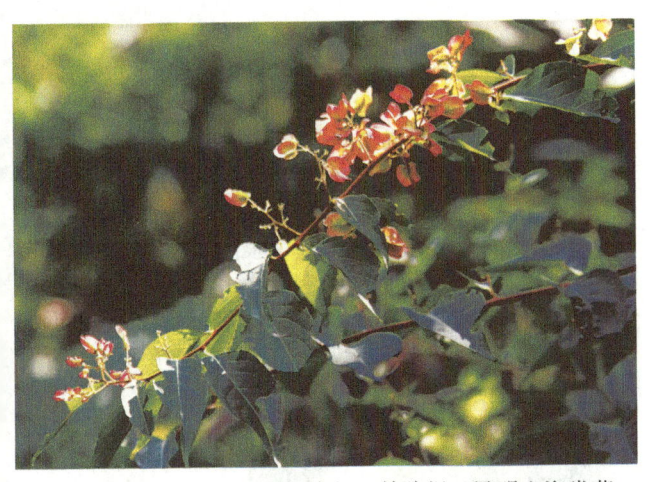

2. 治瘀血致出血不止（白血病）：羊蹄根、昆明山海棠藤、白花蛇舌草牡各30g，牡丹皮、小白藤各15g，水煎服。3. 治骨折肿痛：昆明山海棠根皮、糯米稀饭各适量，捣烂，敷患处。

【园艺价值】作为花木栽种，观果类。观红色翅果。

【主要化学成分】根含雷公藤碱，雷公藤次碱，卫矛碱，雷公藤甲素，山海棠内酯，齐墩果酸，山海棠酸和雷公藤三萜酸等。

【现代研究】药理研究显示，昆明山海棠有明显抑制免疫、抗炎、抗生育、抗肿瘤、解热和镇痛等作用。临床上用于治疗红斑狼疮，肺癌，胰腺癌，风湿性关节炎，类风湿性关节炎，跌打损伤，骨结核，银屑病，骨髓炎和疝气肿痛等。

110 雷公藤

【别名】红紫根，黄藤草。

【医籍记载】《湖南药物志》："杀虫，消炎，解毒。"

【来源】卫矛科植物雷公藤 *Tirpterygium wifordii* Hook.f.。

【形态特征】蔓性落叶灌木。根内皮呈橘黄色。小枝具4~6条棱，有近圆形小瘤状突起和锈褐色茸毛。叶互生，

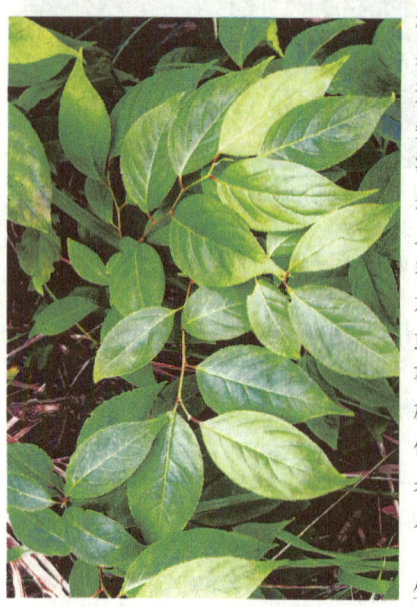

椭圆形至广卵圆形，基部半圆形或略带楔形，顶生短尖或渐尖，表面光滑，背面淡绿色，叶脉每侧5条，间有4或6条，脉上疏生锈褐色短柔毛，边缘具细锯齿。花小，绿白色，顶生或腋生圆锥花序；花萼5浅裂；花瓣5瓣；雄蕊5枚；子房上位，3室，三棱状。蒴果长圆形。花期7~8月，果期9~10月。

【生境及分布】生于背阴多湿的山

坡，树木丛中或溪谷边。宜在偏酸性、肥沃、土层深厚的砂质壤土或黄壤土栽培。分布于我国长江流域至南部各地。

【药用部位及采收】药用木质藤茎，叶。藤茎：栽培3～4年可采收。秋季挖取根部，抖净泥土，晒干；或去皮晒干备用。叶：春夏季采收，洗净，晒干备用或鲜用。

【性能功效】藤茎：味苦，性寒；有大毒。祛风除湿，活血通络，消肿止痛，杀虫解毒。叶：味苦，性寒；有毒。清热解毒。

【单方验方】藤茎：1. 治风湿痹痛：雷公藤10g，或配伍独活、桑枝、威灵仙、姜黄等各12g，浸酒1000ml，每次服10～15ml，每日1～2次。2. 治热毒痈肿疔疮、腰带疮：雷公藤、蟾酥、乌药各适量，研末调搽患处。

叶：治湿疹、疥疮皮肤瘙痒：雷公藤鲜叶适量，捣烂外

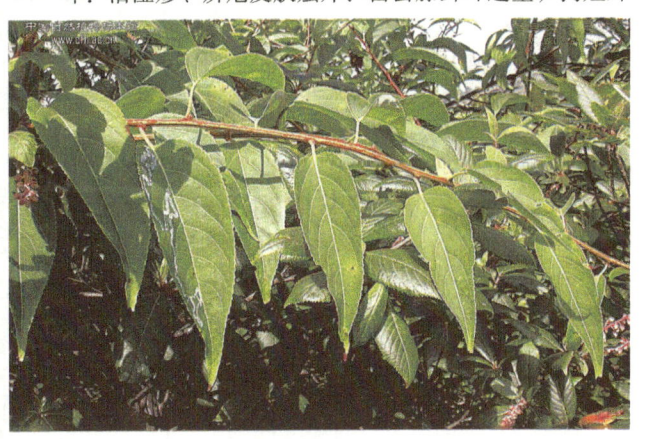

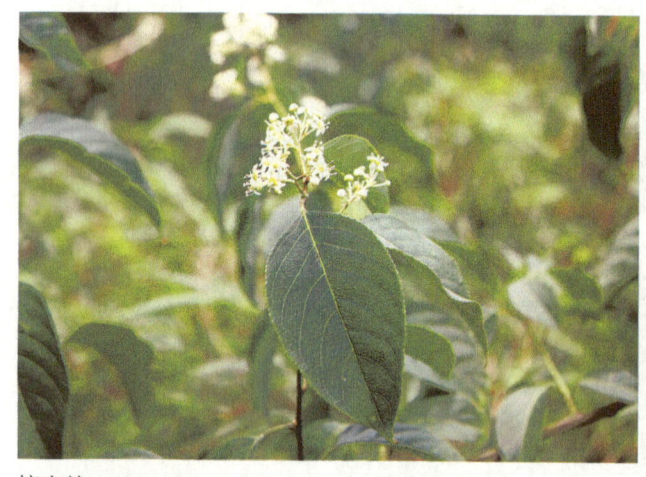

擦患处。

【园艺价值】作为桩景和绿化植物栽种,藤木类。

【主要化学成分】藤茎含生物碱类,二萜类,三萜类,倍半萜类,南蛇藤醇,雷公藤总苷,雷公藤多苷,葡萄糖,鞣质和有机酸等。

【现代研究】药理研究显示,雷公藤有明显抑制免疫功能、抗炎、抗肿瘤,降低肾小球滤过膜通透性、使蛋白尿减少和抑制金黄色葡萄球菌、枯草杆菌等作用。雷公藤有肝功能损害,减少白细胞及血小板,导致月经失调,精子减少,性腺功能抑制等毒副作用。临床上用于治疗各型肾炎,红斑狼疮,肺癌,胰腺癌,风湿性关节炎,类风湿性关节炎及坐骨神经痛等。

111　无患子

【别名】木患子,无患子皮。

【医籍记载】《生草药性备要》:(种子)"止血,煨食杀虫,去腻;煮膏药祛风、消肿、拔毒。"《本草求原》:(果皮)"洗疥癫疳疮。"

【来源】无患子科植物无患子树 Sapindus mukorossi Gaerth.。

【形态特征】乔木,高10~15m,小枝密生皮孔。双数羽状复叶。小叶8~12片,卵状披针形至长椭圆形,长6~13cm,宽2~4cm,顶端渐尖,基部宽楔形,两侧不等齐,全缘,无毛或仅在背面中脉上有微毛。圆锥花序顶生,主轴和分支有茸毛;花小,开放时直径3~4mm;萼片和花瓣各5片(瓣),边缘有小睫毛;花瓣的瓣柄内

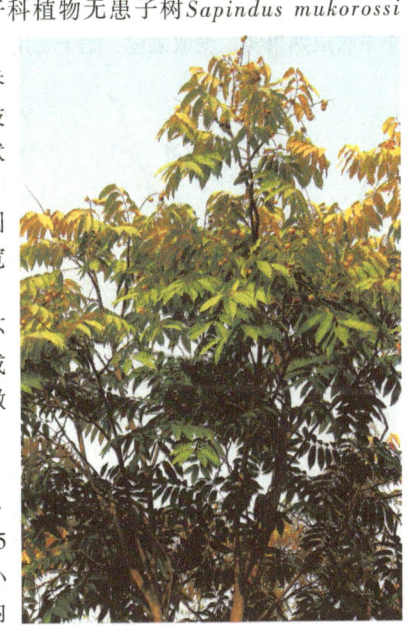

侧有被长柔毛的鳞片2片。核果球形，熟时淡黄色，由子房的1室发育而成，未发育的部分残留基部；种子球形，黑色，坚硬。花期5~6月，果期10月。

【生境及分布】生于山坡林中。喜温暖湿润气候，喜阳光充足，雨量充沛环境。在土层深厚、排水良好的肥沃土地栽培为宜。分布于我国台湾和长江以南各地。

【药用部位及采收】药用种子、果皮。种子：秋季采收成熟果实，除去果肉和果皮，取种子，晒干备用。果皮：秋季采收成熟果实，剥取果皮，晒干备用。

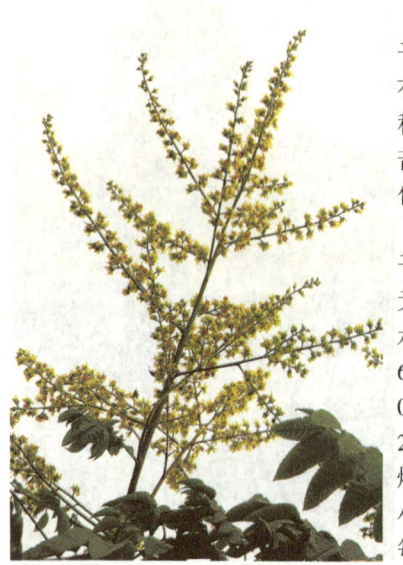

【性能功效】种子：味苦、辛，性寒；有毒。清热，祛痰，消积，杀虫。果皮：味苦，性平；有毒。清热化痰，止痛，消积。

【单方验方】种子：1.治双单蛾喉：无患子9g，凤尾草9g，水煎服；或无患子6g，元明粉4.5g，梅片0.6g，研极细末吹喉。2.治哮喘：无患子火煅研末，开水冲服，小儿每次0.6g，成人每次6g，每日1次，连服数天。3. 治牙齿肿痛：无患子30g，大黄、香附各30g，盐15g，煅研为末，每日涂搽痛处。

果皮：1. 治喉痹肿痛：无患子皮捣烂，取汁和白汤饮服；或无花果（去核）60g，蜂蜜120g，浸泡半月后，每日用2~3粒，每次半粒含咽。2. 治虫积食滞：无患子肉9g，水煎服。3. 治虫蛇咬伤或无名肿毒：无患子果肉适量，捣烂，水调外敷患处。

【园艺价值】作为桩景和绿化植物栽种，乔木类。

【主要化学成分】种子含脂肪，蛋白质和非纤维碳水化合物，戊聚糖和粗纤维等。果皮含无患子倍半萜苷，无患子皂苷和常春藤皂苷元等。

【现代研究】临床上种子用于治疗滴虫性阴道炎，蛔虫腹痛，皮肤癣，感冒音哑和咽喉炎肿痛等。果皮用于治疗咽喉炎肿痛，疝气疼痛，风湿关节痛，虫积腹痛和消化不良等。

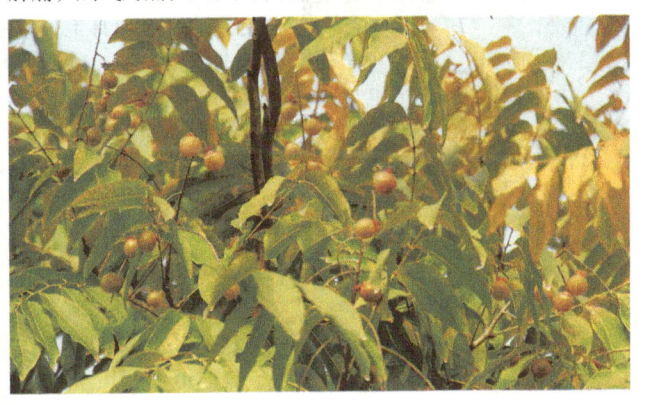

112 梧 桐

【别名】梧桐子，桐花，桐叶。

【医籍记载】《本草纲目》：（种子）"治小儿口疮，和鸡子烧存性研掺。"《山海草函》：（花）"治杖丹，癞头，汤火伤。"

【来源】梧桐科植物梧桐 Firmiana plantanifolia（L. f.）Marsili。

【形态特征】落叶乔木，高达16m。树干直，枝粗壮，树皮青色。单叶互生，叶片心形，3~5条掌状深裂，裂片三角形，先端渐尖，基部心形，裂片先端渐尖，幼时上面具毛，以后毛渐退则光滑；叶脉掌状。圆锥花序顶生，花单性或杂性，淡绿色；萼片5片；无花瓣；雄花中雄蕊10~15枚合生；雌花子房由5个心皮联合而成，花柱长。蓇葖果球形，纸质，有柄。种子4~5粒，球形，生于叶状果瓣边缘。花期6~7月，果期10~11月。

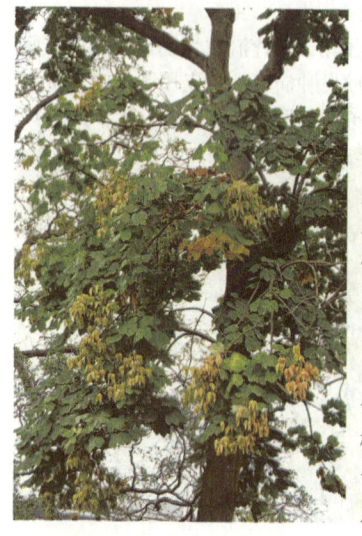

【生境及分布】我国各地均有栽培。

【药用部位及采收】药用种子、花叶、根皮。种子：秋季果实成熟时采收果枝，打落种子，除去杂质，晒干备用。花叶：夏秋季采收，随采随用，或晒干备用。

【性能功效】种子：味甘，性平。镇咳，祛风，和血，通络。花：味甘，性平。利湿消肿，清热解毒。叶：味苦，性寒。祛风除湿，解毒消肿，降压。

【单方验方】种子：1. 治咳嗽：梧桐子、五匹风各10g，水煎服。2. 治鼻衄：梧桐子、白茅根各20g，水煎服。

根皮：1. 治骨折伤痛：梧桐皮、水冬瓜、园麻根各适量，捣烂包。2. 治热淋：梧桐皮、须须药各20g，水煎服。

花叶：1. 治水肿：干梧桐花9～15g，水煎服。2. 治烫伤：干梧桐花适量，研末，香油调涂；另用干梧桐花、野烟叶各30g，水煎服。3. 治跌打损伤、风湿骨痛：梧桐叶15～30g，水煎服。4. 治疮痈疖肿：梧桐鲜叶、紫花地丁各等量，捣烂，

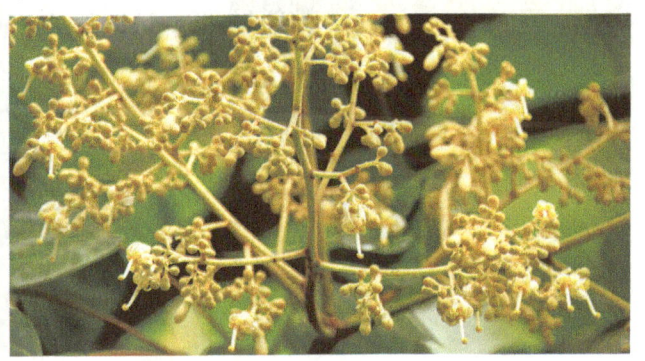

砂糖调服患处。5. 治刀伤出血：梧桐叶适量，研末涂敷伤处。6. 治风湿痹痛：梧桐叶、野烟叶各30g，水煎服。

【园艺价值】作为桩景、行道树和绿化植物栽种，观叶类，还可观果。

【主要化学成分】种子含脂肪油，粗纤维，蛋白质，非氮物质及咖啡碱等。花含齐墩果酸，β-谷甾醇，芹菜素和水溶性多糖等。叶含芸香苷，β-香树脂醇，甜菜碱，胆碱，果胶和水溶性多糖等。

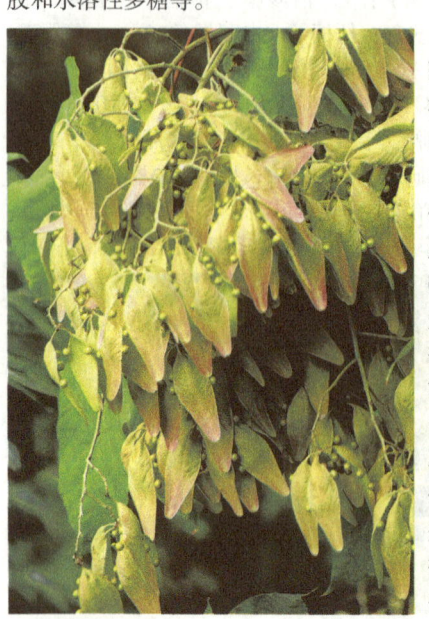

【现代研究】药理研究显示，梧桐种子有降低血压和止血作用。梧桐叶有降压，镇静的作用。临床上种子用于治疗感冒咳嗽，风湿性关节炎，跌打损伤骨折，鼻腔出血，腹泻和疝气等。叶用于治疗水肿，小便不利，无名肿毒，创伤红肿，头癣，痔疮，脱肛，跌打损伤，风湿病和烫伤等。

113　五加皮

【别名】南五加。

【医籍记载】《本经》："主心腹疝气，腹痛，益气……小儿不能行，疽疮阴蚀。"

【来源】五加科植物细柱五加Acanthopanax gracilistylus W. W. Smith 和无梗五加Acanthopanax sessiliflorus（Rupr. et Maxim.）Seem.。

【形态特征】细柱五加：灌木，有时蔓生，高2~3m。枝灰棕色，茎直立或攀援，无刺或在叶柄基部单生扁平刺。叶互生，叶柄有细刺；掌状复叶5片，顶端1片较大，两侧小叶渐次较小，倒卵形至倒披针形，先端尖或短渐尖，基部楔形，两面无毛，边缘具细锯齿。伞形花序单生于叶腋或短枝末梢；花萼5齿裂；花黄绿色，花瓣5瓣；雄蕊5枚；子房2

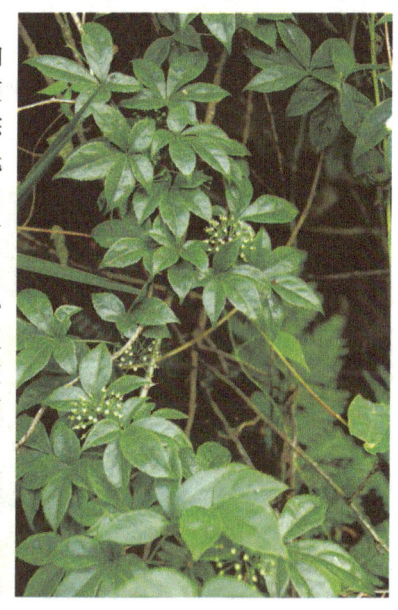

室。核果近浆果状,扁球形,熟时黑色。花期4～7月,果期7～10月。

【生境及分布】生于灌丛、林缘、山坡、路旁或村落中。喜温和湿润气候,耐荫蔽,耐寒。在向阳较潮湿的丘陵、河边、土层深厚肥沃、排水良好、稍带酸性的冲积土或砂质壤土栽培生长良好。分布于我国中南、西南和山西、陕西、江苏、安徽、浙江、江西、福建等地。

【药用部位及采收】药用根皮。栽后3～4年的夏、秋两季采收,挖取根部,除去须根,刮皮,抽去木质部分,晒干或炕干备用。

【性能功效】味辛、苦、甘,性微温。祛风湿,强筋骨,利水。

【单方验方】1. 治风湿痹证筋骨疼痛:五加根、薜荔藤

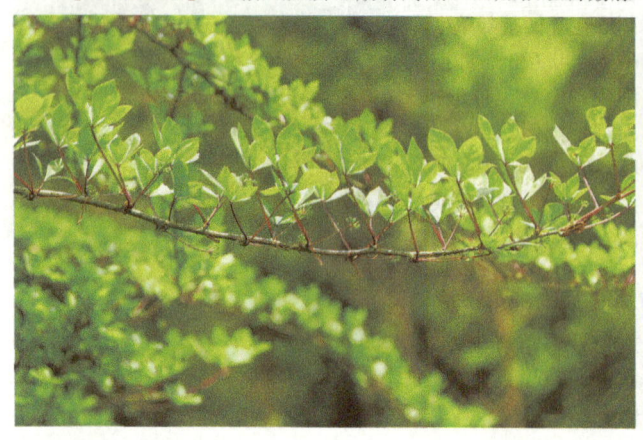

各30g，猪蹄1只，加水适量炖，去渣取汤，甜酒兑服。2. 治跌打损伤肿痛：五加皮、泽兰叶、芋儿七各适量，捣烂，酒炒热，外包伤处。3. 治阴囊水肿：五加皮9g，地骷髅30g，水煎服。4. 治失眠心烦：五加皮、五味子各6g，加白糖适量，开水冲服代茶饮。

【园艺价值】作为桩景和绿化植物栽种，灌木类。

【主要化学成分】根皮含丁香苷，刺五加苷，右旋芝麻素，硬脂酸，棕榈酸，挥发油，亚麻酸，β-谷甾醇，维生素A、B_1等。

【现代研究】药理研究显示，五加皮有抗炎，镇痛，抗应激，提高血清抗体浓度，影响机体核酸代谢和性激素样等作用。临床上用于治疗跌打损伤，风湿病关节疼痛，久病腰痛，年老体弱，小儿走路延迟，水肿和骨折等。

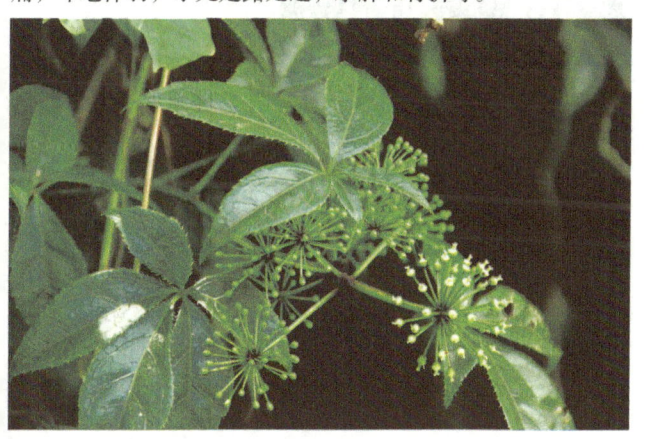

114 楤木

【别名】刺老包，楤木根。

【医籍记载】《全国中草药汇编》：（茎及茎皮）"祛风除湿，利尿消肿，活血止痛。"《草木便方》：（根及根皮）"解毒散热，除风痰。治瘰疬疮烂，鼻衄，牙痛，痔，痢，疯狗（咬伤）。"

【来源】五加科植物楤木 Aralia chinensis L.。

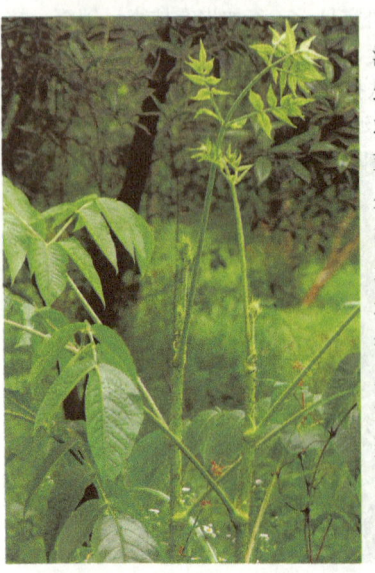

【形态特征】落叶灌木或小乔木，高2~5m。树皮灰色，疏生粗壮直刺；小枝被黄褐色茸毛，疏生细刺。叶互生，2~3回单数羽状复叶，卵圆形或宽卵形，先端钝尖，基部圆形，边缘具稠密的细锯齿。伞状花序集成大圆锥花序，被黄褐色茸毛；萼5齿裂；花淡绿白色；花瓣5瓣；雌蕊5枚；子房5室。浆果状核果，熟时紫黑色，具5棱。花期7~9月，果期9~11月。

【生境及分布】生于杂木林中。耐寒，耐旱，有一定的适应能力。宜在向阳、疏松肥沃的腐殖土中生长。分布于我国西南及黄河流域以南各地。

【药用部位及采收】药用茎及茎皮，根及根皮。茎及茎皮：栽植2~3年后可采收，春夏季采收，晒干备用或鲜用。根及根皮：9~10月挖根，或剥取根皮，晒干备用。

【性能功效】茎及茎皮：味辛、微苦，性平。活血化瘀，祛风除湿，利水。根及根皮：味辛、苦，性平。活血通经，祛风除湿，解毒散结。

【单方验方】茎及茎皮：1.治跌打损伤痛：鲜楤木皮适量，捣烂外敷伤处。2.治胃脘痛、便血：楤木皮、羊奶奶

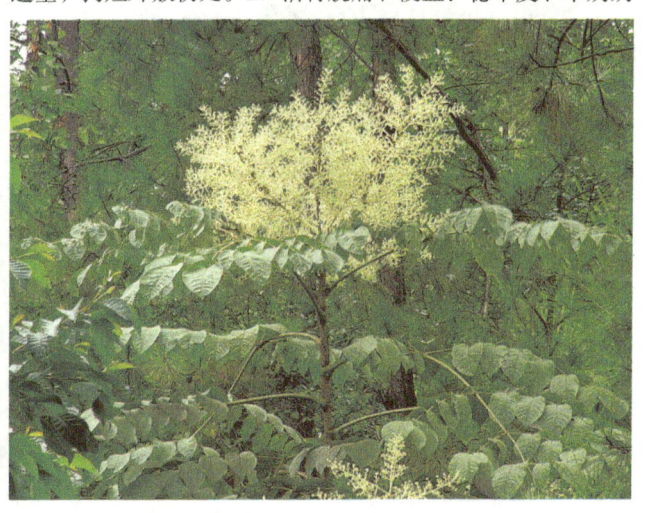

根各20g，水煎服。3. 治风湿关节疼痛：楤木皮30g，猪瘦肉120g煎汤，取汤煎药服。4. 治胁痛口苦：楤木、白英各30g，水煎服。

根及根皮：1. 治骨折伤痛：楤木根、水冬瓜、泽兰、禾麻根各适量，捣烂外包伤处。2. 治痔疮疼痛、便血：楤木根、羊奶奶根各20g，水煎服。3. 治风湿痹证筋骨疼痛：楤木根、大风藤各20g，水煎服。4. 治风热咳嗽：楤木根、兔耳风根各15g，水煎服。

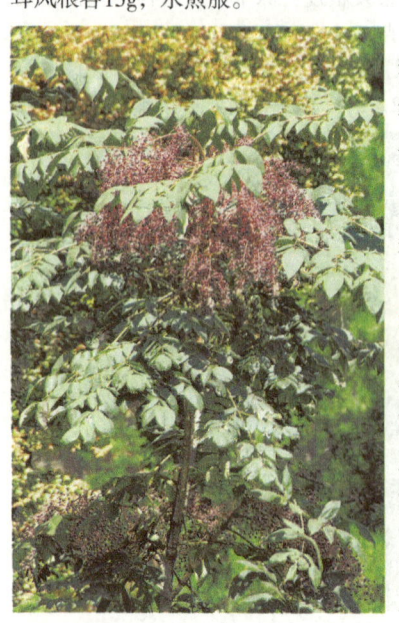

【药膳】鲜嫩芽洗净，开水焯后凉拌，炒熟、做汤或入火锅煮后食用。

【园艺价值】作为桩景和绿化植物栽种，乔木类。

【主要化学成分】茎及茎皮含齐墩果酸，刺囊酸，常春藤皂苷元，豆甾醇，菜油甾醇和谷甾醇等。根及根皮含楤木皂苷A、B和银莲花苷等。

【现代研究】药理研究显示，楤木茎及茎皮有镇痛，镇静和抗实验性胃溃疡等作用。根及根皮有抗心肌缺血损伤等作用。临床上茎及茎皮用于治疗风湿性关节炎，痛风，漆疮，腰腿痛，胃、十二指肠溃疡，疟疾，吐血和跌打损伤等。根及根皮用于治疗感冒，咳喘，风湿性关节炎，腰痛，水肿，腹水，黄疸，闭经，痢疾，带下和跌打损伤等。

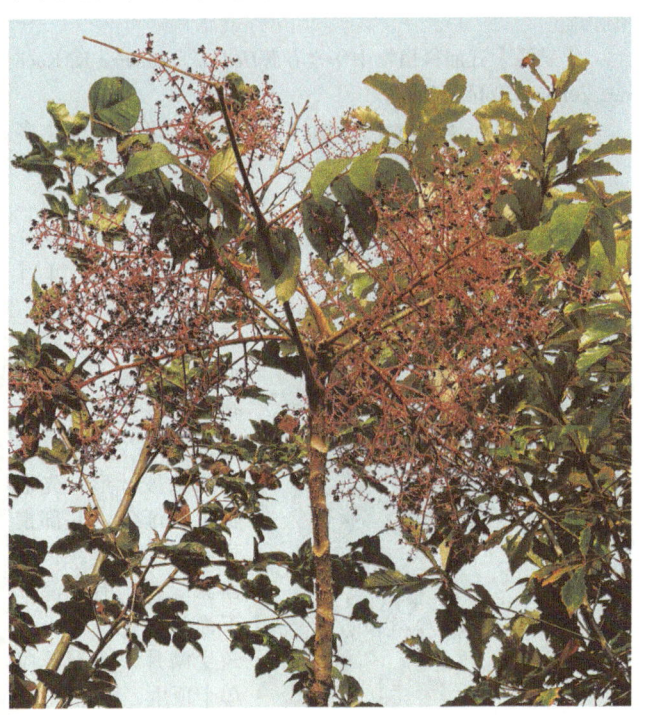

115 三角枫

【别名】三角风，常春藤。

【医籍记载】《本草纲目》："主风湿流注疼痛，及痈疽肿毒。"

【来源】五加科植物中华常春藤 *Hedera nepalensis* K. Koch var. *sisnesis*（Tobl.）Rehd.。

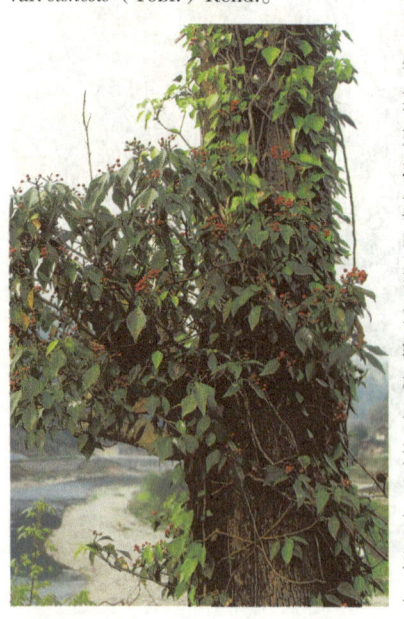

【形态特征】多年生常绿攀援灌木，茎长达20m。茎光滑，嫩枝上有柔毛如鳞片状，有气生根。单叶互生，革质，光滑；叶柄具星状毛；叶二型，不育枝上叶为三角状卵形或戟形，全缘或3裂；花枝上叶椭圆状披针形，先端长尖而渐尖，基部楔形或心形，全缘，上面深绿色，有光泽，下面淡绿色，无毛或疏生鳞片。伞形花序单个顶生，有花5~40

朵；花萼近全缘；花瓣5瓣，三角状卵形，淡黄白色；雄蕊5枚，杂有紫色；子房下位，5室。果圆球形，黄色或红色。花期9~10月，果期翌年3~5月。

【生境及分布】生于阔叶林中树干或沟谷阴湿的岩石上。喜半阴半阳环境，可利用边角地缘空隙处栽培。分布于我国南方和贵州等地。

【药用部位及采收】药用茎叶。鲜用可随采随用，干品宜在生长旺盛期采收，切段晒干备用。

【性能功效】味苦，性温。祛风除湿，消肿散结。

【单方验方】1. 治风湿关节痛：三角枫、千里光、追风伞各30g，水煎内服又外洗。2. 治跌打腰痛：三角枫、青风藤各30g，酒水各半煎服。3. 治月经不调：三角枫、连钱草、玉竹各20g，甜酒水煎服。4. 治痈

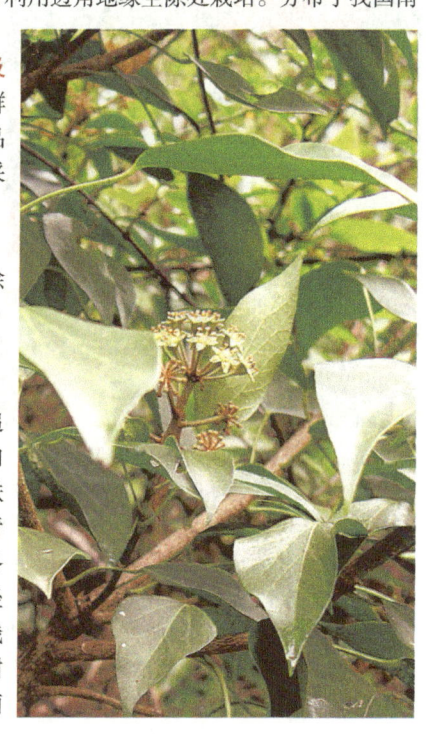

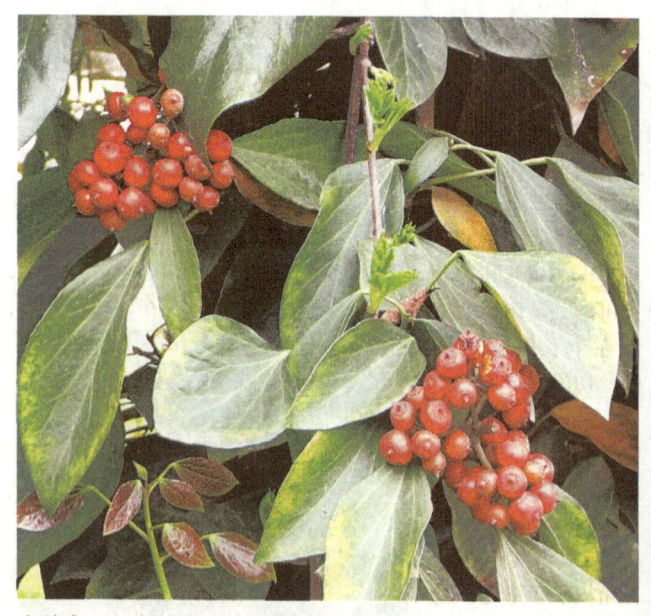

疽肿毒：三角枫20g，水煎内服又外洗。

【药膳】鲜嫩茎叶洗净，开水焯后凉拌，或炒熟食用。

【园艺价值】作为观赏藤木栽种，蔓木类。

【主要化学成分】茎含鞣质及树脂。叶含常春藤苷，肌醇，胡萝卜素，糖类和鞣质29.4%等。

【现代研究】药理研究显示，三角枫有强心，利尿和抗菌等作用。临床上用于治疗跌打损伤，风湿性关节痛，肝炎，中风后遗症半身不遂和湿疹皮肤瘙痒等。

116 刺 楸

【别名】刺楸树皮,刺楸根皮。
【医籍记载】《贵州民间方药集》:"治骨折。"
【来源】五加科植物刺楸 *Kalopanax septemlobus*（Thunb.）Koidz.。

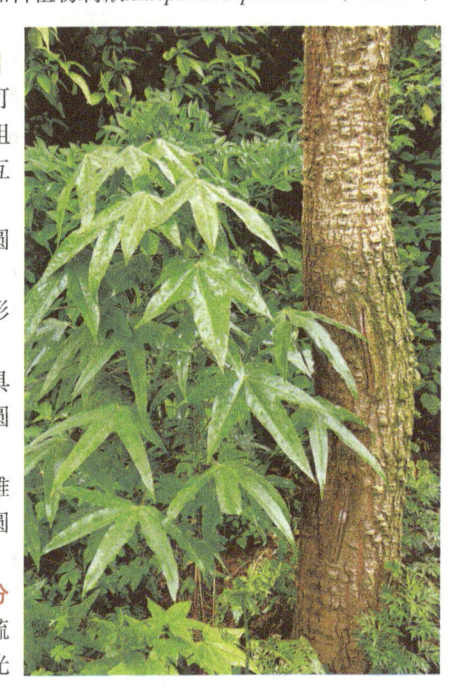

【形态特征】落叶乔木,高可达30m。小枝具粗刺。叶在长枝上互生,短枝上簇生;坚纸质;叶片近圆形;掌状5~7裂;裂片三角状卵圆形至长椭圆状卵形,先端长尖,边缘具锯齿。伞状花序圆锥状;萼片光滑,5裂;花瓣5瓣;雄蕊5枚。果实近圆球形。

【生境及分布】生于山坡稀疏灌木丛中。喜阳光充足的环境，不耐干旱，不耐低湿水涝。以土质肥沃疏松又排水良好的砂质壤土栽培为宜。分布于我国南方各地。

【药用部位及采收】药用树皮、根、叶。树皮：全年可采，剥取树皮，洗净，晒干备用。根：夏末秋初采挖，洗净，切片，鲜用或晒干备用。叶：夏秋季采收，多鲜用。

【性能功效】味苦、辛，性平。活血化瘀，祛风除湿。

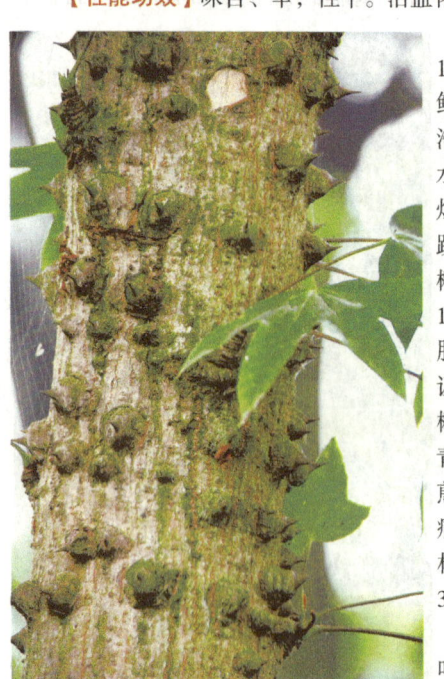

【单方验方】
1. 治骨折疼痛：鲜刺楸树皮、三月泡根、母猪藤根、水麻叶各适量，捣烂外包伤处。2. 治跌打损伤疼痛：刺楸根30g，土鳖虫10g，酒水各半煎服。3. 治风湿痹证关节疼痛：刺楸根、山冬青、青风藤各20g，水煎服。4. 治筋骨痛：鲜刺楸根60g，杜衡3g，鸡血藤30g，水煎服。

【药膳】鲜嫩叶洗净，开水焯后

凉拌，炒熟食用。

【园艺价值】作为桩景和绿化植物栽种，乔木类。

【主要化学成分】茎皮、根皮含鞣质，多炔类化合物，黄酮苷，香豆精苷，少量生物碱，挥发油，皂苷，树脂和淀粉等。

【现代研究】临床上用于治疗风湿病筋骨疼痛，骨折和跌打损伤等。

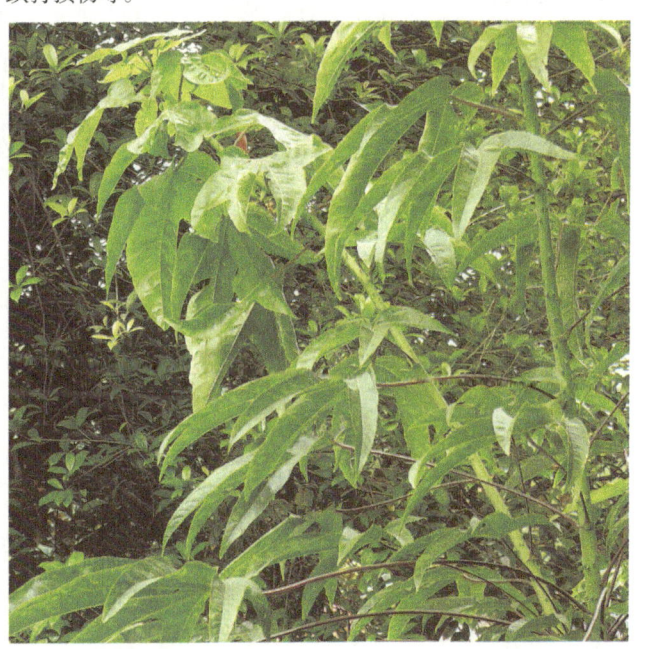

117 通草

【别名】通脱木。

【医籍记载】《本草纲目》："通草，色白而气寒，味淡而体轻，故入太阴肺经，引热下降而利小便；入阳明胃经，通气上达而下乳汁。"

【来源】五加科植物通脱木 Tetrapanax papyriferus (Hook.) K. Koch。

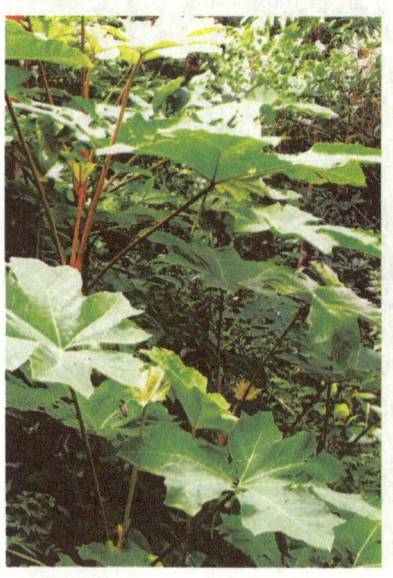

【形态特征】灌木或小乔木。茎木质，中有白色的髓。叶大，互生，聚生茎顶，基部心脏形，叶片5～7裂，边缘有细锯齿，上面无毛，下面有白色星状茸毛；叶柄粗壮；托叶2片，膜质，基部合生。花小，有柄，多数为伞形花序排列成大圆锥花丛；苞片披针形；花瓣4瓣；雄蕊4枚；子房下位，2室。核果状浆果扁球形，紫黑色。花期10～12月，果期翌年1~2月。

【生境及分布】生于向阳山坡、屋旁、路边及杂木林中。喜温暖湿润和阳光充足的环境，不甚耐寒。适宜在肥沃的砂质壤土中栽培。分布于贵州、四川、云南、广西、福建、台湾、湖南、湖北和广东等地。

【药用部位及采收】药用茎髓。秋季选择生长3年以上的植株，割取地上茎，切段，捅出髓心，理直，晒干备用。

【性能功效】味甘、淡，性微寒。清热利水，下乳，通经。

【单方验方】1. 治热气淋涩，小便赤如红花汁者：通草15g，葵子12g，滑石20g，石韦10g，水煎服。2. 产后乳汁不下或不畅：通草6g，穿山甲、川芎各10g，水煎服。3. 月经不调：通草3~5g，丹参、川芎、益母草各10g，水煎服。

【园艺价值】做花木观赏，观叶类。

【主要化学成分】茎髓含灰分，脂肪，蛋白质，粗纤维，戊聚糖和葡萄糖醛酸等。

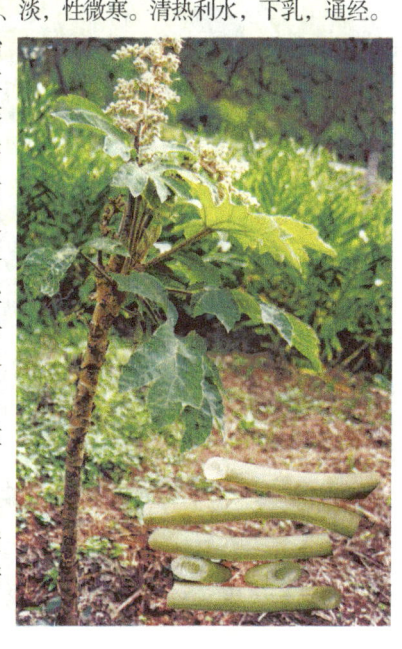

【现代研究】药理研究显示,通草有利尿,促进乳汁分泌,促进肝脏脂肪代谢,促进钙吸收和导泻等作用。临床上用于治疗小便不利,淋病,水肿,产妇乳汁不通和鼻塞等。

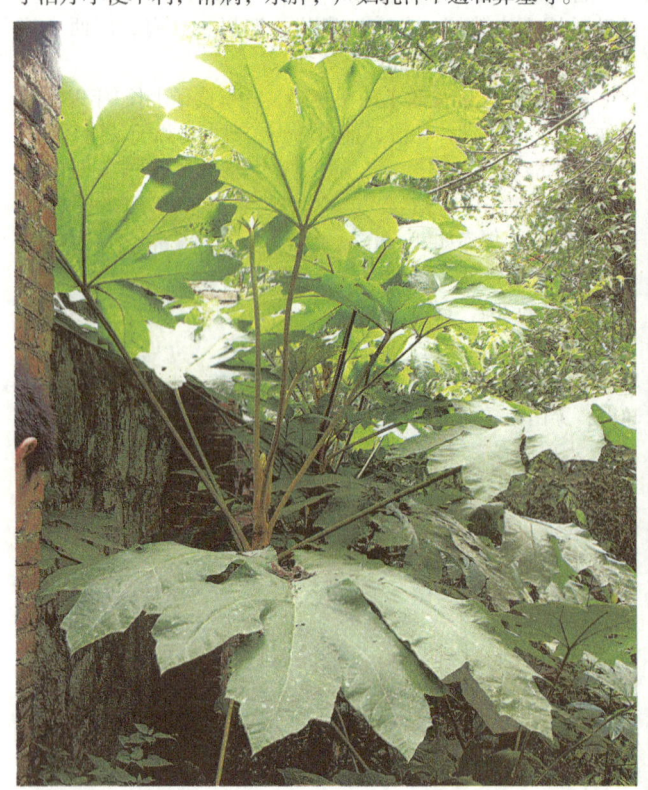

118　狗脊贯众

【别名】贯众，狗脊。

【医籍记载】《本经》："主腹中邪热气，诸毒，杀三虫。"

【来源】乌毛蕨科植物单芽狗脊蕨 *Woodwardia unigemmata*（Makino）Nakai。

【形态特征】多年生草本，高约1m。根茎短而横生，叶柄基部密被棕毛、披针形大鳞片。叶近生，叶柄长30～60cm，禾秆色；叶片厚纸质，卵状长圆形，叶轴顶部和羽片着生处下面生1个被棕红色鳞片的大芽孢；基部对称，深羽裂；裂片有软骨质尖锯齿，网状2～3行。孢子囊群长形；囊群盖长肾形。

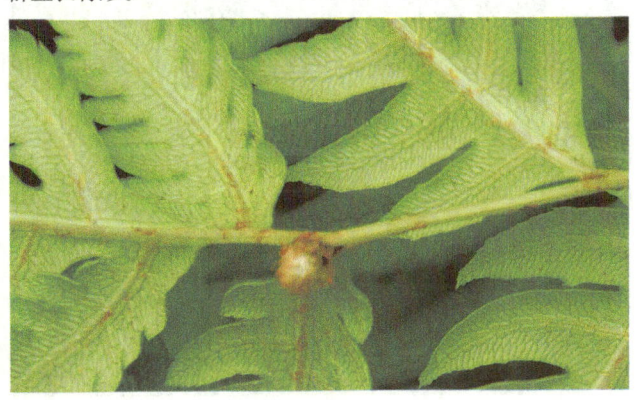

【生境及分布】生于山坡疏林下阴湿处酸性土壤上。分布于我国西南、华南、中南（河南除外）及长江流域各地。

【药用部位及采收】药用根茎。春秋季采挖，削去叶柄、须根，除净泥土，晒干备用。

【性能功效】味苦，性凉。清热解毒，杀虫，止血，祛风湿。

【单方验方】1.治腹中邪热诸痛：狗脊贯众15g，水煎服。2.治虫积腹痛：狗脊贯众15g，川楝子9g，使君子9g，水煎服。3.治湿热痢疾：狗脊贯众9g，铁苋菜15g，地锦草18g，炒枳壳6g，水煎服。4.治外伤出血：狗脊贯众上的锈色鳞片，研粉，外敷伤口，加压包扎。

【园艺价值】作为绿化植物栽种，观大型叶类。

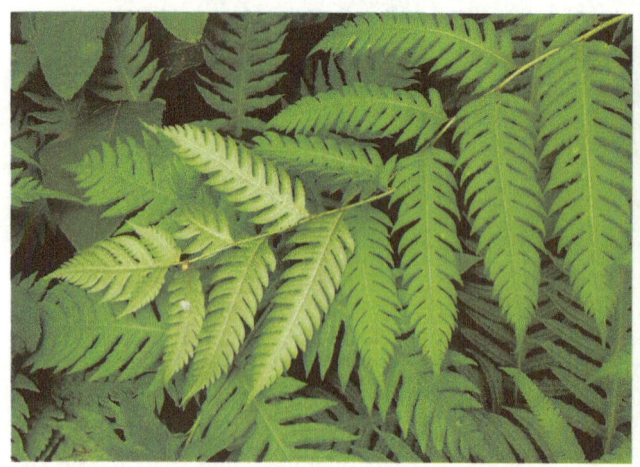

【主要化学成分】含东北贯众素等。

【现代研究】药理研究显示，狗脊有不同程度的抑制和松弛猪蛔虫头段作用，对整体猪蛔虫活动呈不同程度的抑制。临床上用于治疗肠道寄生虫病，外伤出血，细菌性痢疾和烧烫伤等。

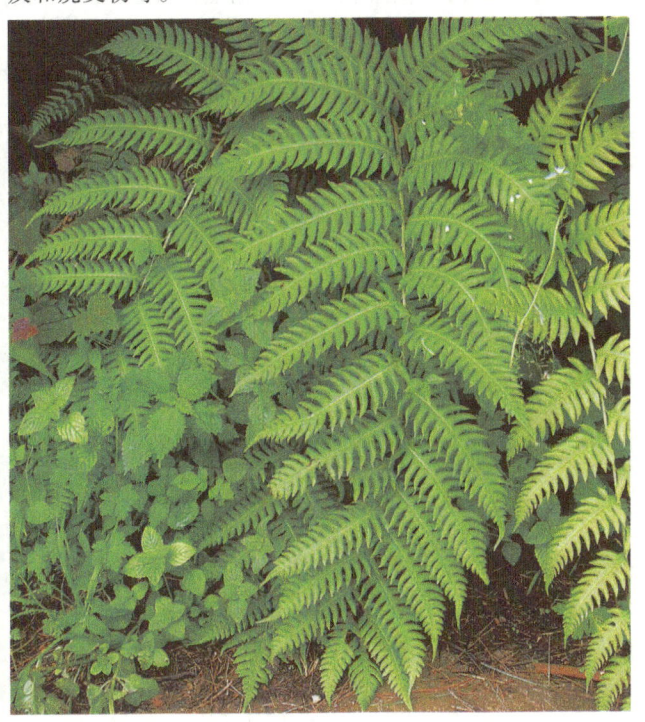

119　三颗针

【别名】黑石珠。

【医籍记载】《贵州草药》："解热，利湿，散瘀，止痛，凉血。"

【来源】小檗科植物深黑小檗 Berberis atrocarpa Schneid.。

【形态特征】常绿灌木，高可达2m。小枝圆柱形，带黄色，刺三分叉。叶3～4片簇生，革质，长圆形或长椭圆状披针形，先端短尖，有小尖刺，基部楔形，边缘具针状锯齿，上面绿色，下面黄绿色。花2～9朵簇生，花黄色，花药瓣裂，子房上位。浆果短卵圆形，深黑色或蓝黑色，无粉或微

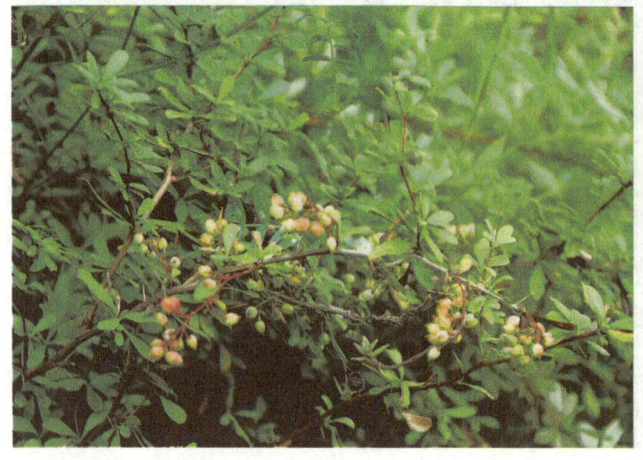

具白粉。花期5月，果期8~9月。

【生境及分布】生于山野荒坡灌木丛中。分布于贵州、四川和云南等地。

【药用部位及采收】药用根或茎。四季可采，除去杂质、须根、茎叶，洗净，晒干备用。

【性能功效】味苦，性寒。清热燥湿，泻火解毒。

【单方验方】1. 治痢疾血便：三颗针茎、红糖各15g，水煎服。2. 治火眼：三颗针根茎适量，磨水点眼角。3. 治湿热黄疸：三颗针茎15g，水煎服。4. 治跌打损伤：三颗针根30g，泡酒内服外搽。

【园艺价值】做植篱、绿雕塑、地被植物栽种，观叶类；3~5月还可观黄色花。

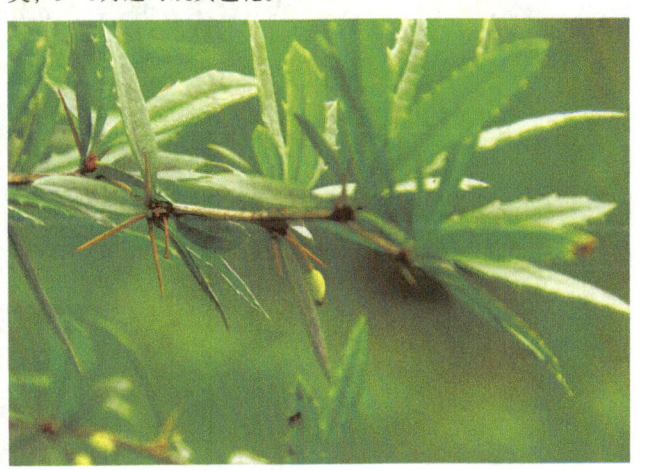

【主要化学成分】根含小檗碱。

【现代研究】临床上三颗针用于治疗细菌性痢疾，肠炎腹泻，黄疸，急性结合膜炎和外伤感染等。

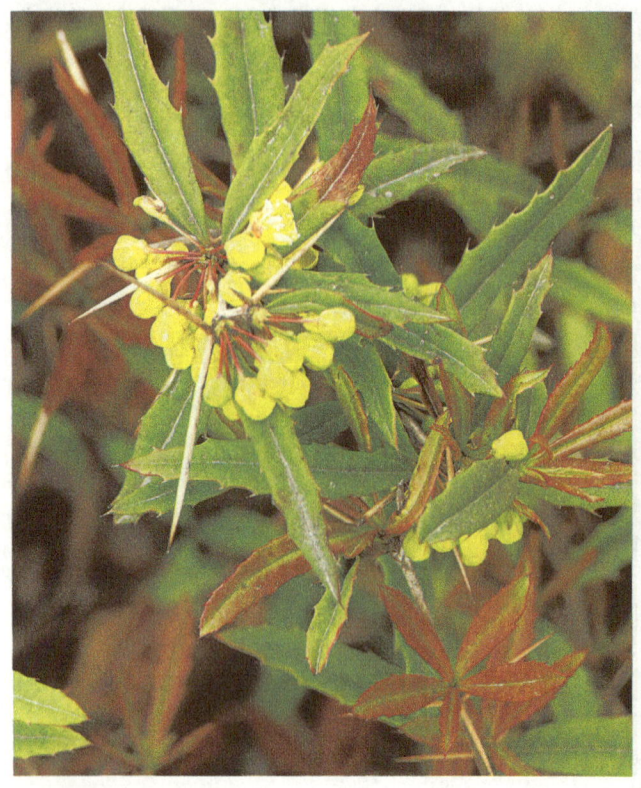

120　淫羊藿

【别名】仙灵脾，羊藿根。

【医籍记载】《本经》：（地上部分）"主阴痿绝伤，茎中痛，利小便，益气力，强志。"《分类草药性》：（根）"治男子虚淋，白浊，头眩，妇女白带，经水不调。并治喉喘。"

【来源】小檗科植物箭叶淫羊藿Epimedium sagittatum（Sieb. et Zucc.）Maxim.。

【形态特征】为多年生草本，高20～50cm。根茎粗短，质硬。茎直立，有条棱，无毛。茎生叶2片常生于茎顶；2回

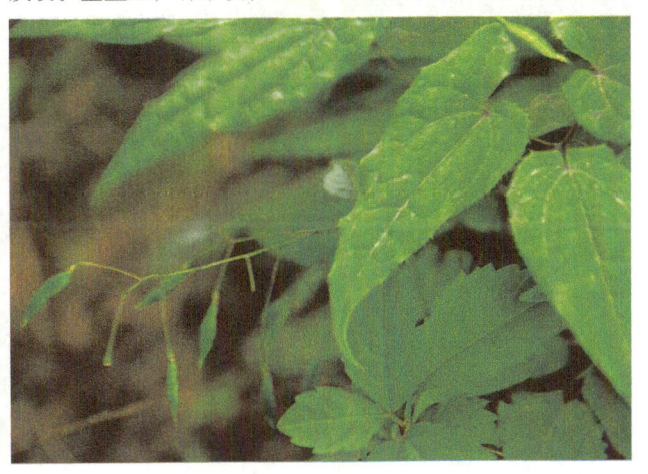

3出复叶，小叶9枚，宽卵形或近圆形，先端急尖，基部深心形，边缘生细齿；顶生小叶基部裂片圆形。圆锥花序顶生，挺直；花白色带紫色，20～50朵；萼片4片；花瓣4瓣；雄蕊4枚；雌蕊1枚。蓇葖果。种子褐色。花期5～6月，果期6～8月。

【生境及分布】生于山地、密林、岩石缝、溪边阴湿处或山谷林下。分布于河北、山西、内蒙古、安徽、河南、湖北、湖南、四川、贵州、陕西、甘肃、广西等地。

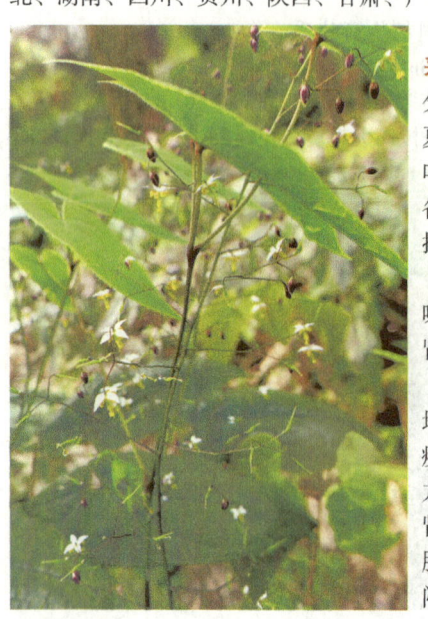

【药用部位及采收】药用地上部分，根。地上部分：夏秋季采收，割取茎叶，除去杂质，晒干备用。根：夏秋采挖，洗净晒干备用。

【性能功效】味辛、甘，性温。温肾壮阳、祛风除湿。

【单方验方】地上部分：1. 治阳痿、精少：淫羊藿、九牛造、双肾草、肾经草各50g，泡酒服。2. 治久咳胸闷：淫羊藿根、岩豇豆、岩白菜各30g，水煎服。3. 治风湿痹痛：淫羊藿、透骨香、追风伞各30g，酒水各半煎服。4. 治带下、外阴湿痒：淫羊藿、一枝黄花、鸡屎藤各30g，水煎内服又外洗。

根：治痈疽成脓不溃：淫羊藿干根30g，水煎，调酒和红糖服。

【园艺价值】做原生景观、地栽、盆栽观赏，观花类。4~6月观紫白色花。

【主要化学成分】全草含淫羊藿黄酮苷，淫羊藿黄酮次苷，皂苷，苦味素，鞣质，挥发油及无机元素钾、钙等。

【现代研究】药理研究显示，淫羊藿有降血压，提高性机能，抗菌，抗病毒，抗炎，祛痰，镇咳，镇静，协同催眠，抗惊厥，清除自由基，抗衰老及降血糖等作用。临床上用于治疗神经衰弱，高血压病，遗尿（成人阳虚型），冠心病，阳痿、早泄，慢性气管炎，风湿性关节炎，老年骨质疏松症，白细胞减少，病毒性心肌炎和低血压综合征等。

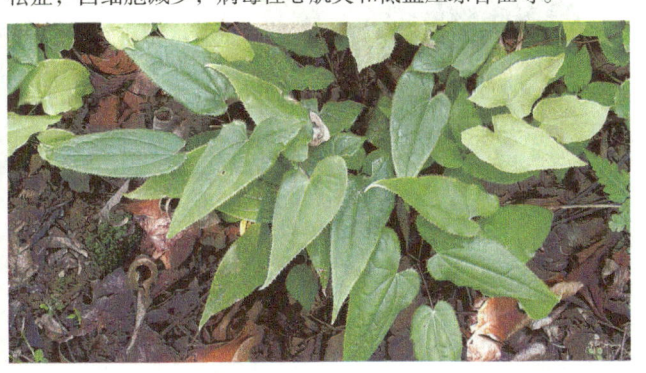

121 十大功劳

【别名】功劳木,刺黄连,土黄连,十大功劳叶。

【医籍记载】《饮片新参》:(茎)"治肺劳,止咳化痰,退虚热,杀虫。"《分类草药性》:(根)"泡水搽火眼,治喉痛。"《本草再新》:(叶)"治虚劳咳嗽。"

【来源】小檗科植物阔叶十大功劳 Mahonia bealei (Fort.) Carr.。

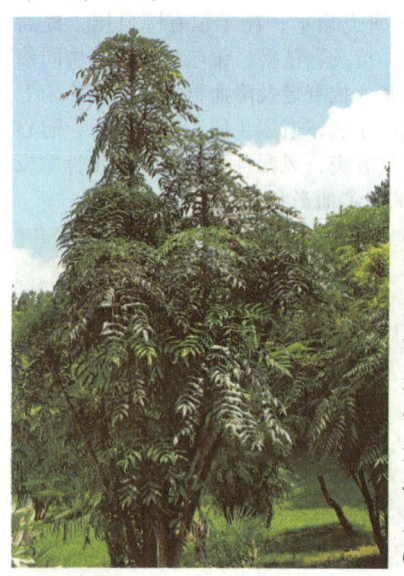

【形态特征】常绿灌木,高达4m。根和茎断面黄色,叶苦。一回羽状复叶互生,长15~30cm;小叶3~9片,革质,披针形,侧生小叶片等长,顶生小叶最大,均无柄,先端急尖或渐尖,基部狭楔形,边缘有6~13枚刺状锐齿;托叶细小,外形。总状花序直立,4~8个簇生;萼片9片,3轮;花瓣黄色,6瓣,2轮。浆果圆形或长圆形，蓝黑色，有白粉。

【生境及分布】生于山坡草地及灌丛中。喜凉爽气候，不耐寒，适宜阴湿、疏松肥沃的砂质壤土或冲击土中栽培。分布于我国南部、中部及东部地区。

【药用部位及采收】药用茎皮、根、叶。茎皮：全年可采收，鲜用或晒干备用。根：全年可采收，洗净泥土，切段，晒干备用或鲜用。叶：全年可采，去杂质，晒干备用。

【性能功效】茎皮：味苦，性寒。清热，燥湿，解毒。根：味苦，性寒。清热，燥湿，解毒消肿。叶：味苦，性寒。清虚热，燥湿，解毒。

【单方验方】茎皮：1. 治肺痨咳嗽：十大功劳树皮10g，白及10g，矮地茶15g，水煎服。2. 治目赤肿痛：十大

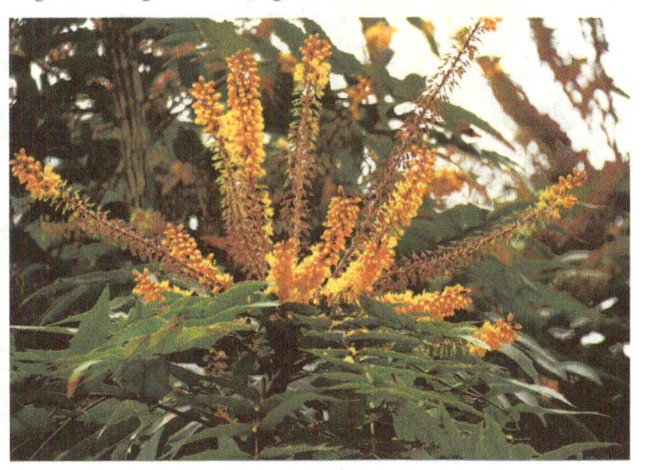

功劳茎、野菊花各15g，水煎服。3．治皮肤烂痒：十大功劳树皮，晒干研粉，搽伤处。

根：1．治小便淋痛：十大功劳根8g，马鞭草7g，白茅根8g，紫花地丁6g，海金沙10g，风轮草8g，水煎服。2．治烫伤：十大功劳根适量，研末，茶油调涂患处。3．治跌打损伤：十大功劳根15g，万年青根（去外皮）6g，杜衡根3g，水煎服。

叶：1．治风热感冒：十大功劳叶、六月雪枝叶各3g，水煎服。2．治红眼肿痛：十大功劳叶200g，加蒸馏水1000ml，过滤，高压消毒，滴眼。

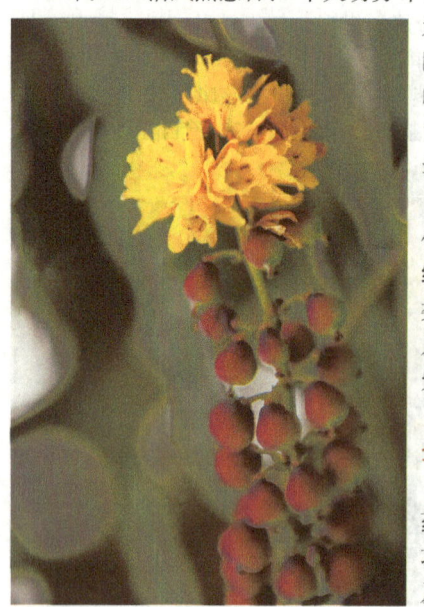

【园艺价值】作为桩景、植篱和绿雕塑栽种，观叶类。4～6月观黄色花及绿叶，9～11月观紫黑色果实。

【主要化学成分】根、叶含小檗碱。

【现代研究】药理研究显示，十大功劳有抗病原微生物及抗原虫，抑制Ⅰ型流感病毒，抗心律失常和抗癌等作用。临床上用于治疗细菌性痢疾，黄疸型肝炎，急性咽喉炎，口腔炎，皮肤湿疹瘙痒以及盆腔炎等。

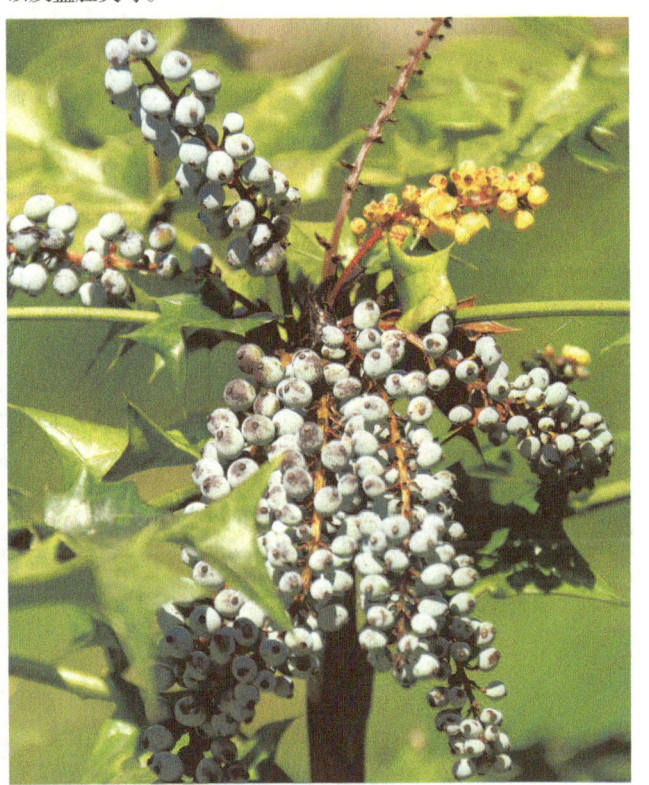

122　南天竹

【别名】南天竹子，南天竹根，南天竹叶。

【医籍记载】《王圣愈手集》：（果实）"明目乌须，解肌热，清肝火，活血散滞。"《陕西中草药》：（根）"健脾利湿，活血止痛。主治消化不良，淋症，腰痛。"《广西中药志》：（叶）"治目赤肿痛，疟疾，跌打。"

【来源】小檗科植物南天竹 Nandina domestica Thunb.。

【形态特征】常绿灌木，高约2m。茎直立，分支少。叶互生，3~4回羽状复叶，叶轴有关节，基部膨大；各级羽片全对生，最末端的小叶3~5片；小叶片卵状椭圆形或椭圆形。圆锥花序顶生，花小，多数，萼片与花瓣共6轮，每轮3片，外轮小，紫白色；向内渐变为花瓣状而大，白色。浆果圆球形，成熟时红色。

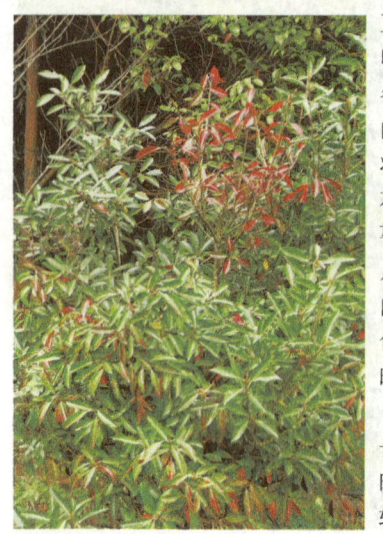

【生境及分布】生长于疏林及灌丛中。喜温暖湿润气候，不耐严寒，较耐旱，耐弱碱。适宜在

土层深厚、疏松肥沃、排水良好的砂质壤土栽培。分布于陕西、江苏、安徽、浙江、江西、福建、湖南、湖北、广东、广西、贵州、云南、四川等地。

【药用部位及采收】药用果实、根、茎叶。果实：秋季果实成熟时至次年春季采收，剪取果枝，摘取果实，晒干备用。根：9~10月采收，去泥土及杂质，晒干备用或鲜用。茎叶：四季可采收，洗净，除去枝梗杂质，晒干备用。

【性能功效】果实：味酸、甘，性平。敛肺止咳，平喘。根：味苦，性寒；有小毒。清热，镇咳，除湿，解毒。茎叶：味苦，性寒。清热利湿，泻火，解毒。

【单方验方】果实：1. 治咳喘：南天竹子10g，水煎服。2. 治百日咳：南天竹子9~15g，酌加冰糖，开水炖，饭后服，每日2次。

根：1. 治肺热咳嗽：鲜南天竹根30g，鲜枇杷叶30g，水煎服。2. 治湿热黄疸：鲜南天竹根30~60g，水煎服。3. 治食积腹泻：南天竹根60g，炒麦芽30g，水煎，每日分2次服。

茎叶：1. 治尿路感染：

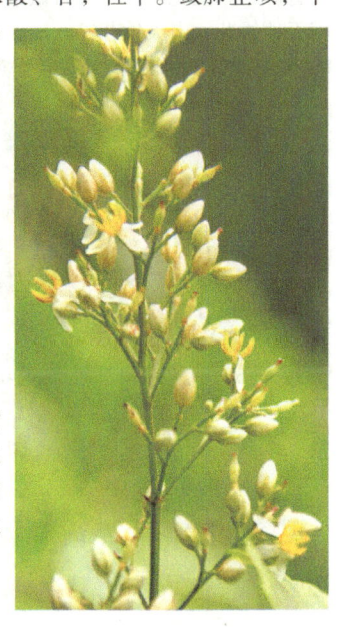

南天竹叶、车前草各15g,木通、萹蓄各9g,水煎服。2. 治风热目赤肿痛:南天竹叶适量,水煎洗。3. 治疮毒:南天竹鲜叶,捣烂外敷。

【园艺价值】作为桩景、花木、植篱及绿雕塑栽种,观叶和果类。10~12月观红色果,全年观绿叶。

【主要化学成分】果实含南天碱,原阿片碱,南天竹碱等。根含南天竹碱,O-甲基南天竹碱,小檗碱,药根碱和南天青碱,木兰花碱等。叶含微量木兰花碱;嫩叶含维生素C,南天竹氰苷,南天竹苷等。

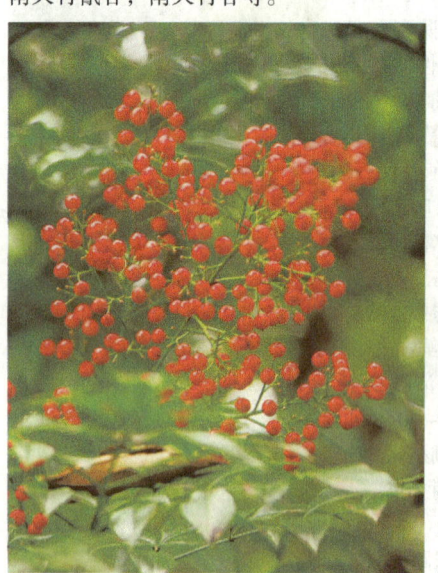

【现代研究】药理研究显示,南天竹果实有抑制心脏,直接麻痹横纹肌,兴奋肠及子宫平滑肌等作用。临床上果实用于治疗支气管哮喘,百日咳,痈疽。根用于治疗关节红肿疼痛,感冒咳嗽,消化不良等。叶用于治疗烧烫伤,尿路感染,急性结合膜炎肿痛,疟疾和皮肤红肿等。

123 泡 桐

【别名】泡桐树皮,泡桐花,泡桐叶。

【医籍记载】《本经》:(树皮)"主五痔,杀三虫。"《河南中草药手册》:(花)"消肿毒。"

【来源】玄参科植物泡桐 *Paulownia fortunei*（Seem.）Hemsi.或毛泡桐 *Paulownia tomentosa*（Thunb.）Stued.。

【形态特征】泡桐：落叶乔木,高可达30m。树皮灰褐色,光滑。小枝粗壮。叶片卵形或长圆状卵形,基部心形,先端尖或渐尖,全缘；叶柄长,有毛。头年秋季生花蕾,次年花先叶开放；圆锥状花序；花萼倒圆锥形；花冠管状漏斗形,白色,内有紫色斑点；雄蕊4枚,2强；子房2室,花柱细长。蒴果木质,长圆形,室背2裂。种子多数,扁而

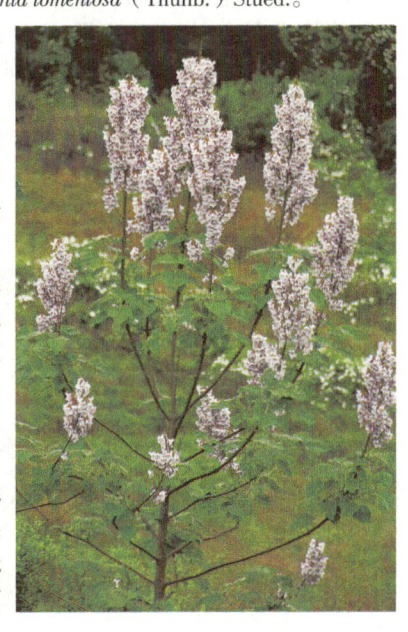

有翅。花期2~3月，果期8~9月。

毛泡桐：花外面通常淡紫色，内侧白色，有紫色条纹。花期4~5月，果期8~9月。

【生境及分布】生于低海拔的山坡林中、山谷或荒地，野生或栽培。分布于我国南方各地和山东、陕西、河南。

【药用部位及采收】药用树皮、花、果实等。树皮：全年可采收，鲜用或晒干备用。花：春季花开时采收，鲜用或晒干备用。叶：夏秋季采收，鲜用或晒干备用。

【性能功效】树皮：味苦，性寒。祛风除湿，消肿解毒。花：味苦，性寒。清肺利咽，解毒消肿。叶：味苦，性寒。消肿解毒。

【单方验方】树皮：1.治肩臂疼痛：老泡桐树皮500g。

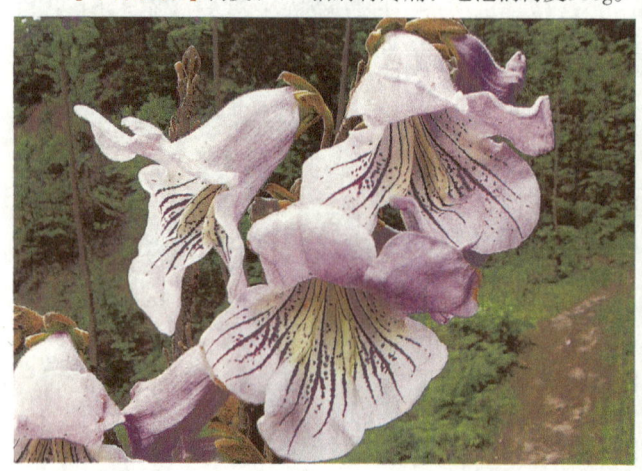

煎水去渣，趁热拌入麦麸皮500g，热敷患处，凉了再换。2. 治痈疽、疽、痔瘘和恶疮肿痛：泡桐皮适量，水煎浸洗外敷。3. 治跌打损伤：泡桐树皮，醋炒捣烂敷患处。

花：治痄腮：泡桐花24g，白糖30g，水煎服。

叶：治无名肿毒：鲜泡桐花或叶、鲜醉鱼草各15g，捣烂敷患处。

【园艺价值】作为桩景和绿化植物栽种，观花类。3~4月观紫白色花。

【主要化学成分】泡桐树皮含丁香苷等。毛泡桐树皮含丁香酚苷，松柏苷和梓醇等。毛泡桐花含香精油。毛泡桐叶含桃叶珊瑚苷，泡桐苷，毛蕊花糖苷，熊果酸等。

【现代研究】药理研究显示，毛泡桐皮有抗菌，抗病毒等作用；果实有镇咳，祛痰，平喘，安定，降温，降血压和抑制体外培养肝癌细胞等作用。临床上用于治疗急性肩周炎肿痛，无名肿毒，痈疽，痔疮，流行性腮腺炎和跌打损伤等。

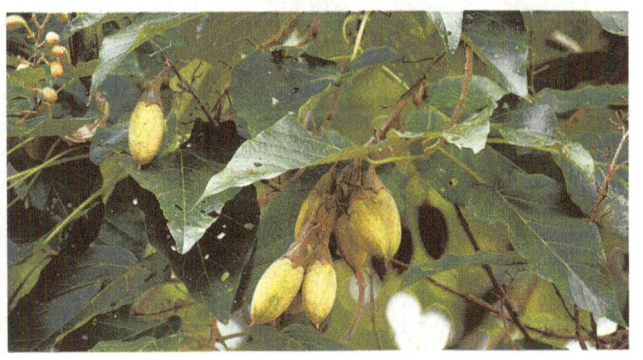

124 亚 麻

【别名】亚麻子。

【医籍记载】《本草图经》：（种子）"治大风疾。"《滇南本草》："叶治风邪入窍，口不能言。根治头风疼痛。"

【来源】亚麻科植物亚麻 Linum usitatissmum L.。

【形态特征】一年生草本，高25～90cm。茎直立，基部稍木质化，上部少分支。叶互生，叶片线形至线状披针形，先端锐尖，全缘，无柄。花多数，生于分支顶端或上部叶腋间，萼片5片，卵状椭圆形，绿色；花瓣5瓣，蓝色或白色；雄蕊5枚，退化雄蕊5枚；子房5室，花柱分离，柱头棒状。蒴果球形，顶端5瓣裂。种子10粒。花期5～6月，果期6～9月。

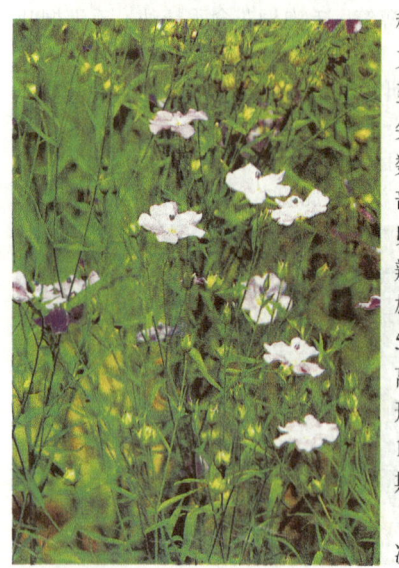

【生境及分布】喜凉爽湿润气候，耐寒，

怕高温，以土层深厚、疏松肥沃、排水良好的酸性或中性土壤栽培为宜。我国大部分地区有栽种。

【药用部位及采收】药用根和叶，成熟种子。根：秋季采挖，洗净，切片，晒干备用。叶：夏季采收，鲜用或晒干备用。种子：8～10月果实成熟时割取全草，捆把，打下种子，除净杂质，再晒干备用。

【性能功效】根和叶：味甘，性平。平肝，活血。种子：味甘，性平。润燥通便，养血祛风。

【单方验方】根和叶：治跌打损伤：亚麻根、香附、细辛各适量，捣烂外敷患处。

种子：1. 治肠燥便秘：亚麻子、火麻仁各10g，蜂蜜水煎服。2. 治皮肤干燥、瘙痒、毛发枯萎脱落：亚麻子适量研末，香油调敷。3. 治瘾疹瘙痒：亚麻子、牛蒡子、枸杞子、蔓荆子各15g，苦参、防风、蒺藜各12g，水煎内服。4. 治咳嗽气喘：亚麻子、杏仁、南天竹各12g，水煎服。

【药膳】种子榨油可供食用。

【主要化学成分】茎叶含荭草素，异牡荆素，异荭草素和牡荆素等。种子含亚油酸，亚麻酸，棕榈酸，菜油甾醇，豆甾醇，亚麻苦苷，蛋白质，黏液质，糖类，有机酸和维生素等。

【现代研究】药理研究显示，亚麻种子有润滑、缓和刺激肠道致轻泻的作用，亚麻苦苷可产生氰酸。临床上用于治疗过敏性皮炎，湿疹，疥疮，脂溢性脱发，慢性支气管炎咳嗽和便秘等。

125 柳

【别名】柳枝，柳白皮。

【医籍记载】《名医别录》：（枝叶）"主痂疥恶疮金疮。"《本草纲目》：（柳白皮）"驱风，止痛消肿。"

【来源】杨柳科植物垂柳 *Salix bobylonica* L.。

【形态特征】落叶乔木，高10~12m。有长而下垂的小枝，无毛，有光泽。褐色或带紫色。单叶互生，叶披针形至线状披针形，长9~16cm，宽5~15mm；先端长渐尖，基部楔形，边缘具细锯齿，上面绿色，下面带白色。花单性，雌雄异株。蒴果，成熟后2裂。种子有绵毛。花期3~4月，果期

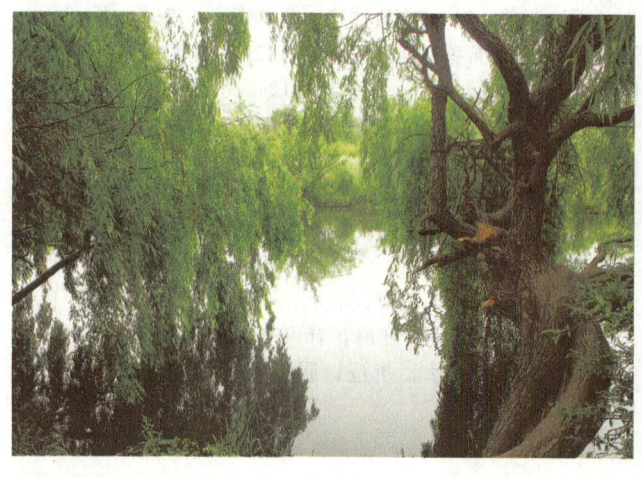

4~5月。

【生境及分布】野生于河岸、山坡，有栽培。喜温暖湿润气候，喜光，不耐阴，较耐寒，耐湿性强，以土层深厚、疏松肥沃的壤土或石灰石性土壤栽培为宜。分布于我国黄河和长江流域各地。

【药用部位及采收】药用枝叶或皮部。枝叶：春季摘取带叶嫩枝条，鲜用或晒干备用。皮部：冬春季采收，趁鲜剥取树皮或根皮，除去粗皮，鲜用或晒干备用。

【性能功效】枝叶：味苦，性寒。祛风除湿，利水通淋。柳白皮：味苦，性寒。祛风利湿，消肿止痛。

【单方验方】枝叶：1. 治风湿疼痛：柳枝、白龙须、黄葛根各8g，水煎服。2. 治小便不利：柳枝、玉米须各15g，

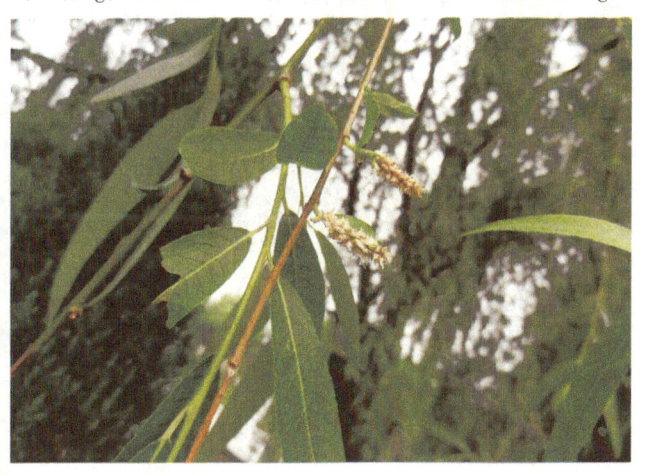

水煎服。3. 治血崩：柳枝叶15g，甜酒水煎服。4. 治胁痛黄疸：柳枝、水葵花各20g，水煎服。

柳白皮：1.治风湿疼痛：柳树皮鲜用30~45g，水煎服。2.治乳痈肿痛：柳树皮，煮熟捣烂，加热，绵裹后局部温熨。3.治蛔虫：柳树皮内层，研末，1.5~3g，开水或米汤送服。

【园艺价值】作为桩景和绿化植物栽种，观叶类。

【主要化学成分】柳叶含鞣质4.93%（干重）；木质部含水杨酸苷。茎皮、根皮含水杨苷，芸香苷，槲皮苷，槲皮素和木樨草素-7-葡萄糖苷等。

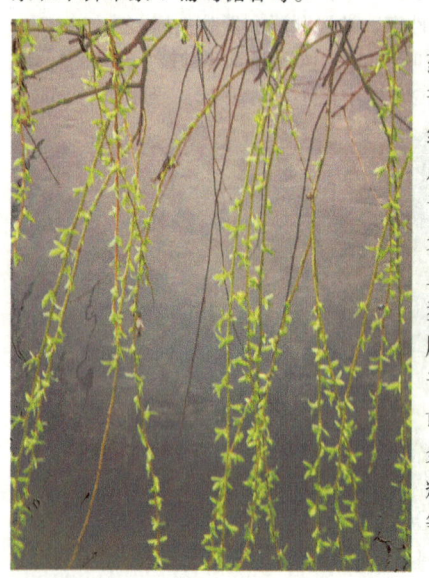

【现代研究】药理研究显示，皮部有抑制中枢神经，降低血压等作用。临床上柳枝用于治疗慢性支气管炎，膀胱结石，高血压病，急性黄疸型肝炎，烧烫伤和脚癣等。柳白皮用于治疗烧烫伤，龋齿牙痛，急性乳腺炎，疟疾，蛔虫病，风湿性关节炎等。

126 白杨

【别名】大叶杨。

【医籍记载】《唐本草》：（树皮）"主久风脚气肿，四肢缓弱不随，毒气游易在皮肤中，痰澼等，酒渍服之。"《分类草药性》：（根皮）"治男子白浊，淋，虚咳。"《本草纲目》：（叶）"主治龋齿，煎水含漱；又治骨疽久发，骨从中出，频捣敷之。"

【来源】杨柳科植物山杨Populus davidiana Dode.。

【形态特征】落叶乔木，木材白色，树干细长挺直，高可达25m。多年生枝为青灰色或暗灰色，皮孔明显。单叶互

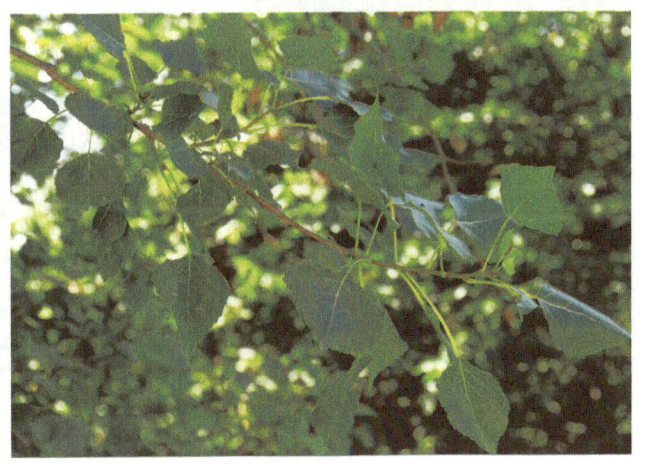

生，叶片形状多变异，近三角形，基部圆形或楔形，边缘有不规则波状齿。葇荑花序，先叶开放；雄蕊4～11枚，花药红色或紫红色；子房无梗，花柱极短。蒴果椭圆状纺锤形。种子倒卵形或卵形，淡褐色。花期3～4月。

【生境及分布】生于海拔1200～3800m的山坡、山脊和河谷地带，常与其他树种形成混交林。分布于我国东北、华北、西北、中南及西南等地区。

【药用部位及采收】药用树皮，根皮，叶。树皮：全年可采收，趁鲜剥皮，鲜用或晒干备用。根皮：冬春季采挖，除去泥土，洗净，趁鲜剥取根皮，晒干备用。叶：春季采收嫩叶，鲜用或晒干备用。

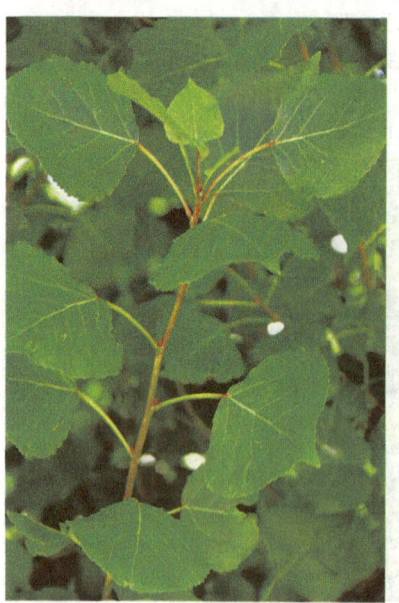

【性能功效】树皮：味苦、甘，性寒。清热利湿，止咳化痰。根皮：味苦，性平。清热止咳，利湿，驱虫。叶：味苦，性寒。祛风止痛，解毒敛疮。

【单方验方】树皮：1.治妊娠下痢：

白杨树皮150g,切细,水1L,煎取0.2L,分3次服。2.治齿痛:白杨树皮一握,细辛25g,露蜂房25g,捣为散,每次服9g,水一大盏,浸一宿,煎沸,去滓,热含冷吐。

根皮:1.治肺热咳嗽:白杨树根皮、地麦冬、肺筋草、白茅根、枇杷叶各适量,水煎服。2.治白浊淋证:白杨树根皮60g,泡醪糟汁服。

叶:1.治口角疮:白杨叶适量,捣烂外敷患处。2.治臁疮:白杨新叶10片,手打使其熟软,以背面贴患处。

【园艺价值】作为桩景和绿化植物栽种,观叶类。

【主要化学成分】叶含有白杨苷,水杨苷和苯甲酸等。

【现代研究】临床上白杨用于治疗小儿口腔溃疡,慢性气管炎,痔疮,习惯性便秘、腹胀等。

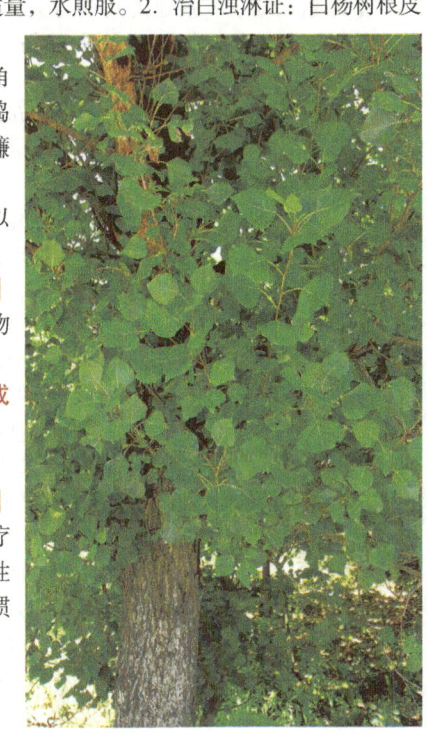

127　野牡丹

【别名】野牡丹根，痢疾罐，朝天罐。

【医籍记载】《福建民间草药》：（全草）"除热解毒，逐湿祛风。治痈肿疔毒；跌打损伤。"《贵州草药》：（根）"清热解毒，止咳，止血，通经，健脾燥湿。"

【来源】野牡丹科植物野牡丹 Melastoma candidum D. Don。

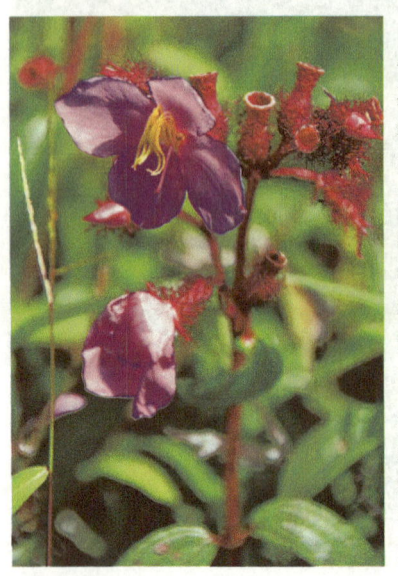

【形态特征】常绿小灌木，高0.5~1.5m。茎钝四棱形，茎、叶柄密被紧贴的鳞片状糙伏毛。叶对生，坚纸质；叶片卵形或广卵形，先端急尖，基部浅心形或近圆形，全缘，两面被糙伏毛及短柔毛；基出脉7条。伞房花序分支顶生，花3~5朵，基部具叶状总苞2个；花瓣4瓣；花瓣玫瑰红色或紫红色，苞片、花梗及花萼密被鳞片状糙伏毛；雄蕊5枚长5枚短；子房半下位，5室。蒴果坛状球形，密被鳞片状糙伏毛，成熟时顶端开裂。花期5～7月，果期10～12月。

【生境及分布】生于山坡松林下或开阔的灌草丛中。喜温暖湿润气候，稍耐寒和耐贫瘠土壤。在向阳、疏松而含腐殖质丰富的土壤中生长良好。分布于我国华南、西南和福建、台湾等地。

【药用部位及采收】药用全草，根。全草：秋季采挖全草，洗净，切碎，晒干备用或鲜用。根：秋季采挖，洗净，切片晒干备用或鲜用。

【性能功效】全草：味酸、涩，性平。活血消肿，止血止痢，清热解毒。根：味酸、涩，性平。健脾利湿，活血止痛。

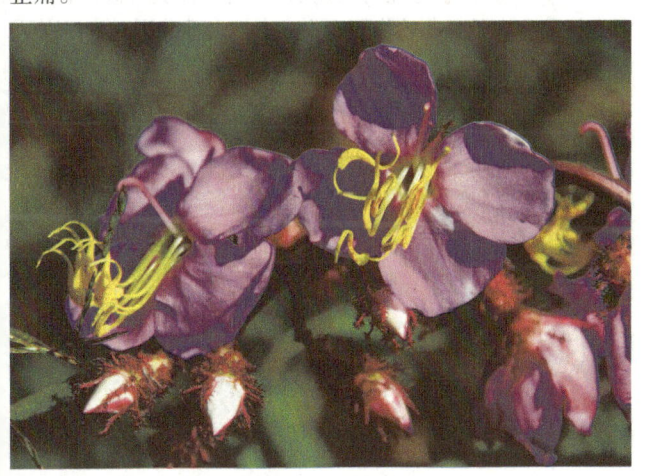

【单方验方】全草：1. 治痢疾便血：野牡丹30g，水煎服。2. 治跌打肿痛：野牡丹30g，金樱根、见血飞各15g；水煎服。3. 治妇女经闭：野牡丹、花蝴蝶各等量，研末，每次6g，白酒5～10ml吞服。4. 治痈肿：鲜野牡丹叶30～60g，水煎服；取药渣外敷。

根：1. 治肺痨咯血：野牡丹根、何首乌各15g，一朵云3g，鼠曲草9g，折耳根30g，水煎服。2. 治痢疾：野牡丹根、火炭母各60g，水煎，每日2次分服。3. 治胃痛吐酸：痢疾罐15g，香樟根9g，水煎服。4. 治妇女经闭：野牡丹根、花蝴蝶全草各等量，研末，每次6g，白酒5～10ml吞服。

【园艺价值】做地被、堤坡的绿化植物栽种，观花果类。

【现代研究】药理研究显示，野牡丹地上部分有抑制痢疾杆菌和大肠杆菌的作用。临床上地上部分用于治疗宫颈

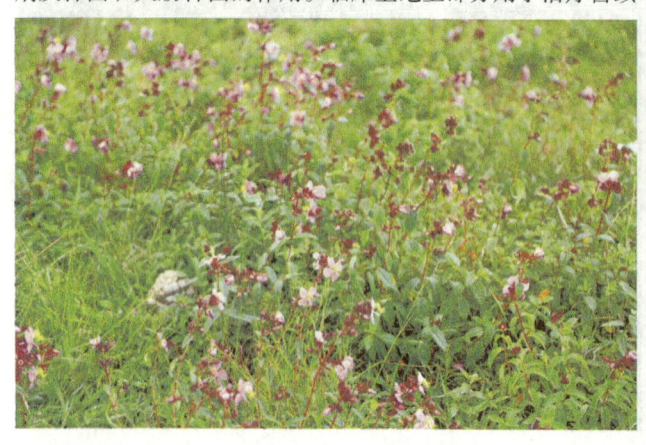

炎，食积不化，肠炎，痢疾，肝炎，多种出血，跌打损伤，产后腹痛和阑尾炎等。根用于治疗消化不良，肠炎腹痛，痢疾便脓血，衄血，月经不调，闭经，跌打损伤和风湿性关节炎等。

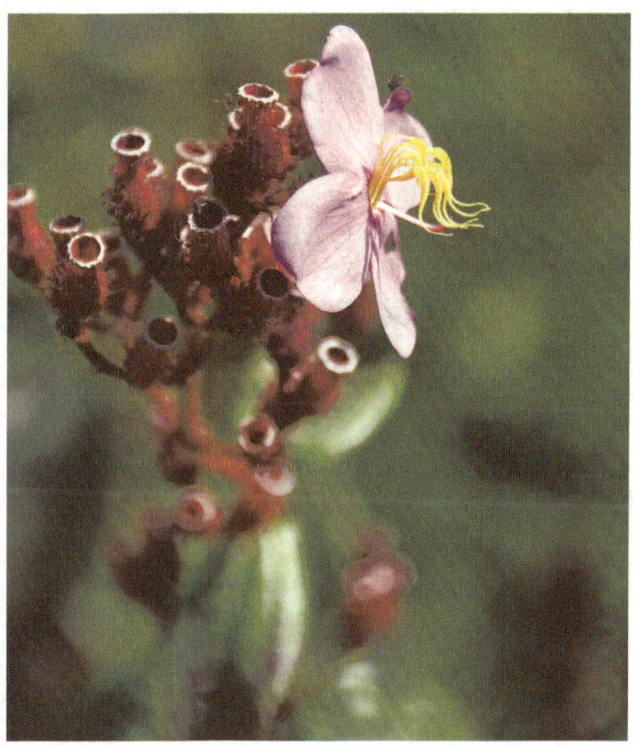

128 地 菍

【别名】山地菍,地茄,地红花。

【医籍记载】《生草药性备要》:"叶煎水,洗疳痔热毒,麻疹烂脚,蛇伤。"

【来源】野牡丹科植物地菍 Melastoma dodecandrum Lour.。

【形态特征】多年生亚灌木状草本。茎披散或匍匐地面,有分支,被白色粗毛。叶对生,叶片坚纸质,椭圆形、卵形或倒卵形;先端钝圆,基部宽楔形至近圆形,全缘,主脉3条,上面边缘和背面脉上疏被粗毛。花1~3朵生于枝梢;萼管卵形,裂片5片;花瓣5瓣,紫红色。浆果球形,熟时紫

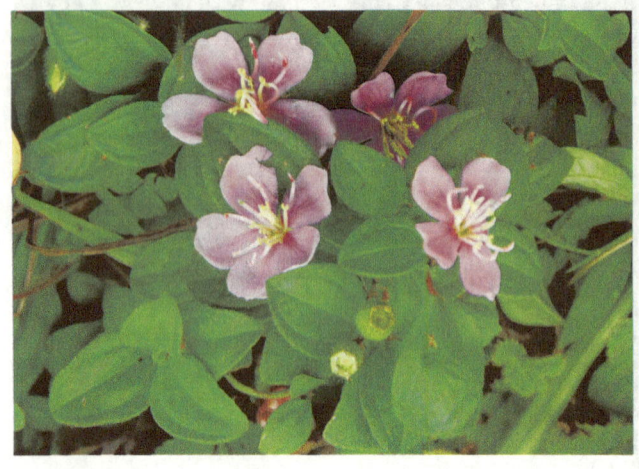

黑色。花期5月，果期6~7月。

【生境及分布】生于山坡、林缘荫蔽处，为酸性土壤常见植物。喜温暖湿润气候，稍耐旱，微酸性土壤栽培为宜。分布于我国南方各地。

【药用部位及采收】药用根或地上部分。根：8~12月采挖，洗净，切碎，晒干备用或鲜用。地上部分：5~6月采挖，洗净，除去杂质，晒干备用或鲜用。

【性能功效】味苦、微甘，性平。清热利湿，化瘀消肿。

【单方验方】根：1.治湿热痢疾：地苍根、凤尾草各20g，水煎服。2.治妇女带下：地苍根、茅莓各30g，水煎服。3.治瘰疬：地苍根20g，蒸猪瘦肉吃。

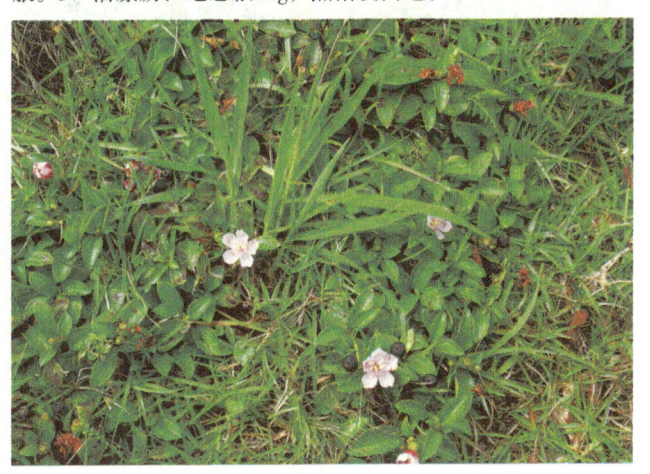

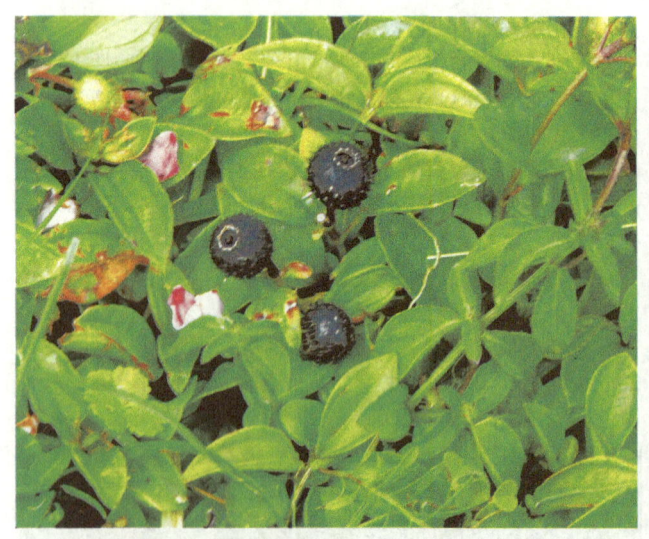

地上部分：1. 治疖肿：地苍叶、酒糟少许，捣烂外敷。2. 治脓疱疮：鲜地苍全草300~500g，水煎浸洗患处。3. 治痔疮：地苍250g，明矾90g，五倍子15g，入醋中煮后浸洗。

【园艺价值】做地栽、草坪观赏，观叶类。5~10月观粉红色花。

【主要化学成分】叶含鞣质，果实含鞣质，根含酚类、氨基酸、鞣质及糖类等。

【现代研究】临床上地苍用于治疗痢疾，胃出血，咽喉肿痛，带下，风湿性关节炎，黄疸，水肿，疖疮，痔疮，痈肿和蛇虫咬伤等。

129　金锦香

【别名】天香炉，山牡丹。

【医籍记载】《生草药性备要》："治痢，去痰；牙痛，煲水含；通经，捶汁开酒服。"

【来源】野牡丹科植物金锦香 Osbeckia chinensis L.。

【形态特征】多年生直立草本或亚灌木，高30～80cm。茎四棱形，具粗毛。叶对生，线形、线状矩圆形或披针形，先端短尖，基部圆形，全缘；叶柄短。花数朵顶生成头状花序，无柄；萼筒4裂；花瓣4瓣，淡紫色；雄蕊8枚；子房下位。蒴果顶端4孔开裂，宿萼杯状，顶端略收缩，截头形。

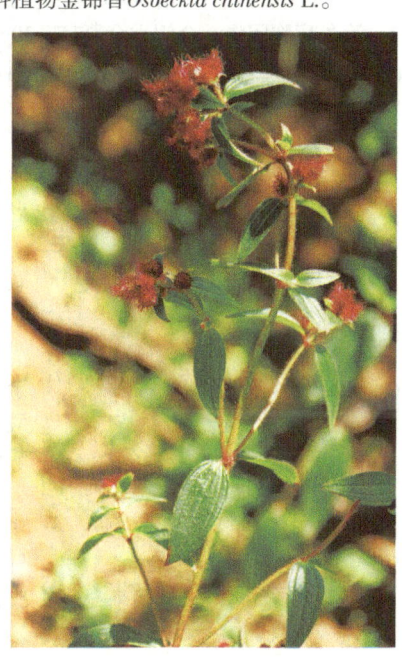

【生境及分布】生于荒坡、草地或路旁、疏林向阳处。喜

温暖环境，稍耐旱。以排水良好、疏松而含腐殖质丰富的土壤栽培为宜。分布于我国长江以南和广西、贵州、台湾等地。

【药用部位及采收】药用根或全草。夏秋季采挖全草，鲜用或晒干备用；或用根则除去地上部分，晒干备用。

【性能功效】味辛、淡，性平。化痰利湿，祛瘀止血，解毒消肿。

【单方验方】1. 治风寒咳嗽：金锦香全草15g，水煎服。2. 治久病胸闷痛：金锦香全草15～30g，酒水煎服。3. 治久痢，脱肛：金锦香30g，当归6g，山白菊30g，五倍子1.5g，煎服。4. 治产后恶血不下：金锦香9g，老母鸡1只，炖服。

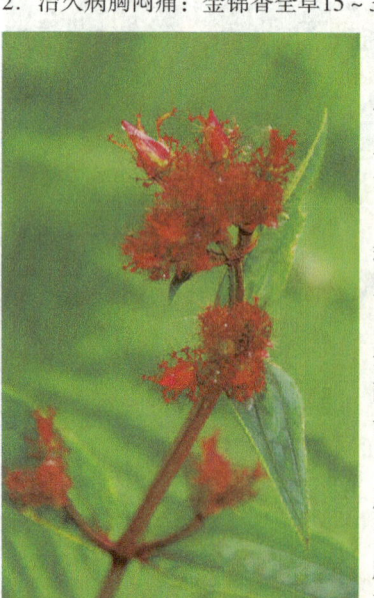

【园艺价值】做地栽、草坪观赏，观叶和紫色花。

【主要化学成分】全草含金锦香酸，熊果酸，琥珀酸，槲皮素及胡萝卜苷等。

【现代研究】临床上金锦香用于治疗感冒，胃肠炎，慢性肠炎腹泻，产后腹痛，恶露不尽等。

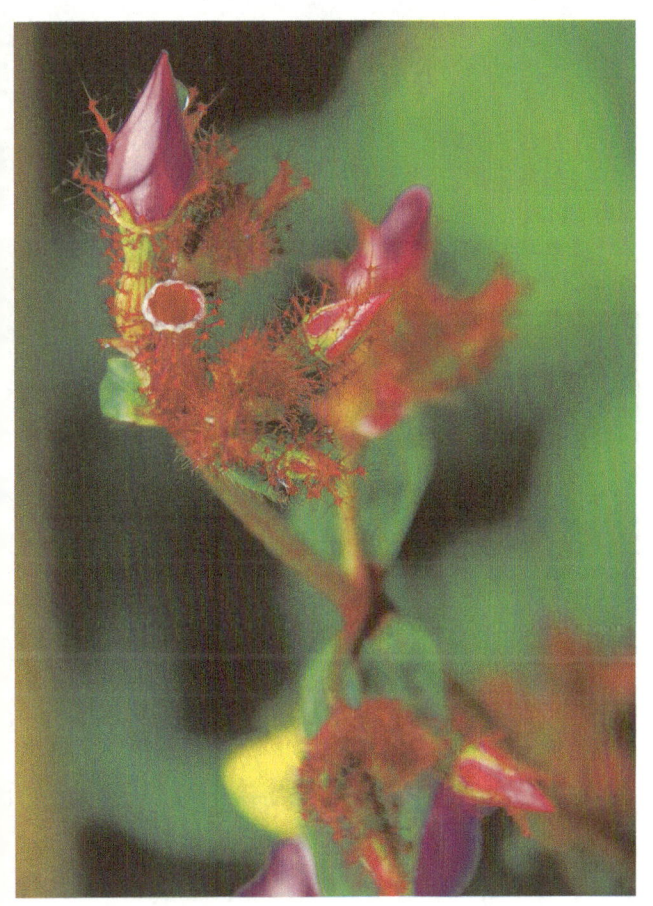

130　博落回

【别名】号筒杆，三钱三。

【医籍记载】《本草拾遗》："治恶疮，瘘根，赘瘤，瘜肉，白癜风，蛊毒，溪毒，已生疮痿者。"

【来源】罂粟科植物博落回 *Macleaya cordata*（Willd.）R. Brown。

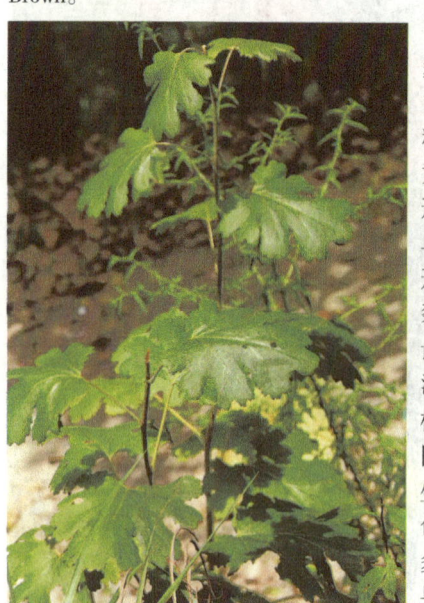

【形态特征】多年生草本，高1~2m。全体外被粉白色，折断后有黄汁流出。茎圆柱形，中空，绿色。单叶互生，阔卵形，5~7或9浅裂，裂片有不规则波状齿，上面绿色、光滑，下面白色，叶柄基部膨大抱茎。圆锥花序顶生或腋生，萼片2片，白色，无花瓣，雄蕊多数，雌蕊1枚。蒴果下垂，倒卵状椭圆形。种子矩圆形。

【生境及分布】生于山坡、路旁及沟边。喜温暖湿润环境，耐寒，耐旱，在阳光充足、肥沃的砂质土壤和黏壤土中生长良好。分布于陕西、甘肃、江苏、湖北、河南、四川和贵州等地。

【药用部位及采收】药用全株。秋冬季采收，根与茎叶分开，晒干备用；鲜用随采随用。

【性能功效】味辛、苦，性温；有大毒。解毒，消肿，杀虫。

【单方验方】1. 治恶疮、赘瘤、蛊毒等：博落回、百丈青、鸡桑灰等份，研为末外敷患处。2. 治指疔：博落回根皮、倒地拱根等份，加食盐少许，同浓茶汁捣烂，外敷患处。3. 治臁疮：博落回适量，水煎洗；另取叶片2片，中间放白糖，放锅内蒸几分钟，取出贴患处。4. 治烧烫伤：博落回根研末，棉花子油调搽。

【园艺价值】作为

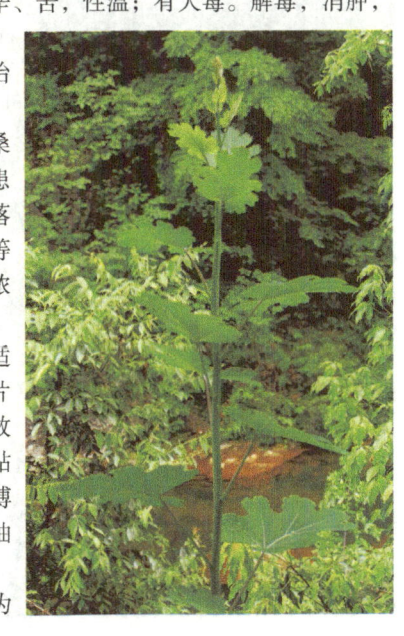

桩景和绿化植物栽种，观叶类。

【主要化学成分】全草含原阿片碱，白屈菜红碱，血根碱，博落回碱，小檗碱，黄连碱，紫堇沙明碱和 α-别隐品碱等。

【现代研究】临床上博落回用于治疗烧烫伤，下肢溃疡和皮肤化脓性感染等。因有毒以外用为主。

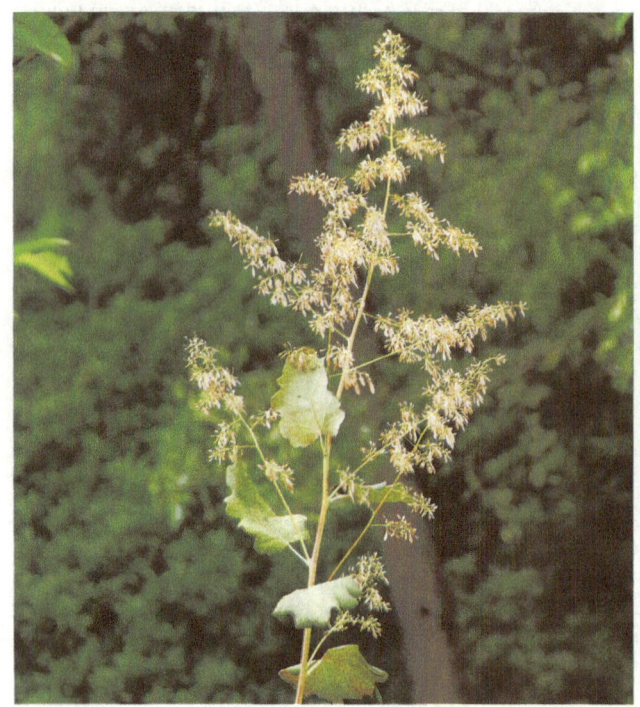

131　榆

【别名】榆荚仁，榆钱，榆白皮。

【医籍记载】《本经》：（根皮）"主大小便不通，利水道，除邪气。"《本草纲目》：（叶）"煎汁，洗酒渣鼻。"《本草经集注》：（果实）"初生荚仁以作糜羹，令人多睡。"

【来源】榆科植物榆树 Ulmus pumila L.。

【形态特征】落叶乔木，高达15m。单叶互生；叶片椭圆状卵形或椭圆状披针形，先端渐尖，边缘有锯齿。花先叶开放，簇状聚伞花序生前一年生枝的叶腋，花两性；花被4

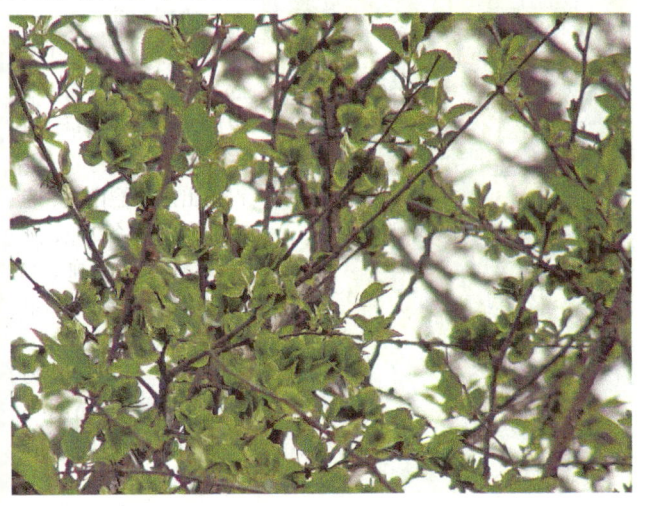

裂，紫色；雄蕊4枚；子房扁平，花柱2枚。翅果近圆形或倒卵形。种子位于翅果的中部或近上部。

【生境及分布】生于山野、林缘或栽种于路旁及屋侧。分布于我国大部分地区。

【药用部位及采收】药用根皮，叶，果实或种子。根皮：春秋季采收，剥去内皮晒干备用。叶：夏秋季采收，鲜用或晒干备用。果实或种子：4~6月果实成熟时采收，除去果翅，晒干备用。

【性能功效】根皮：味涩，性平。收敛，止血。果实或种子：味甘、辛，性平。健脾安神，清热利水，消肿杀虫。

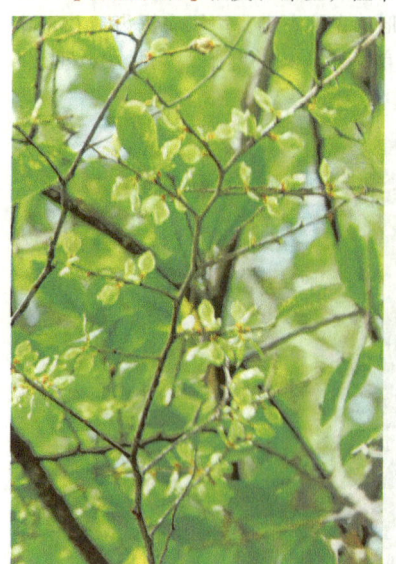

【单方验方】根皮：1.治烧烫伤：榆白皮、虎杖各适量，研末，麻油调搽。2.治胃肠出血：榆白皮、紫珠、土大黄各20g，水煎服。3.治尿血、血淋：榆白皮、反背红各20g，水煎服。

叶：治胆热虚烦不眠：榆树叶、酸枣仁各等量，蜜丸，日服（《本草纲目》）。

果实或种子：治失眠、心悸：榆钱12g，合欢皮9g，夜交藤15g，五味子5g，水煎服。

【**药膳**】鲜幼嫩翅果洗净，炒熟或蒸、炸食用。干果实可制作果酱食用。

【**园艺价值**】作为桩景和绿化植物栽种，观叶类。

【**主要化学成分**】树皮及根皮含β-谷甾醇，豆甾醇，植物甾醇，鞣质，黏液质和脂肪等；根皮内皮含多量黏液质。果实含水分，蛋白质，碳水化合物，脂肪，钙，铁，硫胺素，核黄素和烟酸等。

【**现代研究**】药理研究显示，榆对白色葡萄球菌、绿脓杆菌、伤寒杆菌等有抑制作用。临床上用于治疗皮肤感染，褥疮，紫癜，白癜风，烧伤，烫伤，痈疽和白带增多等。

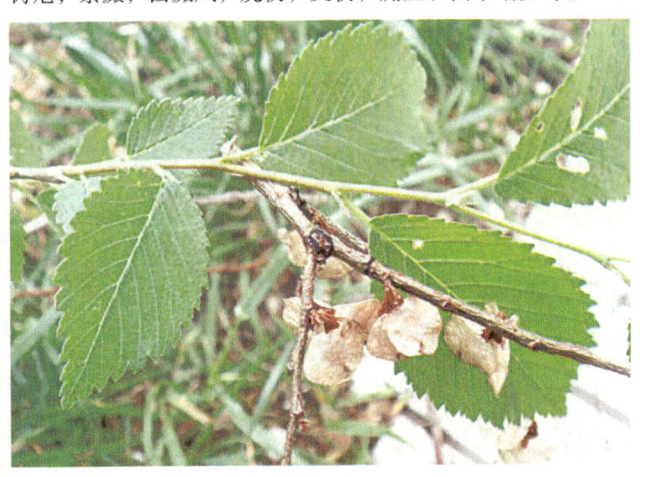

132　乌棒子

【别名】尾叶远志，水黄杨木。

【医籍记载】《贵州草药》："清热利湿，通淋。"

【来源】远志科植物尾叶远志 Polygala caudate Rehd. et Wils.。

【形态特征】灌木，高1m以上。单叶在枝端互生，叶柄极短，叶片椭圆状披针形、披针形或倒卵形，先端长渐尖呈尾状，基部渐狭，全缘，下面黄绿色。紫白色总状花序生于近枝端，萼片5片，花瓣5瓣，黄色，两侧基部与雄蕊鞘合生；雄蕊8枚，花丝部分合生成鞘。蒴果长圆状倒卵形，边缘

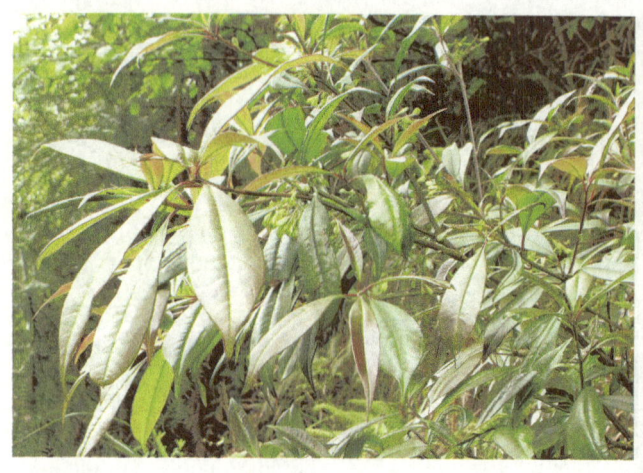

具狭翅。种子棕褐色。花期11月至翌年5月，果期5~11月。

【生境及分布】生于山坡疏林中。分布于湖北、广东、广西、四川和贵州等地。

【药用部位及采收】药用根。秋冬季采收，洗净，切片晒干备用。

【性能功效】味苦，性平。止咳平喘，清热利湿。

【单方验方】1. 治肺热咳嗽有痰：乌棒子、鱼腥草、虎杖各20g，水煎服。2. 治哮喘：乌棒子、矮地茶各20g，水煎服。3. 治风湿痹证筋骨疼痛：乌棒子、马鞍叶、龙须藤各20g，水煎服。4. 治小便淋漓或血尿：乌棒子、八月瓜根、白茅根各15g，水煎服。

【园艺价值】作为桩景和绿化植物栽种，灌木类。

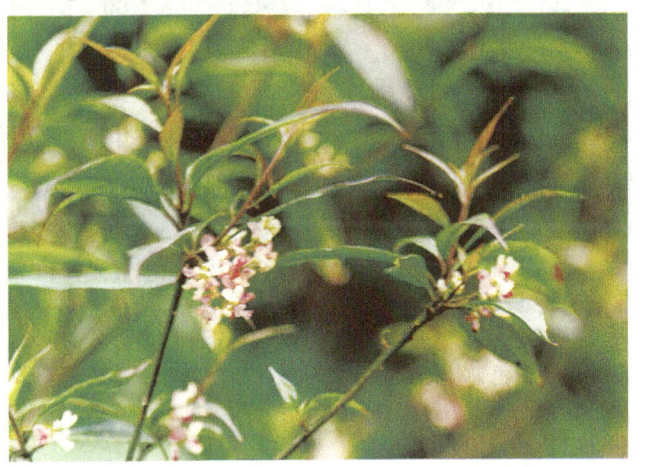

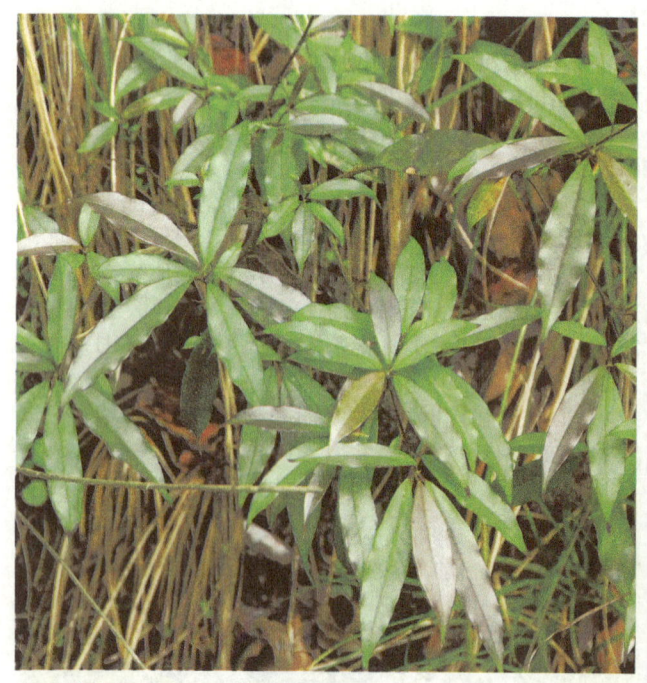

【主要化学成分】根皮、茎皮含乌棒子苷，柠果苷和豆甾醇葡萄糖苷等。

【现代研究】药理研究显示，乌棒子有抑制金黄色葡萄球菌、白色葡萄球菌、卡他球菌、甲型和乙型链球菌等作用。临床上用于治疗慢性气管炎，黄疸型肝炎，咳嗽，哮喘和血尿等。

133 枳

【别名】酸橙，枳壳，枳实。

【医籍记载】《本经》：（幼果）"除寒热结，止痢，长肌肉，利五藏，益气轻身。"《日华子本草》：（未成熟果实）"健脾开胃，调五脏，下气，止呕逆，消痰，……"

【来源】芸香科植物酸橙 Citrus aurantium L.。

【形态特征】

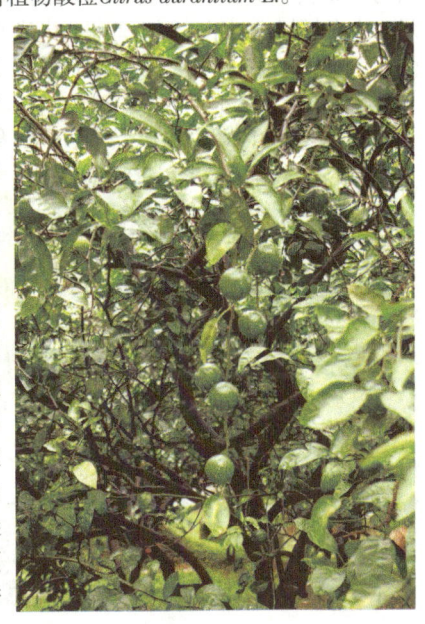

常绿小乔木。枝三棱形，有长刺。叶互生，叶柄有狭长形或狭长倒心形的叶翼；叶片革质，倒卵状椭圆形或卵状长圆形，长3.5~10cm，宽1.5~5cm，先端短而钝，渐尖或微凹，基部楔形或圆形，全缘或微波状；具半透明油点。花单生或数朵簇生于当年枝条顶端，白色，气味芳香；萼杯状，5裂；花瓣5瓣，长圆形；雄蕊20枚以上；子房上位。果近球形，熟时橙黄色，味酸。花期4~5月，果期6~11月。

【生境及分布】喜温暖湿润气候，耐阴性强。宜选阳光充足、土层深厚、疏松肥沃、富含腐殖质、排水良好的微酸性土壤栽培。我国长江流域及以南各地多有栽培。

【药用部位及采收】药用幼果或未成熟果实。幼果（药名为"枳实"）：5~6月间采摘幼果或收集自然脱落的幼果，大者横切成两半，晒干备用。未成熟果实（药名为"枳壳"）：7~8月上旬，果实近成熟时采摘，大者横切成两半，晒干或微火烘干备用。

【性能功效】枳壳：味辛、苦，性寒。祛痰止咳，消食

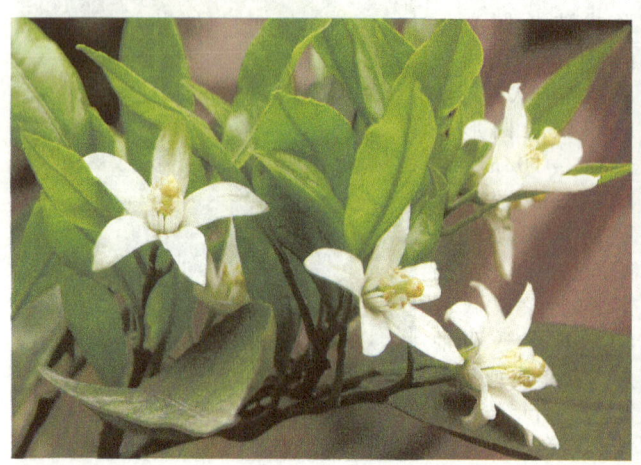

化积。枳实：味苦、酸，性微寒。理气宽胸，行气消积。

【单方验方】枳实：1. 治痰多咳嗽：枳实10g，岩豇豆、果上叶各30g，水煎服。2. 治脘腹胀痛：枳实、小青藤香各10g，水煎服。3. 治消化不良：枳实10g，隔山消20g，水煎服。4. 治食欲不振：枳实10g，泡水代茶饮。5. 治妇人乳结不通，红肿疼痛，恶寒发热：干枳实研末，每次6g，吞服；或新鲜捣烂取汁兑水酒服。

枳壳：1. 治气滞、食饮痰火停结：枳壳50g，厚朴40g，俱用麦麸皮拌炒，去麸。每用枳壳10g，厚朴50g，水煎服。2. 治肠风下血，疼痛不可忍：枳壳（去瓤、麸炒）、荆芥穗各50g，槐花25g（炒黄），研末，每次服6g，温米饮调下，不拘时，未见效再服。

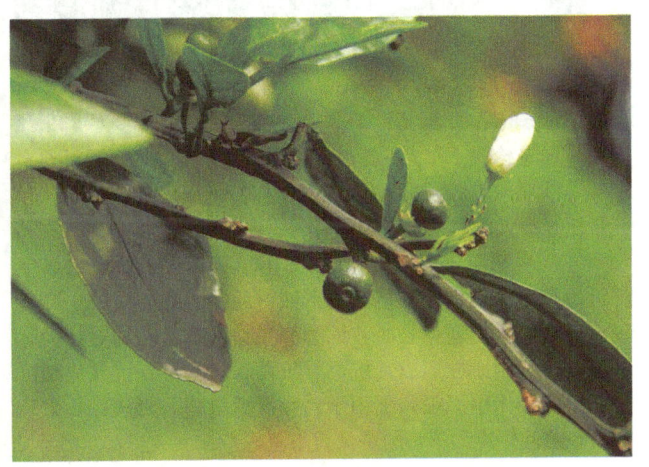

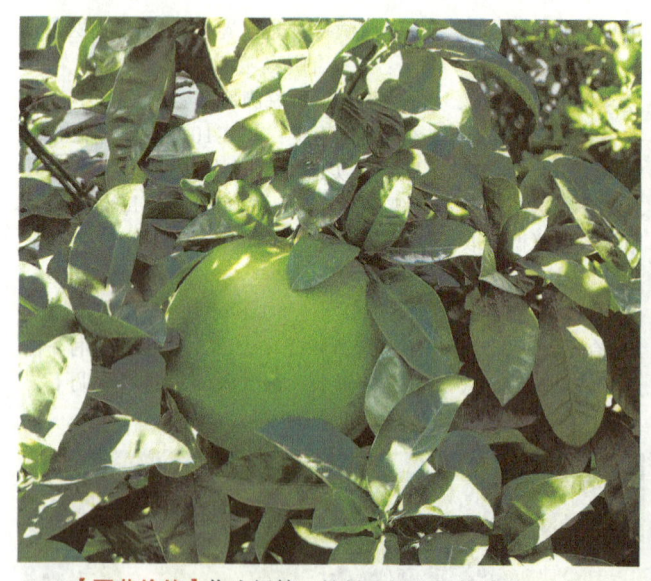

【园艺价值】作为绿篱、桩景和绿化植物栽种，观果类。

【主要化学成分】幼果含橙皮苷，新橙皮苷，柚皮苷和辛弗林等；未成熟果实含柚皮苷，忍冬苷和新橙皮苷等。

【现代研究】药理研究显示，枳实有兴奋和抑制胃肠平滑肌的双重作用，还有抗溃疡形成，收缩胆囊，缓解小肠痉挛，兴奋子宫，增强心肌收缩力和泵血功能，增加冠状动脉血流量，抑制血栓形成，抗炎，抗菌，抗病毒，抗氧化和抗变态反应等作用。临床上用于治疗产后腹痛、胀满，心力衰竭，心源性休克，子宫脱垂及胃下垂等。

134　化橘红

【别名】化红。

【医籍记载】《本经逢原》："能下气消痰。"

【来源】芸香科植物化州柚Citrus grandis（L.）Osbeck var. tomentosa Hort.或柚Citrus grandis（L.）Osbeck。

【形态特征】化州柚：常绿乔木，高5～10m。小枝扁或有刺。单生复叶互生；叶柄有倒心形宽叶翼；叶片长椭圆形，先端钝圆或微凹，基部圆钝，边缘浅波状或有钝锯齿，叶背有半透明油腺点。花单生或总状花序腋生；花萼杯状，有4～5条浅裂；花瓣4～5瓣，白色；雄蕊25～45枚；雌

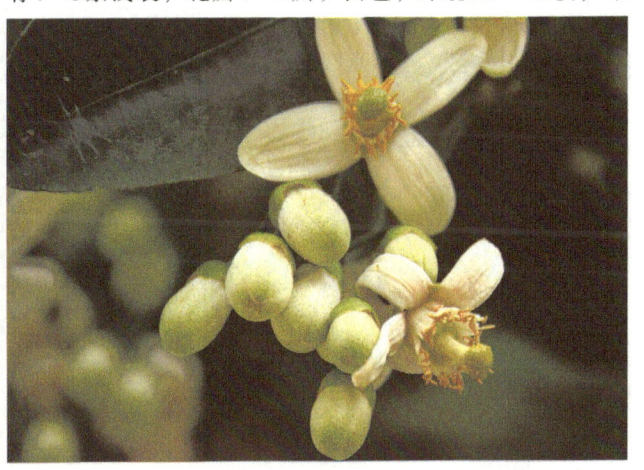

蕊1枚，子房长圆形，柱头扁头状。柑果梨形、倒卵形或扁圆形，柠檬黄色。

【生境及分布】喜温暖湿润气候，不耐干旱，抗寒性差，比较喜阴。以选土层深厚、富含腐殖质、疏松肥沃的中性或微酸性土壤栽培为宜。分布于广东化州、廉江、遂溪，广西南宁和博白等地。

【药用部位及采收】药用近成熟外果皮（药名为"化橘红"），果实。近成熟外果皮：10~11月间果实成熟时采收，置沸水中略烫，将果皮割成5~7瓣，除去果瓤和部分中果皮，压制成型，晒干或阴干。果实：10~11月，果实成熟时采收，鲜用。

【性能功效】果皮：味辛、苦，性温。燥湿化痰，理气，消食。果实：味甘、酸，性寒。消食，化痰，醒酒。

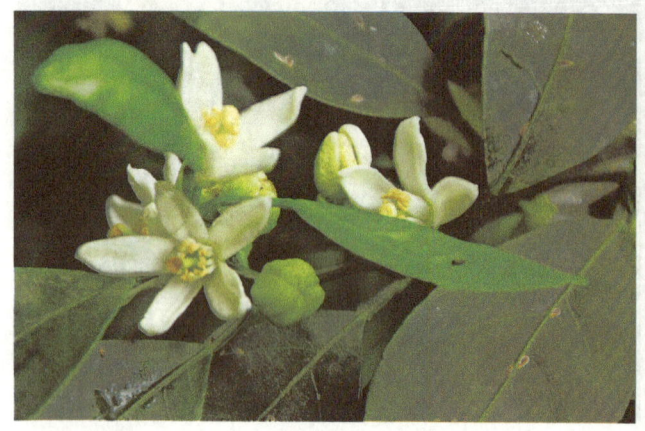

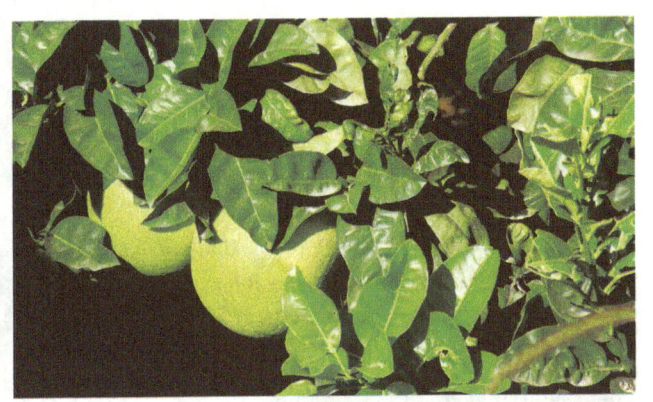

【单方验方】果皮：1. 治寒痰咳喘：化橘红、半夏各15g，川贝母9g，共研末，每次6g，开水送服。2. 治久病咳嗽：过江龙30g，化橘红15g，杏仁9g，水煎服。

果实：治痰气咳喘：柚果实适量，去核，切块，砂瓶中浸酒，密封一夜，取出煮烂，蜂蜜拌匀，时时含咽。

【药膳】鲜果实生食，或绞汁饮服。果实晒干，煮水、熬膏等食用。

【园艺价值】作为桩景和绿化植物栽种，观果类。

【主要化学成分】柚外果皮含柠檬醛，芳樟醇，邻氨基苯甲酸甲酯，柚皮苷，新橙皮苷，枳属苷，福橘苷，伞形花内酯和橙皮油内酯等。

【现代研究】药理研究显示，化橘红有祛痰，止咳，镇静和抗微生物等作用。临床上用于治疗慢性气管炎痰多咳嗽，消化不良腹痛，呕吐和胃痛等。

135 黄柏

【别名】黄皮树，檗木，檗皮。

【医籍记载】《本经》："五藏肠胃中结热，黄疸，肠痔；止泻痢，女子漏下赤白，阴伤蚀疮。"

【来源】芸香科植物黄皮树 Phellodendron chinense Schneid. 或黄檗 Phellodendron amurense Rupr.。

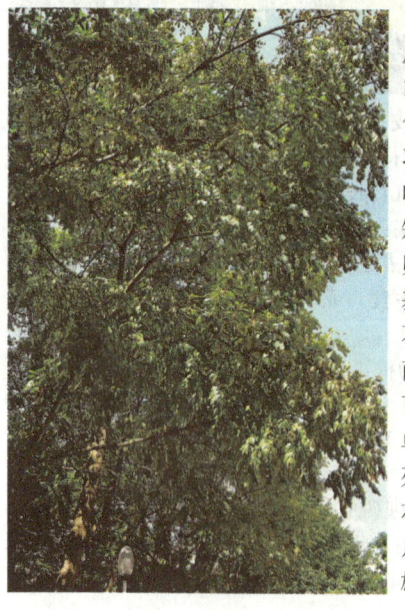

【形态特征】黄皮树：落叶乔木，高 10~12m。树皮棕褐色，内层黄色。单数羽状复叶，对生；小叶 7~15 片，厚纸质，矩圆状披针至矩圆状卵形，先端长渐尖，基部宽楔形或圆形，不对称，近全缘，上面仅中脉密被短毛，下面密被长柔毛。花单性，雌雄异株，排列成顶生圆锥花序，花序轴密被短毛；萼片 5 片；花瓣 5~8 瓣；雄花有雄蕊 5~6 枚，退化雌蕊钻形；雌花有退化雄蕊5~6枚，子房上位。果轴及果枝粗大，常常被短毛。浆果状核果球形，黑色。花期5~6月，果期10~11月。

【生境及分布】生于山地杂木林中或山谷附近。喜凉爽气候，抗风力强，怕干旱，怕涝，成年树抗寒力强。以选土层深厚、富含腐殖质、疏松肥沃的微酸性土壤栽培为宜。分布于陕西、浙江、江西、湖北、四川、贵州、云南、广西等地。

【药用部位及采收】药用树皮。种植15~20年可采收，5~6月上旬，选夏日的阴天，用半环剥、砍树剥皮等方法剥皮。剥下的皮趁鲜刮去粗皮，晒至半干，叠成堆，用石板压平，再晒至全干备用。

【性能功效】味苦，性寒。清热燥湿，泻火解毒。

【单方验方】

1. 治伤寒身黄，发热：黄柏12g，栀子15g，甘草6g，水煎

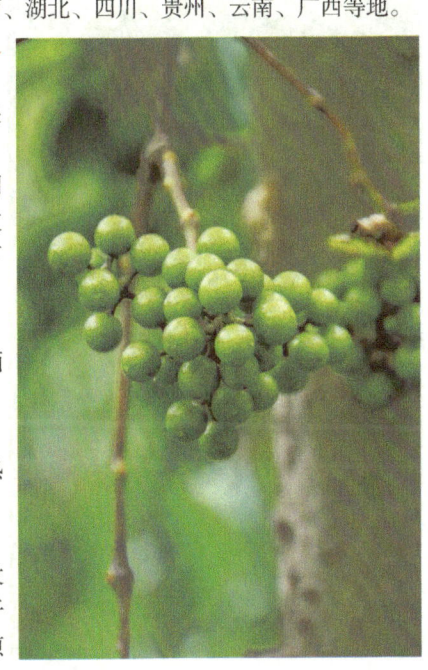

服。2. 治湿热痢疾：黄柏15g，翻白草20g，秦皮15g，水煎服。3. 治口疳臭烂：黄柏15g，铜绿9g，共研末，取适量含服。4. 治会阴、下肢湿疮：黄柏适量，水煎外洗。

【园艺价值】作为桩景和绿化植物栽种，乔木类。

【主要化学成分】黄皮树皮含小檗碱，黄柏碱，木兰花碱，掌叶防己碱，内酯和甾醇等。

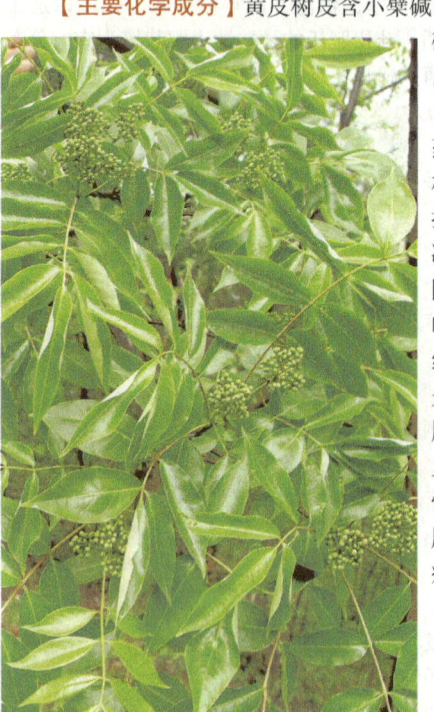

【现代研究】药理研究显示，黄柏有解热，抗炎，抗菌，抗血小板凝集，降血糖和降血压等作用。临床上用于治疗细菌性痢疾，肠炎腹泻，肝炎，胆囊炎，痔疮便血，带下病，急性结合膜炎和皮肤细菌性感染肿痛等。

136 枸 橘

【别名】枸橘果,臭橘。
【医籍记载】《本经逢原》:"破气散结,解酒毒。"
【来源】芸香科植物枸橘 Poncirus trifoliata (L.) Raf.。
【形态特征】

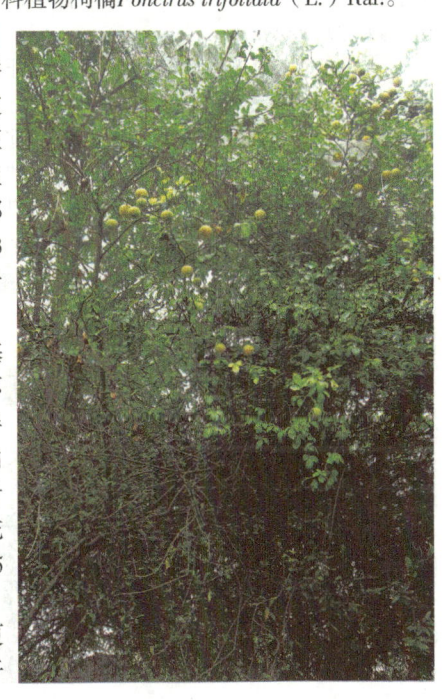

落叶灌木或小乔木。茎无毛;分支多,小枝呈扁压状,茎枝具腋生粗大棘刺,刺基部扁平。叶互生,3回复叶,顶生小叶倒卵形或椭圆形,先端微凹或圆,基部楔形,边缘有不明显小锯齿,具半透明油腺点。花白色,具短柄,先叶开放,有香气;花萼片5片;花瓣5瓣,倒卵状匙形;雄蕊8~20枚或更多;雌蕊1枚,子房近球形，6~8室。柑果球形，熟时橙黄色，密被短柔毛，油腺，气味芳香。种子多数。花期4~5月，果期7~10月。

【生境及分布】多栽培于路旁、庭园等。分布于我国南、北各地。

【药用部位及采收】药用幼果或未成熟果实。5~6月拾取自然脱落在地上的幼果，晒干备用，大者中间横切成两半，做枳实或枳壳用。

【性能功效】味辛、苦，性温。疏肝和胃，理气止痛，消积化滞。

【单方验方】1. 治食积不化、胃脘胀痛：枸橘9g，水煎服；或煅存性研末，温酒送服。2. 治疝气肿痛：枸橘6个，用白酒250g浸泡，每次饮服药酒2盅，每日2次。3. 治跌打损

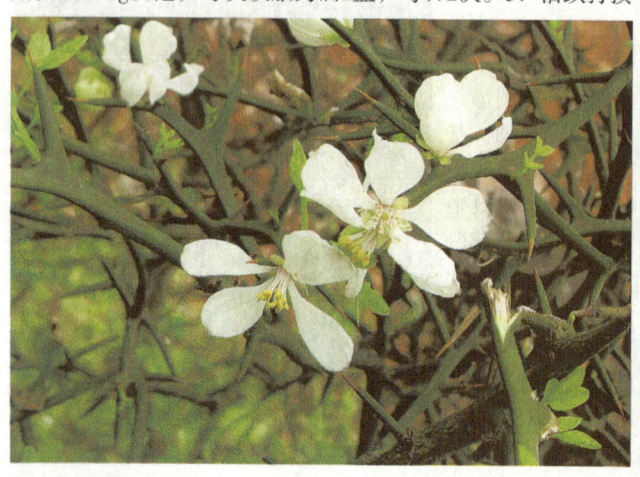

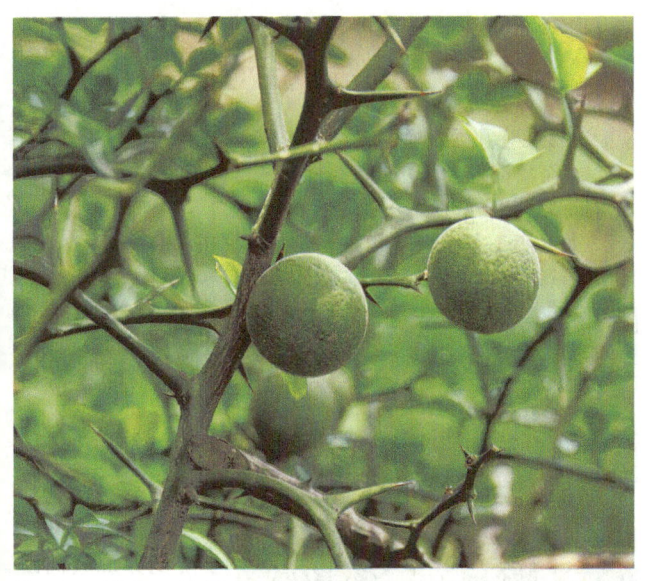

伤、闪腰岔气:枸橘12g,小茴香秆30g,香附子12g,藿香秆9g,水煎服。4.治瘰疬:鲜枸橘、白矾各等量,捣烂外敷患处。

【园艺价值】作为桩景、植篱和绿化植物栽种,观果类。

【主要化学成分】果实含枳属苷,橙皮苷,野漆树苷,柚皮苷,新橙皮苷和茵芋碱等。

【现代研究】药理研究显示,枸橘有抗病毒和抗炎等作用。临床上用于治疗消化不良,胃脘胀满,乳房结块,疝气,睾丸肿痛,跌打损伤,便秘和子宫脱垂等。

137 见血飞

【别名】飞龙掌血,飞龙掌血叶。

【医籍记载】《分类草药性》:"(根)散血破气,治风湿筋骨疼痛,吐血不止。"

【来源】芸香科植物飞龙掌血 Toddlia asiatica(L.)Lam.。

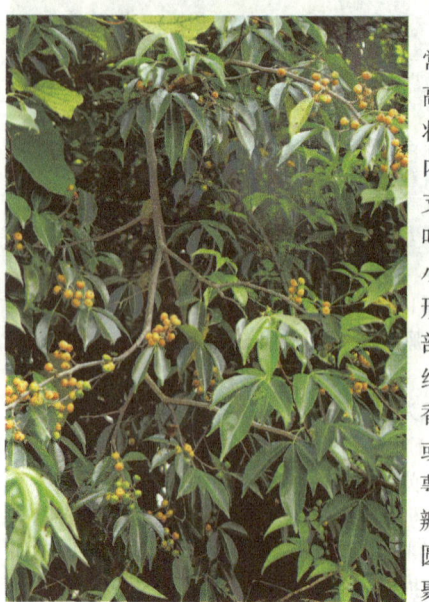

【形态特征】常绿木质半藤本,高5～10m。根粗壮,外皮黄褐色,内部红色。枝及分支上有下弯皮刺。叶互生,3出复叶,小叶倒卵形或椭圆形,先端急尖,基部窄楔形,边缘有细钝锯齿,揉之有香气。白色、青色或黄色花,单性;萼片5片;花瓣5瓣;雄花为伞房状圆锥花序,雌花为聚伞状圆锥花序。

核果近球形，果皮肉质。

【生境及分布】生于山野、灌木丛中。分布于我国长江流域以南各地。

【药用部位及采收】药用根、叶。根：全年可采收，挖取根部，洗净，晒干备用或切片晒干。叶：全年可采收，鲜用。

【性能功效】味辛、微苦，性温。活血化瘀，消肿止痛。

【单方验方】1.治跌打损伤：见血飞、铁筷子、四块瓦、大血藤各20g，泡酒服。2.治经闭：见血飞、血当归、土三七各20g，甜酒水煎服。3.治风湿痹痛：见血飞、追风伞、透骨香各20g，水煎服。4.治伤风咳嗽：见血飞、兔耳风各30g，水煎服。5.治外伤出血：见血飞适量，研末撒敷出血处。

【园艺价值】作为观赏藤木栽种，蔓木类。8~9

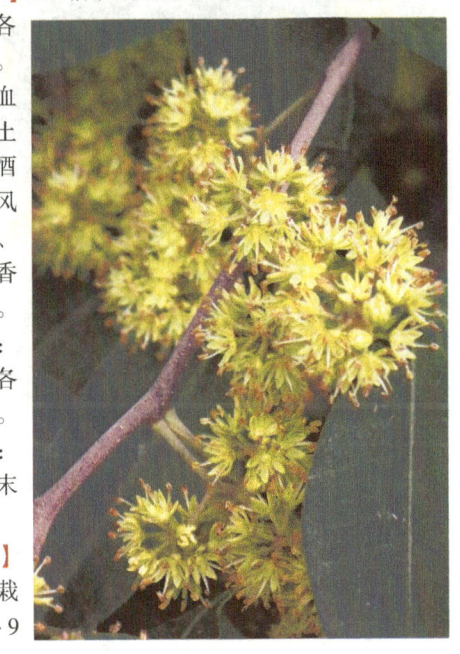

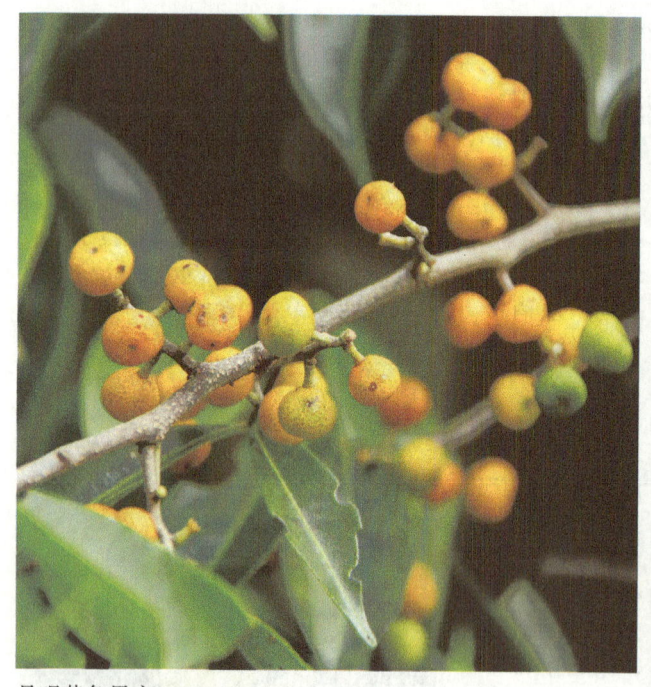

月观黄色果实。

【主要化学成分】根皮含白屈菜红碱，内酯，树脂和葡萄糖苷等。

【现代研究】药理研究显示，见血飞根有抗炎，镇痛等作用。临床上用于治疗风湿性关节炎，跌打损伤，外伤出血和感冒咳嗽等。

138 花椒

【别名】蜀茉,川椒,椒目。

【医籍记载】《本经》:(果皮)"主邪气咳逆,温中,逐骨节皮肤死肌,寒湿痹痛,下气。"《本草经集注》:(种子)"利去水。"

【来源】芸香科植物花椒 Zanthoxylum bungeanum Maxim.。

【形态特征】落叶灌木或小乔木,具香气。茎干通常有增大的皮刺。单数羽状复叶互生;叶片5～11片,卵形或卵状长圆形,先端急尖或短渐尖,基部楔尖,上面无刺毛,下

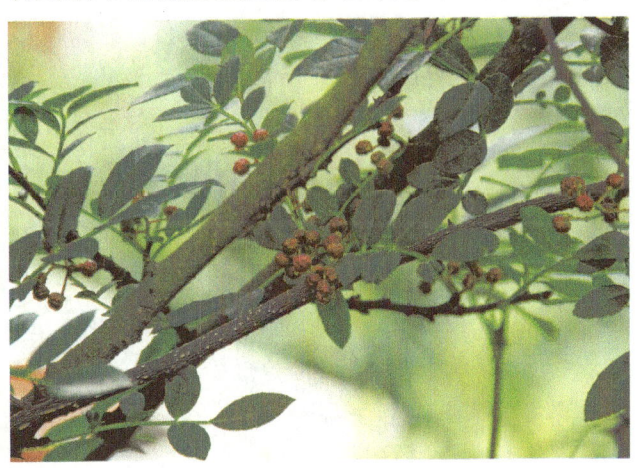

面中脉常有斜向上生的小皮刺。聚伞状圆锥花序顶生；花单性，雌雄异株；花被片4~8片；雄花雄蕊4~8枚；雌花心皮4~6个，柱头头状。蓇葖果球形，红色或紫色，密生疣状突起的腺体。种子卵圆形。花期4~6月，果期9~10月。

【生境及分布】各地有栽培。喜温暖湿润气候，喜阳光，抗寒性差，较耐阴，耐旱，不耐水湿，不抗风。在土层深厚、疏松肥沃的沙质土壤中生长良好，石灰岩发育的碱性土壤中生长最好。分布于我国大多数地区。

【药用部位及采收】药用果皮（药名为"花椒"），种子（药名为"椒目"）。9~10月果实成熟后，选晴天，剪下果穗，摊开晾晒，待果实开裂，果皮与种子分开，晒干备用。

【性能功效】果皮：味辛，性温。温中止痛，除湿止

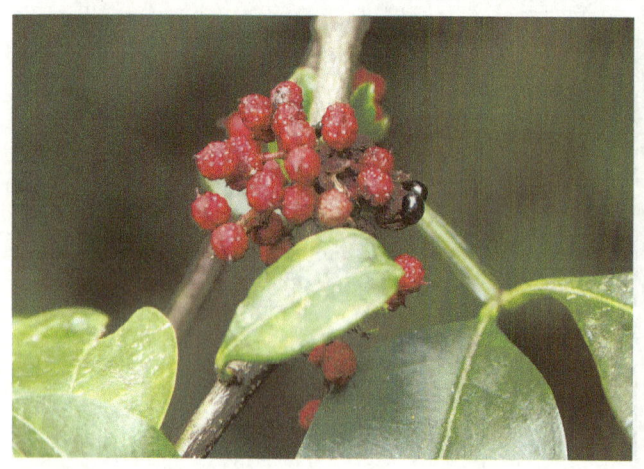

泻，杀虫止痒。种子：味苦、辛，性温；有小毒。利水消肿，祛痰平喘。

【单方验方】花椒：1. 治妇人阴痒：花椒、吴茱萸、蛇床各30g，藜芦15g，陈茶1撮，烧盐60g，水煎熏洗。2. 治风寒咳嗽：花椒3g，去核研碎，开水吞服，分2次服完。3. 治跌打损伤引起的咳血：家花椒根10g，研末，兑酒吞服。4. 治脓疱疮：吴茱萸、花椒、硫黄、白芷各6g，蛇蜕3g，烘干研末，菜油调搽患处。

椒目：1. 治久患水肿，腹大如鼓：椒目（水沉者），取熬之，捣如油膏。服方寸匕（《千金方》）。2. 治腹满口舌干燥，肠间有水气：防己、椒目、葶苈子（熬）、大黄各50g。研末，蜜丸如梧桐子大，先食饮服1丸，每日3服（《金

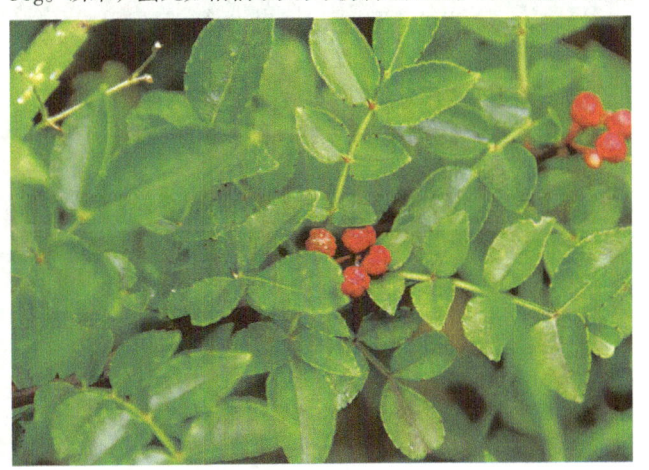

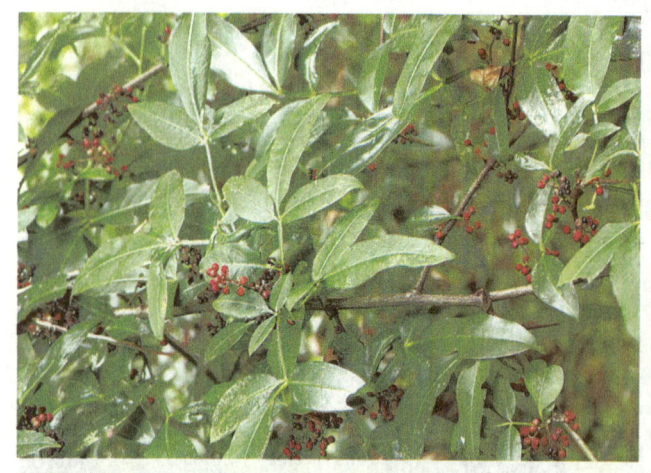

匮要略》）。

【药膳】果皮作为食品调料，磨粉或制成花椒油食用。

【园艺价值】作为绿篱、桩景和绿化植物栽种，观叶、观果类。

【主要化学成分】果皮含月桂烯，香桧烯，紫苏烯，对聚伞花素，乙酸牻牛儿醇脂，柠檬烯和异茴香醚等。

【现代研究】药理研究显示，花椒有麻醉止痛，止泻，抑制血栓形成，降血脂，抑制子宫收缩，杀灭猪蛔虫和抑制白喉杆菌、炭疽杆菌、肺炎双球菌、金黄色葡萄球菌、伤寒杆菌等作用。临床上用于治疗蛔虫病，阴道滴虫病，急性胃痛，皮肤真菌性感染或化脓性感染，感冒咳嗽，跌打损伤以及冻疮等。

139 大叶花椒

【别名】蚌壳花椒,铁杆椒。

【医籍记载】《贵州草药》:"(根)理气祛痰,和血定痛。"

【来源】芸香科植物蚌壳花椒 *Zanthoxylum dissitum* Hemsl.。

【形态特征】木质藤本,幼时灌木。根皮黄色,粗糙。茎、枝有刺。单数羽状复叶互生,小叶5~9片,对生,有短柄;叶片近革质,窄矩圆形或卵状矩圆形,长7~16cm,宽3~6cm,先端渐尖,基部渐窄,两侧不等,全缘或微波状,叶背脉上有钩刺。聚伞状圆锥花序腋生,花单性,雄花雄蕊

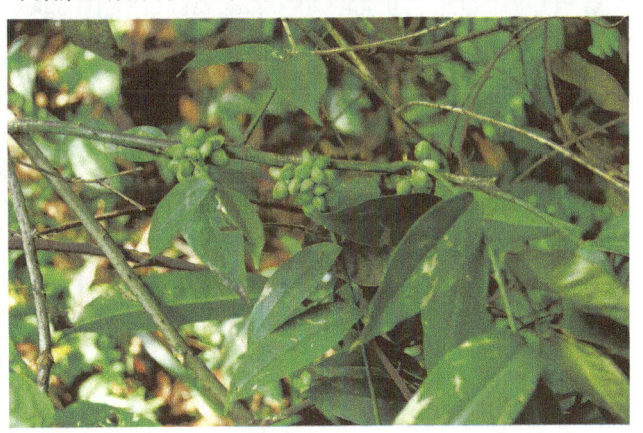

大而密集。蓇葖果老枝上簇生，成熟时2瓣裂。种子黑色，光亮。

【生境及分布】生于山地、灌丛和林缘。分布于贵州、云南、四川和陕西、湖南、湖北、广东、广西等地。

【药用部位及采收】药用根、果实。根：夏秋季采挖，洗净，晒干备用或鲜用。果实：7~8月间果实成熟时采摘，晒干备用。

【性能功效】根：味辛，性温。活血散瘀，止痛。果实：味辛，性温；有小毒。散寒止痛，调经。

【单方验方】根：1. 治劳伤咳嗽：大叶花椒根30g，青鱼胆根、兔耳风根各15g，泡白酒250ml，每日3次，每次

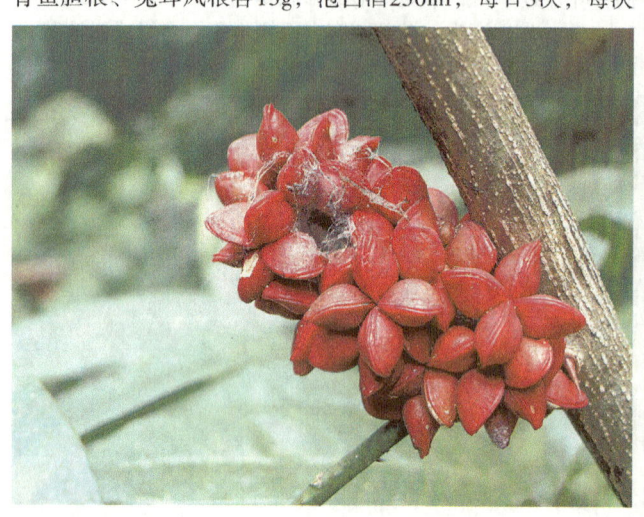

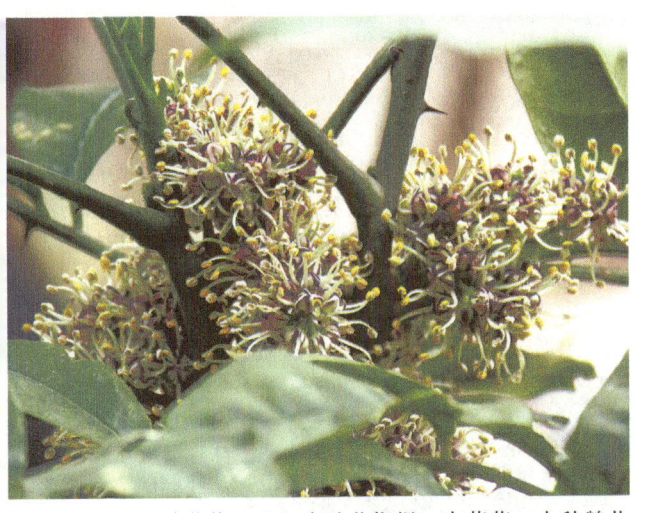

15~30ml。2. 治劳伤吐血：大叶花椒根、大苋菜、大种鹅儿肠各15g，泡酒250ml。每日3次，每次10ml。3. 治牙痛：大叶花椒根皮1小块，煎水含漱。

果实：治妇女月经过多：大叶化椒果15g，月月红9g，棣棠花6g，水煎，加红糖服。

【园艺价值】作为绿篱、桩景和绿化植物栽种，观叶类。

【主要化学成分】根含 α-别隐品碱，光叶花椒碱和木兰花碱等。

【现代研究】临床上大叶花椒用于治疗久病咳嗽、咯血，跌打损伤和龋齿牙痛等。

140 樟

【别名】樟木,樟树,香樟根。

【医籍记载】《本草拾遗》:(木材)"主心腹痛,霍乱腹胀,宿食不消,常吐酸臭水,酒煮服之。亦作浴汤治脚气,除疥癣风痒。"《草药新纂》:(根)"为行气药,强心药。能治胃痛,霍乱、噎气等症。"

【来源】樟科植物樟 Cinnamomum camphora (L.) Presl.

【形态特征】常绿乔木,高20~30m。树皮红褐色,纵裂;小枝淡褐色,光滑;枝、叶均有樟脑味。叶互生,革质,卵状椭圆形至卵形,先端渐尖,基部阔楔形,全缘或呈波状,上面深绿色有光泽,下面灰绿色或粉白色。圆锥花序腋生,花小,绿白色或淡黄色;花被6轮;雄蕊9枚,花药4室。核果球形。

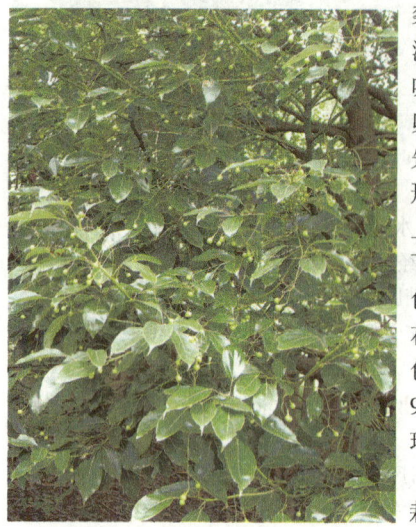

【生境及分布】栽培或野生于山坡

丛林。喜温暖湿润气候,幼龄树需阳光充足,不耐寒,忌积水。以选土层深厚、肥沃、水湿条件好的山坡下部、山谷、河边、冲积地带种植造林。分布于我国长江以南各地。

【药用部位及采收】药用木材、叶及根部经提炼精制得到的颗粒状结晶。木材:定植5~6年后成材,冬季砍树,取树干锯段,劈成小块,晒干备用。根:春秋季采挖,洗净,切片,晒干备用。

【性能功效】木材:味辛,温性。祛风湿,行气血,利关节。根:味辛,性温。温中止痛。辟秽和中,祛风除湿。

【单方验方】木材:1. 治风湿麻木:樟树、九斯马、四方藤各20g,水煎服。2. 治伤风感冒:樟树、土升麻、土银柴胡各10g,水煎服。3. 治胃痛:樟树、蜘蛛香、鸡屎藤各10g,水煎服。4. 治湿盛泄泻:樟树、地瓜藤各15g,水煎

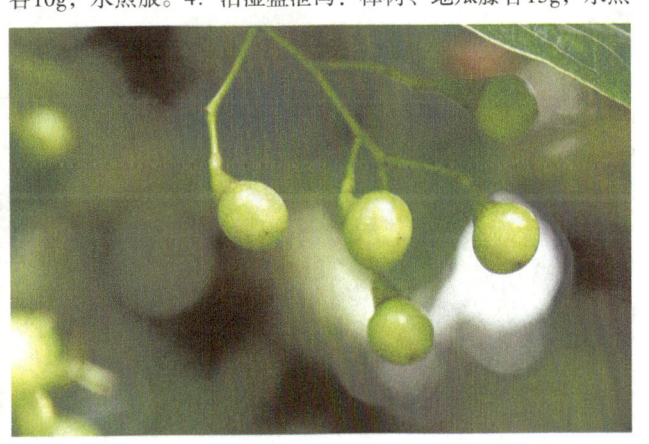

服。5. 治关节肿痛：樟树皮、生姜、葱各适量，捣烂外包。

根：1. 治风湿疼痛：香樟根适量，水煎外洗。2. 治跌打损伤：樟树根适量，浸酒，饮服适量。

【园艺价值】作为桩景、行道树和绿化植物栽种，观叶类。

【主要化学成分】根、干均含挥发油，油中主要成分为樟脑；还含水芹烯，黄樟醚，芳樟醇，桉叶素，涨烯，莰烯及 α-松油醇等。

【现代研究】药理研究显示，樟木有抑制金黄色葡萄球菌、伤寒杆菌、绿脓杆菌的作用。临床上用于治疗急性胃肠炎腹泻腹痛，风湿病筋骨关节疼痛，感冒头痛，劳伤疼痛和疝气疼痛等。

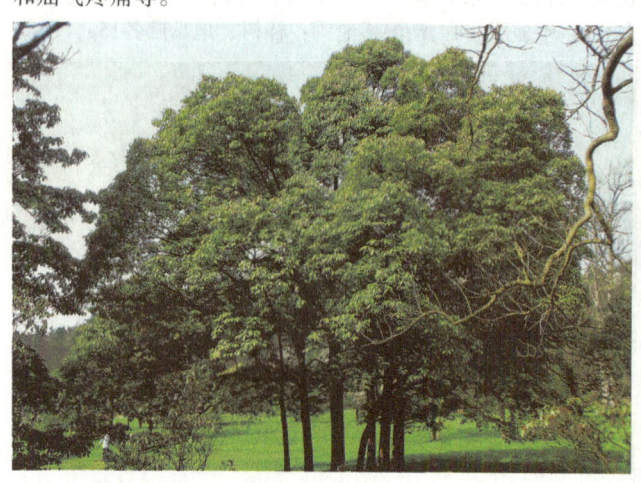

141 阴香

【别名】阴香皮，阴香叶。

【医籍记载】《生草药性备要》：（树皮）"妇人煎水洗头，去秽风……（叶）能发散。"

【来源】樟科植物阴香 Cinnamomum burmannii（C. G. et Th. Nees）Bl.。

【形态特征】

常绿乔木，高达20m。树皮光滑，灰褐色。叶互生或近对生；叶柄近无毛；叶片革质，卵形或长椭圆形，先端短渐尖，基部宽楔形，全缘，基出3脉。圆锥花序腋生或顶生，花两性，雌雄异株；花小，绿白色，花被6轮，两面均被柔毛；能育雄蕊9枚，排成3轮，花药卵形；雌花较大，雌蕊1枚。

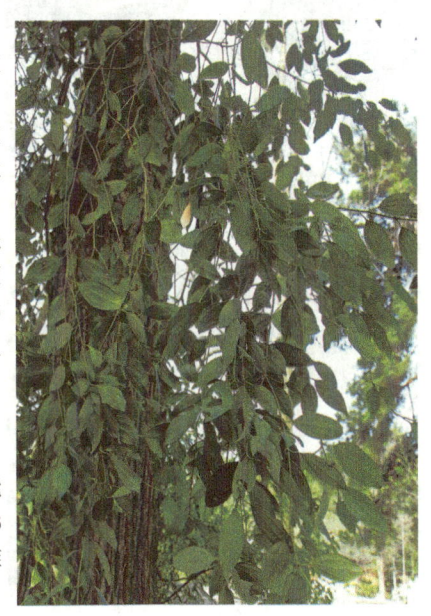

浆果核果状，卵形。花期3~4月，果期4~10月。

【生境及分布】生于疏林中有阳光处，有栽培。喜温暖湿润气候，稍耐阴。以选排水良好、深厚肥沃的砂质土壤栽培为宜。分布于广东、广西、福建和贵州、云南、四川等地。

【药用部位及采收】药用树皮，叶。树皮：夏季剥取树皮，晒干备用。叶：秋季采收，晒干备用。

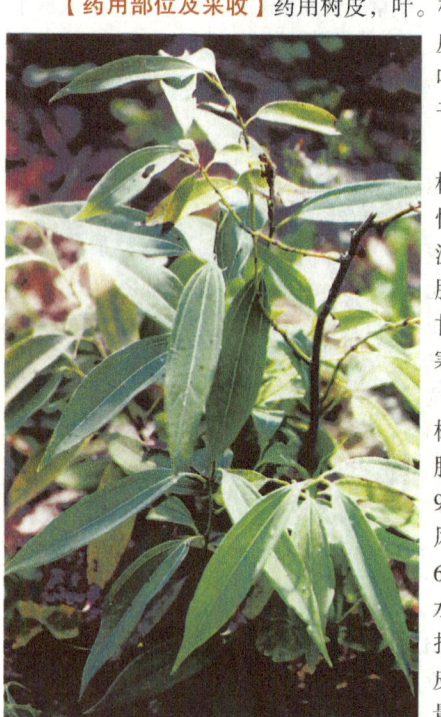

【性能功效】树皮：味辛、甘，性温。祛风散寒，温中止痛，解毒消肿。叶：味辛、甘，性温。祛风散寒，止泻，止血。

【单方验方】树皮：1.治胃寒脘腹疼痛：阴香皮9g，水煎服。2.治风湿痹痛：阴香皮6g，水禾麻20g，水煎服。3.治跌打损伤：阴香树皮、杨梅树皮各等量，研末，酒调外敷患处。

叶：1. 治寒结肿痛：阴香叶适量，捣烂外敷患处。
2. 治创伤出血：阴香叶研末，适量外敷患处。

【园艺价值】作为桩景和绿化植物栽种，观叶类。

【主要化学成分】树皮含桂皮醛，丁香油酚，黄樟醚等。叶含柠檬醛和香茅醇等。

【现代研究】临床上用于治疗风湿病，受寒胃痛，慢性淋巴结结核和肿瘤疼痛等。

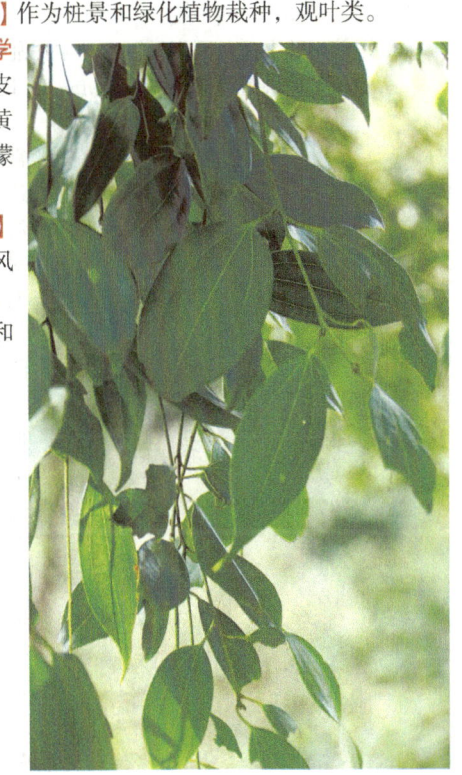

142 楠

【别名】楠木，楠木皮。

【医籍记载】《名医别录》："主霍乱吐下不止。"

【来源】樟科植物楠 Phoebe zhennan S. Lee et F. N. Wei。

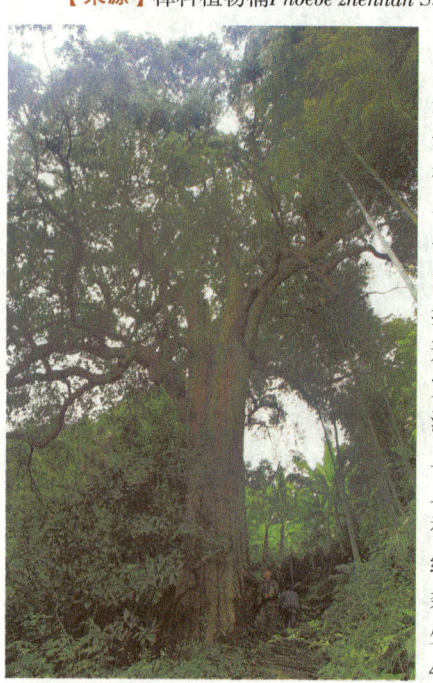

【形态特征】

常绿大乔木，高可达30m，胸径1m；幼枝有棱，被黄褐色或灰褐色柔毛，2年生枝黑褐色，无毛。叶长圆形，长圆状倒披针形或窄椭圆形，长5~11cm，宽1.5~4cm，先端渐尖，基部楔形，上面有光泽，中脉上被柔毛，下面被短柔毛；叶柄纤细，初被黄褐色柔毛。圆锥花序腋生，被短柔毛，长4~9cm；花被裂片

6片；发育雄蕊9枚，花药4室；雌蕊无毛，子房近球形。果序被毛；核果椭圆形或椭圆状卵圆形，成熟时黑色。花期5～6月，果期11～12月。

【生境及分布】生长于阴湿山谷、山洼及河旁。喜温暖湿润气候，幼苗和幼树耐阴，成树喜光。以在山谷、山洼、阴坡下部及河边，排水良好、深厚肥沃的中性或微酸性土壤栽培为宜。分布于四川、贵州、湖北、湖南、云南、广西等地。

【药用部位及采收】药用木材、树皮。木材：全年可采，晒干备用。树皮：全年可采，洗净，切段，晒干备用。

【性能功效】木材：味苦，性温；微毒。散寒化浊，利水消肿。树皮：味苦，性温。暖胃和中降逆。

【单方验方】木材：1. 治霍乱

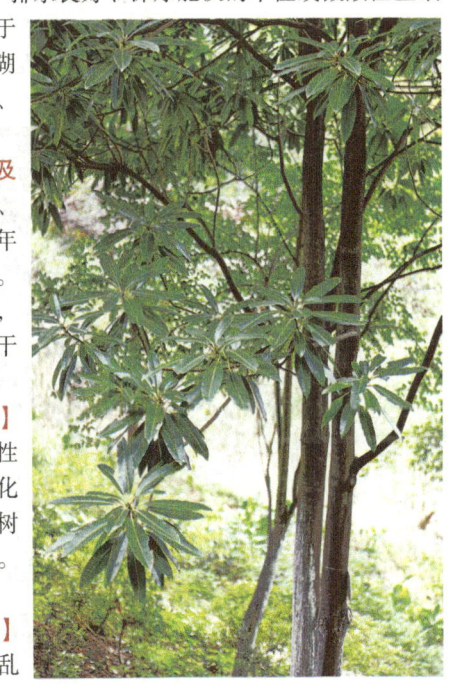

心腹胀痛、吐下不止：楠木20～30g，加水1000ml，煮三沸，去滓服。2．治水肿自足起：楠木、桐木各20g，水煎取汁渍足，并饮少许，日日为之。3．治聤耳脓水出：楠木50g（烧灰），胭脂花30g，细研为散，纳于耳中。

树皮：治霍乱吐泻转筋：用楠木皮适量，水煎浸洗。

【园艺价值】作为桩景和绿化植物栽种，观叶类。

【主要化学成分】木材含灰分和水等。

【现代研究】临床上楠木用于治疗夏秋季腹泻，水肿和化脓性中耳炎等。

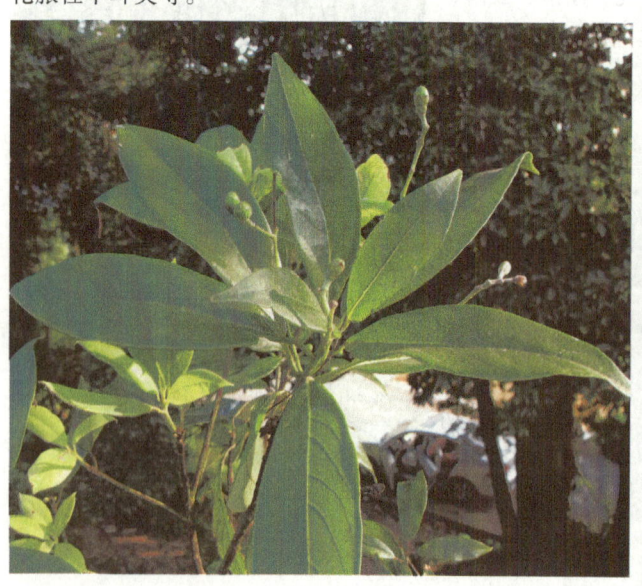

143 凌 霄

【别名】凌霄花,紫葳,紫葳根。

【医籍记载】《本经》:(花)"主妇人产乳余疾,崩中,癥瘕血闭,寒热羸瘦,养胎。"《日华子本草》:(根)"治热风身痒,游风,风疹,瘀血,带下。"

【来源】紫葳科植物凌霄 Campsis grandiflora (Thunb.) Loisel ex K.Schum. 或美洲凌霄 Campsis radicans (L.) Seem.。

【形态特征】凌霄:落叶木质藤本,具气根。茎黄褐色,具棱状网裂。单数羽状复叶,对生;小叶7~9片,顶端小叶较大,卵形至卵状披针形,先端渐尖,基部不对称。疏大顶生聚伞圆锥花序,花大,花萼状钟状;花冠赤黄色,漏斗状钟形,先端5裂;雄蕊4枚,雌蕊1枚;子房上位。蒴果。花期6~9月,果期8~10月。

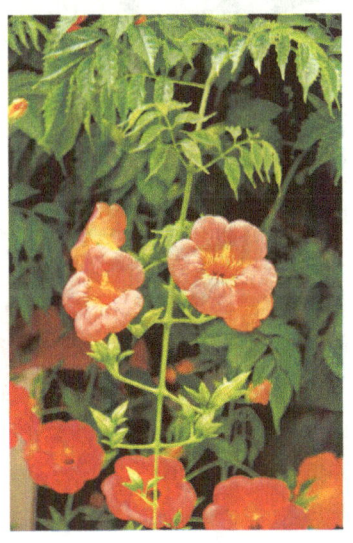

【生境及分布】生长于山谷、小河边、疏林下,攀援于树上、石壁上。喜温暖、荫蔽和湿润

环境，对土壤要求不严，在沙质土、黏土中均可生长。分布于我国华东、中南和河北、四川、贵州等地。

【药用部位及采收】药用花、叶和根。花：7~9月采收，择晴天摘下刚开放的花朵，晒干备用。叶：夏秋季采收，晒干。根：全年可采收，洗净，切片，晒干备用。

【性能功效】花：味酸，性微寒。清热凉血，化瘀散结，祛风止痒。叶：味辛，性凉。凉血破瘀，祛风解毒。根：味甘、酸，性寒。凉血祛风，活血通络。

【单方验方】花：1.治崩漏下血：凌霄花研末，温酒服6~9g，日服3次。2.治皮肤湿癣：凌霄花、羊蹄根各25g，酌加枯矾，研末搽患处。3.治酒糟鼻：凌霄花、山栀子等份，研细末，每次服6g，食后茶调下，日服2次。

叶：治风湿骨痛：凌霄叶、石楠藤、豨莶草各15g，独活、威灵仙各9g，水煎服。

根：1.治风湿腰腿不遂：紫葳根（炙、锉）捣烂为末，每次6~9g，温酒调服；凌霄

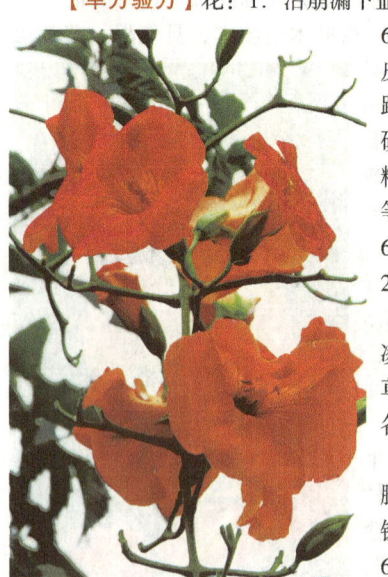

根9~15g，水煎，加白酒、红糖适量，分两次早晚服。2. 治痛风：紫葳根，每次6~9g，温酒调服。3.治经闭：凌霄花根、元宝草各15g，水煎服。

【园艺价值】作为藤木栽种，蔓木类。可用于高速公路的边坡、陡坡环境绿化及护坡。6~7月观红色花。

【主要化学成分】花含芹菜素，β-谷甾醇，叶含紫葳苷，黄钟花苷和凌霄苷等。叶含紫葳苷，凌霄苷，紫葳新苷，生物碱等。

【现代研究】药理研究显示，凌霄花有抑制血栓形成，显著抑制子宫收缩，抑制痢疾杆菌、伤寒杆菌等作用，叶有体外抗金黄色葡萄球菌、大肠杆菌、乙型链球菌、白喉杆菌的作用。临床上花用于治疗急性肝炎，肾结石，月经不调，经闭，带下病，跌打损伤，风湿病，细菌性痢疾和皮肤湿疹等。根用于治疗急性胃肠炎，风湿病腰痛，半身不遂，跌打损伤和风疹等。

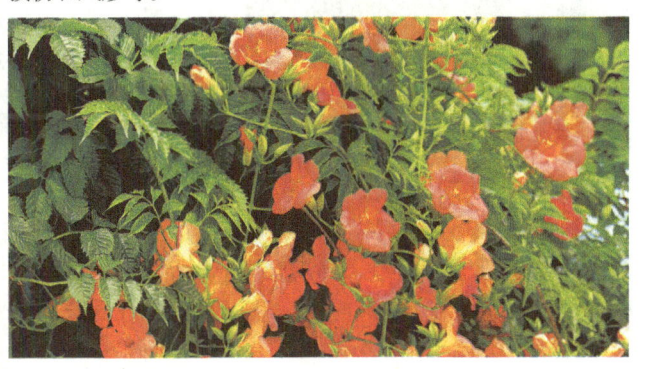

144 楸 木

【别名】楸叶，楸木白皮。

【医籍记载】《本草拾遗》：（树皮）"主吐逆，杀三虫及皮肤虫……除脓血，生肌肤，长筋骨。"（叶）"捣敷疮肿，亦煮汤洗脓血。"

【来源】紫葳科植物楸 Catalpa bungei C. A. Mey.。

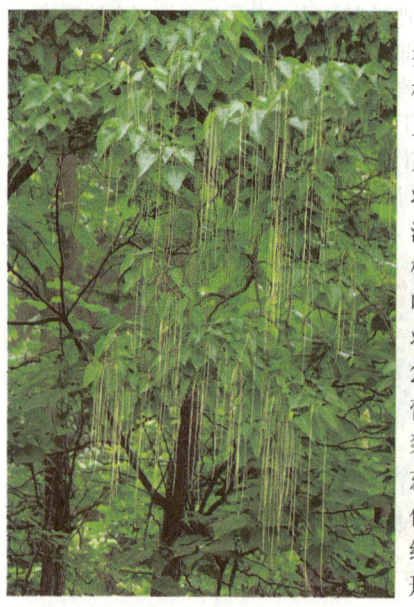

【形态特征】小乔木，高8~12m。树干耸直，枝直向上。单叶对生；叶片三角状卵形至卵状长圆形，先端长渐尖，基部楔形、阔楔形；叶面深绿色，叶背无毛。顶生伞房状总状花序，有花2~12朵，花萼在花蕾时圆球形，2唇开裂；花冠淡红色；雄蕊4枚，2强；子房上位，花柱1枚。蒴果线形。种子狭长椭圆形。花期5~6月，果期6~10月。

【生境及分布】生于肥沃山地。分布于我国华东、中南和河北、四川、贵州等地。

【药用部位及采收】药用树皮或根皮的韧皮部，叶。树皮或根皮的韧皮部：全年可采收，鲜用或晒干备用。叶：春夏季采收，鲜用或晒干备用。

【性能功效】树皮：味苦，性凉。降逆气，解疮毒。叶：味苦，性凉。消肿拔毒，排脓生肌。

【单方验方】树皮：1. 治口疮：鲜楸木白皮适量捣汁，含咽。2. 治背疮：楸木白皮、白马牙各适量，烧灰，撒放于疮头上。3. 治白癜风：楸木白皮2500g，浓煎取药膏，涂搽患处。

叶：1. 治一切疮肿：楸叶适量，盐水浸软，捣烂外敷患

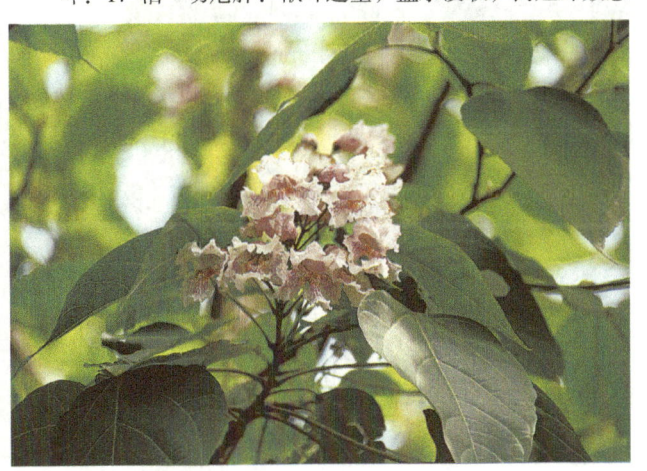

处。2. 治小儿头疮、发不生：新鲜楸叶适量，捣烂取汁，涂头上。3. 治痔疮：楸叶捣烂，涂敷患处。

【园艺价值】作为防护树、林丛栽种，林木类。3～5月观淡紫红色花，全年观绿叶。

【现代研究】临床上楸树皮用于治疗咳嗽，呕吐，白癜风，痈肿疮疡和痔疮等。叶用于治疗疮痈，痔疮，瘰疬和白秃等。

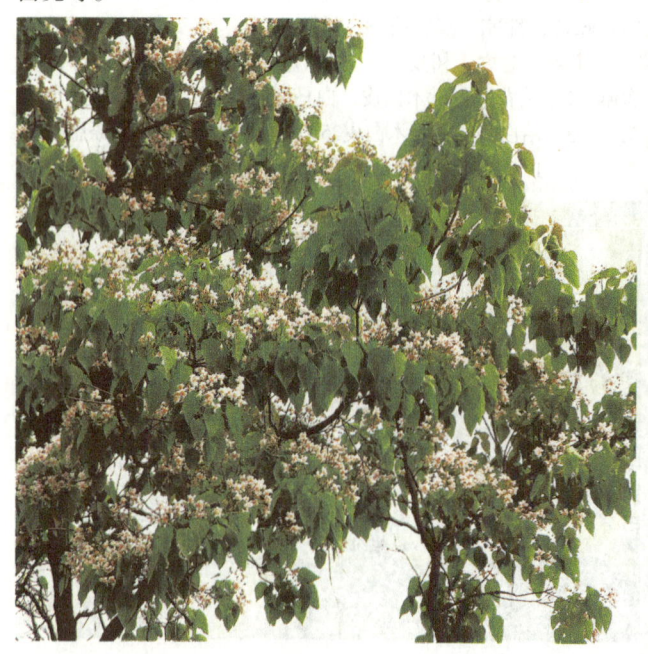

145 梓

【别名】梓树叶,梓木皮。

【医籍记载】《本经》:(皮部)"主热,去三虫。"《本草经集注》:(叶)疗"手脚火烂疮。"

【来源】紫葳科植物梓Catalpa ovata G. Don.。

【形态特征】

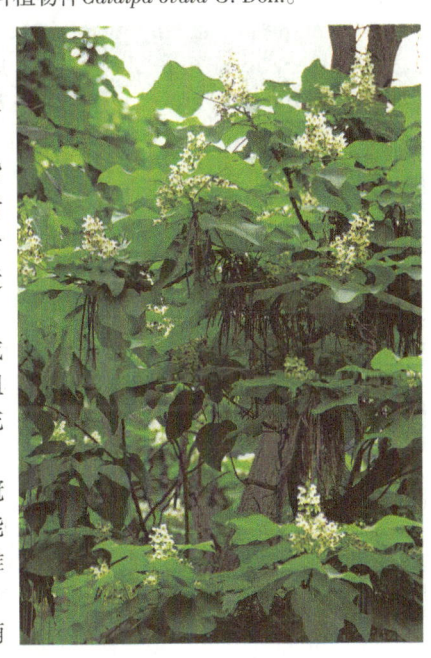

乔木,高达15m。树干伞形,主干通直,树皮灰褐色,纵裂;幼枝常带紫色。叶对生或近对生,有时轮生;叶片阔卵形,长宽近相等,先端渐尖,基部心形。全缘或微波状;两面均粗糙。顶生圆锥花序,花萼2唇开裂,绿色或紫色;花冠钟状,淡黄色;能育雄蕊2枚,退化雄蕊3枚;子房上位,棒状,柱头2裂。蒴果线形。种子长椭圆形。花期5～6月，果期7～8月。

【生境及分布】生于山地河谷，多有栽培。喜温暖气候，也耐寒，以深厚、湿润、肥沃的夹砂土壤栽种为好。分布于我国长江流域及以北地区。

【药用部位及采收】药用根皮及树皮的韧皮部，叶。根皮及树皮的韧皮部：全年可采收，晒干。叶：春夏季，鲜用或晒干备用。

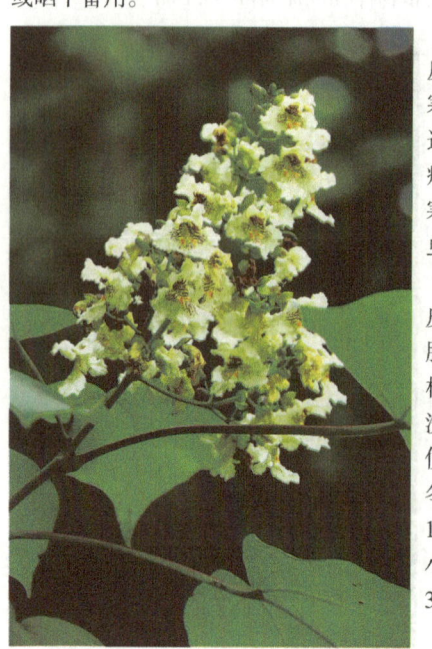

【性能功效】皮部：味苦，性寒。清热利湿，降逆止吐，杀虫止痒。叶：味苦，性寒。清热解毒，杀虫止痒。

【单方验方】皮部：1. 治疗疮疖肿：梓白皮、垂柳根各等量，水煎外洗。2. 治水肿、小便不利：梓根皮、冬瓜皮、赤小豆各15g，水煎服。3. 治小儿头疮：梓树皮30g，水煎洗。

叶：1. 治疮

疡：鲜梓叶适量，捣烂外敷患处。2. 治小儿发热：梓叶、马鞭草、鱼鳅串各10~15g，水煎服。

【园艺价值】作为防护树、林丛栽种，林木类。5~6月观淡绿白色花及绿叶。

【主要化学成分】皮部含羽扇豆醇，三十烷酸，阿魏酸，梓果苷和对-香豆酸等。叶含对羟基苯甲酸和对-香豆酸等。

【现代研究】药理研究显示，梓皮部有显著抗诱变作用，叶有抑制金黄色葡萄球菌、大肠杆菌和产气杆菌的作用。临床上梓树皮和梓根皮用于治疗黄疸，肾炎水肿，呕吐，疥疮，湿疹和皮肤瘙痒等。叶用于治疗小儿发热，疥疮和皮肤痈疖等。

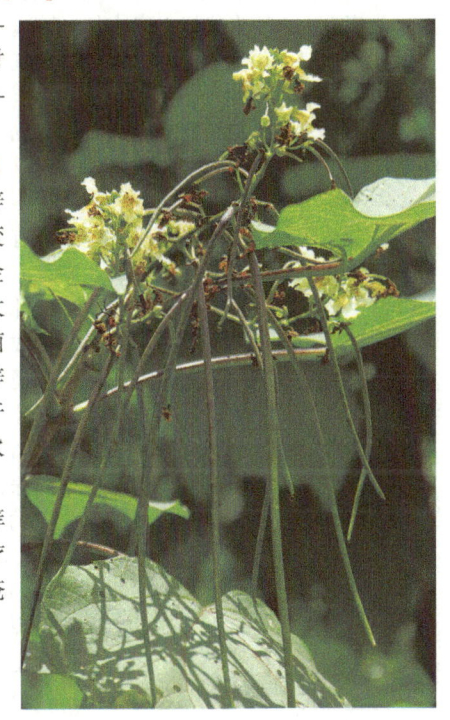

146 槟榔

【别名】大腹皮，榔片。

【医籍记载】《名医别录》：（种子）"主消谷，逐水，除痰癖，杀三虫伏尸，疗寸白。"《本草纲目》：（果皮）"降逆气，消肌肤中水气浮肿，脚气壅逆，瘴疟痞满，胎气恶阻胀闷。"

【来源】棕榈科植物槟榔 Areca catechu L.。

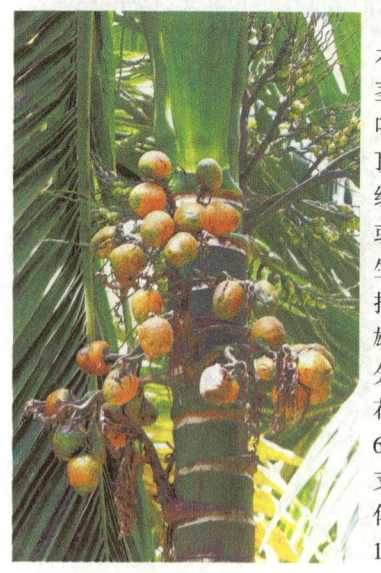

【形态特征】常绿乔木，不分支，叶脱落后，茎上有明显环纹。羽状复叶，光滑无毛，丛生于茎顶；叶轴三棱形；小叶片线形或披针形，先端渐尖或不规则齿裂。肉穗花序生于叶鞘束下，多分支，排成圆锥状；花单性，雌雄同株，雄花小，着生于分支的顶端，排成2列，花萼3片，花瓣3瓣；雄蕊6枚；雌花大，着生于分支的基部，无柄，具退化雄蕊6枚，子房上位，1室。坚果卵圆形或长圆形。花期3~8月，果期12月至次年2月。

【生境及分布】生于热带地区。产于热带，喜高温湿润气候，耐肥，不耐寒。成年树应全光照。以土层深厚、有机质丰富的砂质壤土栽种为宜。分布于云南、广西、广东和海南、台湾等地。

【药用部位及采收】药用成熟种子（药名为"槟榔"），果皮（药名为"大腹皮"）。成熟种子：11~12月采下青果，煮沸4小时，烘12小时即得。3~6月采收成熟果实，晒3~4小时，捶破或用刀剖开取出种子，晒干备用。果皮：冬季至翌年春季采收未成熟果实，煮后干燥，纵剖两瓣，

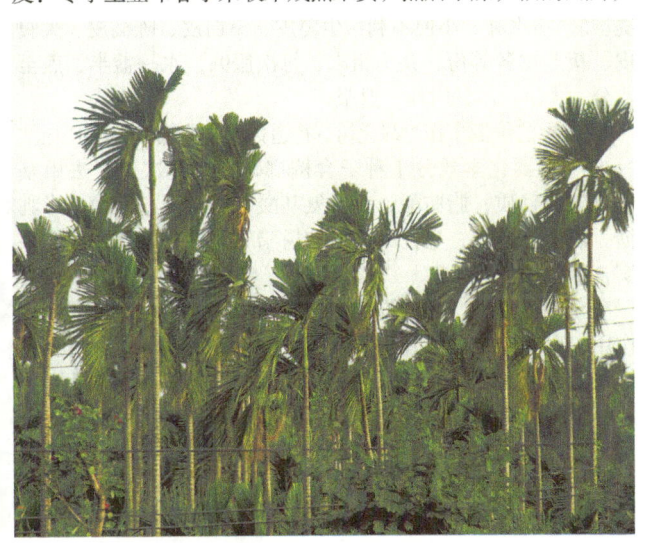

剥取果皮，捶松，晒干备用。

【性能功效】槟榔：味苦、辛，性温。驱虫消积，行气利水。大腹皮：味辛，性微温。行气除胀，利水消肿。

【单方验方】种子：1. 治多种肠道寄生虫病：槟榔30～60g，单用；或槟榔、南瓜子各30g，水煎服。2. 治食积气滞，泻痢后重：槟榔、木香、青皮各6g，大黄10g，水煎服。3. 治脚气肿痛：槟榔、木瓜、吴茱萸、橘皮各12g，水煎服。4. 治疟疾：槟榔、常山各12～15g，水煎服。

果皮：1. 治脾胃气滞腹胀：大腹皮12g，藿香、陈皮、厚片各10g，水煎服。2. 治漏疮恶秽：大腹皮适量，煎汤外洗。3. 治水肿、小便不利：生姜皮、桑白皮、陈橘皮、大腹皮、茯苓皮各等份，共为粗末，每次服9g，水一盏半，煎至八分，去渣。不计时候，温服。

【园艺价值】作为绿化树、行道树和林丛栽种，林木类。

【主要化学成分】种子含槟榔碱，槟榔次碱，去甲基槟榔碱，鞣质，脂肪酸，多种氨基酸，甘露糖，蔗糖，半乳糖，槟榔红色素，皂苷，淀粉和树脂等。果皮含儿茶素。果实含生物碱。

【现代研究】药理研究显示，槟榔种子有驱除猪绦虫作用，对牛绦虫、姜片虫、蛔虫、钩虫、蛲虫等能麻痹全虫体；有抑制流感病毒和多种皮肤真菌，促进胃肠平滑肌张力，增强肠蠕动，减慢心率和降低血压等作用。果皮有促进胃肠运动的作用；口服煎剂可引起过敏反应。临床上种子用于治疗慢性血吸虫病，小儿消化不良性腹泻，幽门螺旋杆菌感染，鞭虫病，姜片虫病，肠滴虫病和细菌性痢疾等。

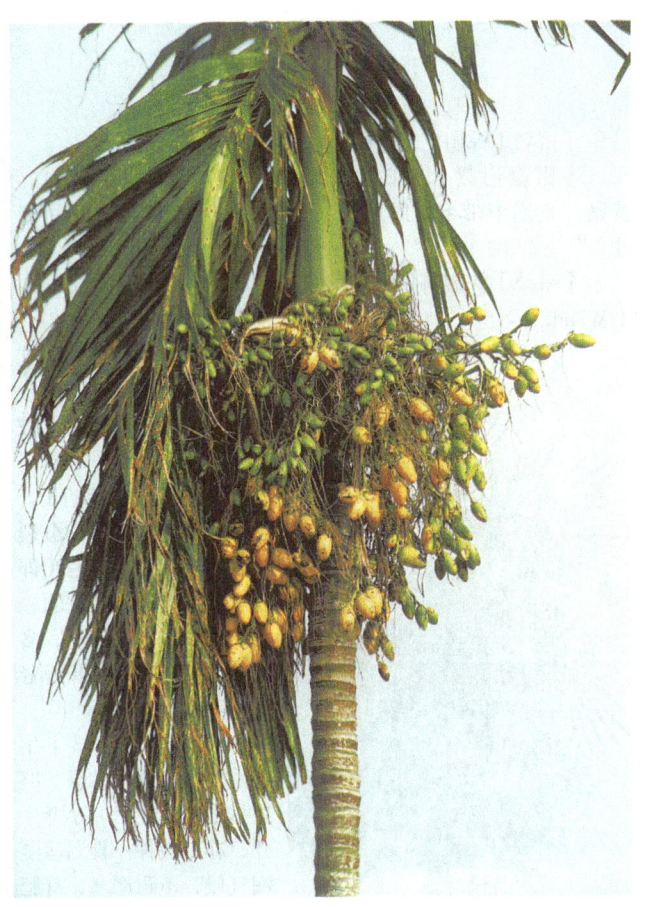

147 棕榈

【别名】棕榈皮,棕榈炭。

【医籍记载】《日华子本草》:"止鼻洪,吐血,破癥,止崩中带下,肠风,赤白痢。入药烧灰用,不可绝过。"

【来源】棕榈科植物棕榈 *Trachycarpus fortunei* (Hook.) H. Wendl.。

【形态特征】常绿乔木,高可达10m以上。树干圆柱形,不分支。叶簇生于树干顶,圆扇形,有皱褶,开展时掌状,深裂至叶片中部以上,叶柄长,柄基部有抱茎叶鞘,分裂为棕褐色纤维状毛(即棕衣)。肉穗状花序短,自叶丛中抽出;花小,多数,淡黄色。核果近肾形。花期4~5月。

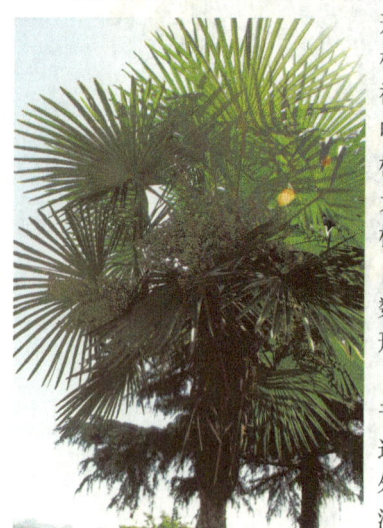

【生境及分布】生于山坡、草地、林缘、路边或村寨周围。除野生外,亦有栽种。喜温暖湿润气候,不耐严寒,喜肥

耐阴。选排水良好、土层深厚的沙质土壤栽种。分布于我国大部分地区。

【药用部位及采收】药用叶柄的加工品。全年可采收,9~10日采收剥下的纤维状鞘片,除去残皮,晒干备用。花和果实亦可药用,适时采收,鲜用或晒干备用。

【性能功效】味苦、涩,性平。收敛止血,涩肠止泻。

【单方验方】1. 治崩漏下血:棕榈炭研末,每次吞服3g。2. 治湿热痢疾:棕榈炭研末,凤尾草20g,水煎吞服3g。3. 治尿血涩痛:棕榈果实、车前子各20g,水煎服。4. 治带下:棕榈花、三白草各15g,水煎服。

【园艺价值】作为绿化树、行道树和林丛栽种,林木类。

【主要化学成分】棕榈炭含鞣质,大量纤维素及木犀草素-7-O-葡萄糖苷等。

【现代研究】药理研究显示,有显著缩短出、凝血时间

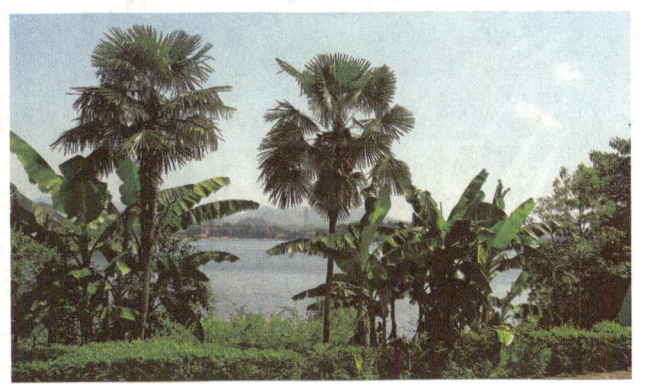

的作用。临床上用于治疗急性泌尿道感染,细菌性痢疾脓血便,高血压病和功能性子宫出血等。

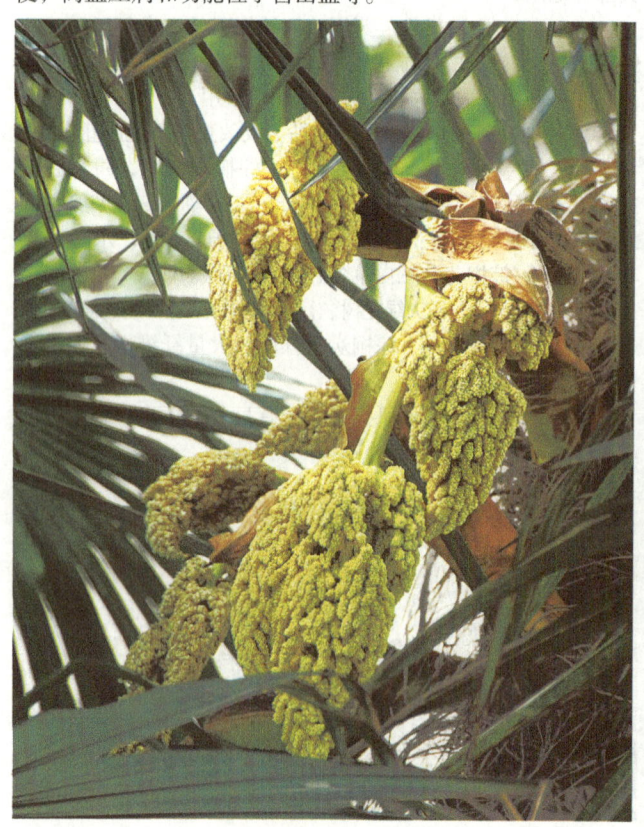

中文名笔画索引

二画

十大功劳 / 368
十大功劳叶 / 368
八角 / 220
八月瓜 / 232
八月札 / 232
八角枫 / 1
八角风 / 1
八角茴香 / 220
人字草 / 90

三画

三角风 / 350
三角枫 / 350
三春柳 / 23
三钱三 / 396
三颗针 / 362
干漆 / 251
土黄连 / 368

大枣 / 316
大青 / 190
大毛桐 / 37
大风叶 / 187
大叶杨 / 383
大血藤 / 236
大青叶 / 190
大青根 / 190
大茴香 / 220
大南蛇 / 322
大腹皮 / 446
大叶花椒 / 425
大叶紫珠 / 187
大夜关门 / 70
大毛桐子根 / 37
大果油麻藤 / 82
万年刺 / 29
山楂 / 279
山甘草 / 261
山白果 / 117
山冬青 / 61

山地苍 / 390
山茶花 / 301
山牡丹 / 393
山茱萸 / 307
山枝茶 / 122
山胡椒 / 143
山栀花 / 257
山荔枝 / 310
山辣椒 / 143
山腊梅 / 171
千年矮 / 264
川朴 / 209
川椒 / 421
川楝子 / 180
川楝皮 / 180
小通草 / 157
小花清藤 / 289
小花清风藤 / 289
马醉木 / 102
马蹄蕨 / 119
马缨花 / 105
马缨杜鹃 / 105
女贞 / 245
女萎 / 227
女贞子 / 245

女贞叶 / 245
飞龙掌血 / 418
飞龙掌血叶 / 418

四画

天丁 / 79
天香炉 / 393
天蓼木 / 203
云实 / 73
无患子 / 337
无患子皮 / 337
木瓜 / 276
木绵 / 114
木棉 / 223
木通 / 232
木槿 / 153
木天蓼 / 203
木瓜实 / 276
木芙蓉 / 150
木金银 / 292
木棉花 / 223
木棉根 / 223
木患子 / 337
木槿皮 / 153

木槿花 / 153
木通草 / 227
木蜡树 / 46
五味子 / 206
五加皮 / 343
五花血藤 / 236
见血飞 / 418
车前 / 19
车前草 / 19
车前子 / 19
牛马藤 / 84
化红 / 409
化橘红 / 409
六月雪 / 264
乌桕 / 46
乌棒子 / 402
风药 / 282
火把花 / 331
双钩藤 / 267
水梨子 / 117
水桐树 / 177
水黄杨木 / 402
孔雀杉 / 313

五画

玉杉 / 313
玉兰花 / 216
玉叶金花 / 261
功劳木 / 368
功劳叶 / 55
石楠 / 282
石南叶 / 282
石楠叶 / 282
打结花 / 295
四季青 / 58
四照花 / 310
号筒杆 / 396
生漆 / 251
白杨 / 383
白马骨 / 264
白龙须 / 1
白金条 / 1
白桦皮 / 134
白蝴蝶 / 261
仙灵脾 / 365
冬青 / 58
冬青叶 / 58，245

六画

吉祥草 / 10
老鼠刺 / 325
地茄 / 390
地苓 / 390
地红花 / 390
地骨皮 / 285
亚麻 / 378
亚麻子 / 378
过山龙 / 84
过墙风 / 328
西河柳 / 23
夹竹桃 / 37
光叶海桐 / 125
血人参 / 87
血风藤 / 96
血见愁 / 325
合欢 / 64
合欢花 / 64
合欢皮 / 64
灯心 / 52
灯心草 / 52
灯芯草 / 52
羊藿根 / 365

红枣 / 316
红藤 / 236
红水树 / 26
红花菜 / 67
红茶花 / 301
红果木 / 143
红茴香 / 213
红紫根 / 334
红果果毛 / 40
红花夹竹桃 / 137
阴香 / 431
阴香叶 / 431
阴香皮 / 431
观音草 / 10
观音坐莲 / 119

七画

麦冬 / 7
麦门冬 / 7
花椒 / 421
芙蓉花 / 150
芭蕉 / 4
芭蕉根 / 4
杜仲 / 114

杜鹃花 / 111
杜鹃花根 / 111
杏仁 / 270
杏核仁 / 270
扶芳藤 / 328
连翘 / 239
连轺 / 239
旱莲木 / 177
凹叶厚朴 / 209
牡荆 / 196
牡荆子 / 196
牡荆叶 / 196
牡荆根 / 196
皂荚 / 79
皂角 / 79
皂角刺 / 79
迎春花 / 242
迎春花叶 / 242
辛夷 / 216
辛夷花 / 216
灵仙 / 230
鸡眼草 / 90
鸡血藤 / 96
尾叶远志 / 402

八画

青冈 / 163
苦木 / 168
苦木叶 / 168
苦杏仁 / 270
板栗 / 160
枫杨 / 131
枫柳皮 / 131
枫树 / 146
枫香脂 / 146
枫香树叶 / 146
刺槐 / 93
刺楸 / 353
刺老包 / 346
刺黄连 / 368
刺楸树皮 / 353
刺楸根皮 / 353
枣子 / 316
枣仁 / 319
枣皮 / 307
郁子 / 273
郁李 / 273
郁李仁 / 273
厚朴 / 209

· 457 ·

厚皮 / 209
岩马桑 / 171
岩青藤 / 328
罗汉松 / 184
罗汉松子 / 184
罗汉松根皮 / 184
昆明山海棠 / 331
刮筋板 / 32
侧柏 / 13
侧柏叶 / 13
金毛狗 / 16
金铃子 / 180
金锦香 / 393
金腰带 / 242
金毛狗脊 / 16
金银忍冬 / 292
狗脊 / 16，359
狗脊贯众 / 359
鬼箭羽 / 325
夜合叶 / 70
宝珠花 / 301
闹羊花 / 108
油茶 / 304
油桐 / 49
油茶籽 / 304

油桐子 / 49
油桐根 / 49
油麻藤 / 82
油麻血藤 / 84
沿阶草 / 7
泡桐 / 375
泡泡花 / 102
泡桐叶 / 375
泡桐花 / 375
泡桐树皮 / 375
细朴木 / 187
细花草 / 90
贯众 / 359

九画

胡桃 / 128
胡桃肉 / 128
草沉香 / 32
茶籽 / 304
茱萸 / 307
南山楂 / 279
南五加 / 343
南天竹 / 372
南蛇藤 / 322

南天竹子 / 372
南天竹叶 / 372
南天竹根 / 372
南五味子 / 206
南蛇藤根 / 322
柳 / 380
柳杉 / 313
柳枝 / 380
柳白皮 / 380
柳叶桃 /
柘木 / 298
柘桑 / 298
柏子仁 / 13
枸杞 / 285
枸骨 / 55
枸橘 / 415
枸杞叶 / 285
枸杞子 / 285
枸骨子 / 55
枸橘果 / 415
枸骨冬青 / 55
柽柳 / 23
栀子 / 257
栀子花 / 257
树金银 / 292

枳 / 405
枳实 / 405
枳壳 / 405
威灵仙 / 230
思仙 / 114
映山红 / 111
香樟 / 428
重阳木 / 26
钩藤 / 267
穿山藤 / 227
穿破石 / 298
洋槐 / 93
洋槐花 / 93
结香 / 295

十画

珙桐 / 117
栗实 / 160
莽草 / 213
桐花 / 340
桐叶 / 340
核桃 / 128
核桃仁 / 128
桦木 / 134

桦木皮 / 134
桦树皮 / 134
盐肤子 / 248
盐肤木 / 248
蚌壳花椒 / 425
铁冬青 / 61
铁杆椒 / 425
铁筷子 / 174
铁海棠 / 29
铁脚威灵仙 / 230
臭桐 / 193
臭橘 / 415
臭大青 / 190
臭芙蓉 / 193
臭梧桐 / 193
臭梧桐根 / 193
臭椿皮 / 165
臭蜡梅 / 174
凌霄 / 437
凌霄花 / 437
海金子 / 122
海桐 / 125
通草 / 356
通脱木 / 356

十一画

黄柏 / 412
黄皮树 / 412
黄藤草 / 334
黄花杜鹃 / 108
萝芙木 / 143
梧桐 / 340
梧桐子 / 340
梓 / 443
梓木皮 / 443
梓树叶 / 443
棕榈 / 450
棕榈皮 / 450
棕榈炭 / 450
梦花 / 295
雪人参 / 87
救必应 / 61
常春藤 / 350
野八角 / 213
野山楂 / 279
野牡丹 / 386
野荔枝 / 310
野牡丹根 / 386
麻柳 / 131

痒痒树 / 254
旌节花 / 157
粗糠柴 / 40
清明花 / 242
淫羊藿 / 365

蛇根 / 140
蛇根木 / 140
蛇草根 / 140
阎王刺 / 73
痢疾罐 / 386

十二画

博落回 / 393
喜树 / 177
朝天罐 / 386
椒目 / 421
楮子树 / 46
紫荆 / 76
紫葳 / 437
紫薇 / 254
紫藤 / 99
紫云英 / 67
紫金藤 / 99，331
紫荆花 / 76
紫荆皮 / 76
紫葳根 / 437
紫薇花 / 254
紫藤根 / 99
黑石珠 / 362

十三画

蓖麻 / 43
蓖麻子 / 43
楝 / 180
楝实 / 180
榆 / 399
榆钱 / 399
榆白皮 / 399
榆荚仁 / 399
楠 / 434
楠木 / 434
楠木皮 / 434
楤木 / 346
楤木根 / 346
椰片 / 446
雷公藤 / 334
路路通 / 146
蜀茶 / 421

十四画

蔓楚 / 227
蔓荆子 / 200
蔓荆实 / 200
楸木 / 440
楸叶 / 440
楸木白皮 / 440
槟榔 / 446
蜡梅 / 174
蜡梅花 / 174
蜡梅叶 / 171
酸枣 / 319
酸橙 / 405
酸枣仁 / 319

算盘子 / 34
算盘子根 / 34
嫩钩藤 / 267

十五画及以上

樗白皮 / 165
樟 / 428
樟木 / 428
樟树 / 428
橡实 / 163
檗木 / 412
檗皮 / 412
藤天蓼 / 203
霸王鞭 / 29

拉丁文名索引

A

Acanthopanax gracilistylus W. W. Smith 细柱五加 / 343

Acanthopanax sessiliflorus (Rupr. et Maxim.) Seem. 无梗五加 / 343

Actinidia polygama (Sieb. et Zucc.) Miq. 葛枣猕猴桃 / 203

Ailanthus altissima (Mill.) Swihgle 臭椿 / 165

Akebia trifoliata (Thunb.) Koidz. var. *australis* (Diels) Rehd. 白木通 / 232

Akebia trifoliata (Thunb.) Koidz. 三叶木通 / 232

Alangium chinensa (Lour.) Harms. 八角枫 / 1

Albizia julibrissin Durazz. 合欢 / 64

Aleurites fordii Hemsl. 油桐 / 49

Angiopteris fokiensis Hieron. 福建观音座莲 / 119

Aralia chinensis L. 楤木 / 346

Areca catechu L. 槟榔 / 446

Astragalus sinicus L. 紫云英 / 67

B

Bauhinia pernervosa L. Chen 多脉叶羊蹄甲 / 70

Berberis atrocarpa Schneid. 深黑小檗 / 362

Betula platyphylla Suk. 白桦 / 134

Bischofia polycarpa (Lévl.) Airy-Shaw 重阳木 / 26

C

Caesalpinia sepiaria Roxb. 云实 / 73
Callicarpa macrophylla Vahl 大叶紫珠 / 187
Camellia japonica L. 山茶 / 301
Camellia oleifera Abel 油茶 / 304
Campsis grandiflora (Thunb.)Loisel ex K.Schum. 凌霄 / 437
Campsis radicans (L.) Seem. 美洲凌霄 / 437
Camptotheca acuminate Decne. 喜树 / 177
Castanea mollissima Bl. 栗 / 160
Catalpa bungei C. A. Mey. 楸 / 440
Catalpa ovata G. Don. 梓 / 443
Celastrus orbiculatus Thunb. 南蛇藤 / 322
Cercis chinensis Bunge 紫荆 / 76
Chaenomeles speciosa (Sweet) Nakai 贴梗海棠 / 276
Chimonanthus nitena Oliv. 山蜡梅 / 171
Chimonanthus praecox (L.) Link 蜡梅 / 174
Cibotium barometz (L.) J. Sm. 金毛狗脊 / 16
Cinnamomum burmannii(C. G. et Th. Nees) Bl. 阴香 / 431
Cinnamomum camphora (L.) Presl 樟 / 428
Citrus aurantium L. 酸橙 / 405
Citrus grandis (L.) Osbeck var. *tomentosa* Hort. 化州柚 / 409
Citrus grandis (L.) Osbeck 柚 / 409

Clematis apiifolia DC. 女萎 / 227
Clematis chinensis Osbeck 威灵仙 / 230
Clerodendrum trichotomum Thunb. 海州常山 / 193
Clerodendrum crytophyllum Tuncz. 大青 / 190
Cornus officinalis Sieb. et Zucc. 山茱萸 / 307
Crataegus cuneata Sieb. et Zucc. 野山楂 / 279
Cryptomeria fortunei Hooibrenk ex Otto et Dietr. 柳杉 / 313
Cudrania tricuspidata (Carr.) Bur. 柘树 / 298

D

Daphne odora Thunb. var. *atrocaulis* Rehd. 结香 / 295
Davidia involucrate Baill. 珙桐 / 117
Dendrobenthamia japonica (DC.)Fang var.*chinensis* (Osborn) Fang 四照花 / 310

E

Epimedium sagittatum (Sieb. et Zucc.) Maxim. 箭叶淫羊藿 / 365
Eucommia ulmoides Oliv. 杜仲 / 114
Euonymus alatus (Thunb.) Sieb. 卫矛 / 325
Euonymus fortunei (Turcz.) Hand. -Mazz. 扶芳藤 / 328
Euphorbia milii Ch. des Moulins 铁海棠 / 29
Excoecaria acerifolia F. Didr. 草沉香 / 32

F

Firmiana plantanifolia (L. f.) Marsili 梧桐 / 340
Forsythia suspense (Thunb.) Vahl 连翘 / 239

G

Gardenia jasminoides Ellis 栀子 / 257
Gleditsia sinensis Lam. 皂荚 / 79
Glochidion puberum (L.) Hutch. 算盘子 / 34
Gossamipinus malabarica (DC.) Merr. 木棉 / 223

H

Hedera nepalensis K. Koch var. *sisnesis* (Tobl.) Rehd. 中华常春藤 / 350
Hibiscus mutabilis L. 木芙蓉 / 150
Hibiscus syriacus L. 木槿 / 153

I

Ilex cornuta Lindl. ex Paxt. 枸骨 / 55
Ilex purpurea Hassk. 冬青 / 58
Ilex rotunda Thunb. 铁冬青 / 61
Illicium lanceolatum A. C. Smith. 狭叶茴香 / 213
Illicium verum Hook. f. 八角茴香 / 220

Indigofera stachyoides Lindl. 茸毛木蓝 / 87

J

Jasminum nudiflorum Lindl. 迎春花 / 242
Juglans regia L. 胡桃 / 128
Juncus effuses L. 灯心草 / 52

K

Kalopanax septemlobus (Thunb.) Koidz. 刺楸 / 353
Kummerowia striata (Thunb.) Schindl. 鸡眼草 / 90

L

Lagerstroemia indica L. 紫薇 / 254
Ligustrum lucidum Ait. 女贞 / 245
Linum usitatissmum L. 亚麻 / 378
Liquidambar formosana Hance 枫香树 / 146
Lonicera maackii (Rupr.) Maxim. 金银忍冬 / 292
Lycium chinensis Mill. 枸杞 / 285

M

Macleaya cordata (Willd.) R. Brown 博落回 / 396

Magnolia biondii Pam. 望春玉兰 / 216
Magnolia denudate Desr. 玉兰 / 216
Magnolia officinalis Rehd. et Wils. var. *bilota* Rebd. et Wils. 凹叶厚朴 / 209
Magnolia officinalis Rehd. et Wils. 厚朴 / 209
Mahonia bealei (Fort.) Carr. 阔叶十大功劳 / 368
Mallotus barbatus (Wall.) Muell.-Arg. 毛桐 / 37
Mallotus philippinensis (Lam.) Muell.-Arg. 粗糠柴 / 40
Melastoma candidum D. Don 野牡丹 / 386
Melastoma dodecandrum Lour. 地菍 / 390
Melia azedarach L. 楝 / 180
Melia toosendan Sieb. et Zucc. 川楝 / 180
Mucuna macrocarpa Wall. 大果油麻藤 / 82
Mucuna sempervirens Hemsl. 常绿油麻藤 / 84
Musa basjoo Sieb. et Zucc. 芭蕉 / 4
Mussaenda pubescens Ait. f. 玉叶金花 / 261

N

Nandina domestica Thunb. 南天竹 / 372
Nerium indicum Mill. 夹竹桃 / 137

O

Ophiopogon bodinieri Lévl. 沿阶草 / 7

Osbeckia chinensis L. 金锦香 / 393

P

Paulownia fortunei (Seem.) Hemsi. 泡桐 / 375
Paulownia tomentosa (Thunb.) Stued. 毛泡桐 / 375
Phellodendron amurense Rupr. 黄檗 / 412
Phellodendron chinense Schneid. 黄皮树 / 412
Phoebe zhennan S. Lee et F. N. Wei 楠 / 434
Photinia serrulata Lindl. 石楠 / 282
Picrasma quassioides (D.Don) Benn. 苦木 / 168
Pieris japonica (Thunb.) D. don ex G. Don 马醉木 / 102
Pittosporum illicioides Makino 海金子 / 122
Pittosporum tobira (Thunb.) Ait. 海桐 / 125
Plantago asiatica L. 车前 / 19
Platycladus orientalis (L.)Franco 侧柏 / 13
Podocarpus macroohyllus (Thunb.)D. Don 罗汉松 / 184
Polygala caudate Rehd. et Wils. 尾叩远志 / 402
Poncirus trifoliata (L.) Raf. 枸橘 / 415
Populus davidiana Dode. 山杨 / 383
Prunus armeniaca L. 杏 / 270
Prunus japonica Thunb. 郁李 / 273
Pterocarya stenoptera C. DC. 枫杨 / 131

Q

Quercus acutissima Carr. 麻栎 / 163

R

Rauvolfia serpentine (L.) Benth. ex Kurz 蛇根木 / 140
Rauvolfia verticillata（Lour.）Baill. 萝芙木 / 143
Reineckea carnea (Andr.) Kunth 吉祥草 / 10
Rhododendron delavayi Franch. 马缨杜鹃 / 105
Rhododendron mole (Bl.) G. Don 羊踯躅 / 108
Rhododendron simsii Planch. 杜鹃花 / 111
Rhus chinensis Mill. 盐肤木 / 248
Ricinus communis L. 蓖麻 / 43
Robinia pseudoacacia L. 刺槐 / 93

S

Sabia parviflora Wall. ex Roxb. 小花清风藤 / 289
Salix bobylonica L. 垂柳 / 380
Sapindus mukorossi Gaerth. 无患子树 / 337
Sapium sebiferum (L.) Roxb. 乌桕 / 46
Sargentodoxa cuneata (Oliv.) Rehd. et Wils. 大血藤 / 236
Schisandra sphenanthura Rehd. et Wils. 华中五味子 / 206
Serissa japonica (Thunb.) Thunb. 六月雪 / 264

Spatholobus suberectus Dunn 密花豆 / 96
Stachyurus chinensis Franch. 中国旌节花 / 57
Stachyurus yunnanensis Franch. 云南旌节花 / 157

T

Tamarix chinensis Lour. 柽柳 / 23
Tetrapanax papyriferus（Hook.）K. Koch 通脱木 / 356
Tirpterygium hypolaucum (Lévl.) Hutch. 昆明山海棠 / 331
Tirpterygium wifordii Hook.f. 雷公藤 / 334
Toddlia asiatica （L.）Lam. 飞龙掌血 / 418
Toxicodendron vernicifluum（Stokes）F. A. Barkl. 漆树 / 251
Trachycarpus fortunei (Hook.) H. Wendl. 棕榈 / 450

U

Ulmus pumila L. 榆树 / 399
Uncaria rhynchophylla (Miq.) Miq. ex Havil 钩藤 / 267

V

Vitex negundo L. var. *cannabifolia*（Sieb. et Zucc.）Hand. -Mazz. 牡荆 / 196
Vitex trifolia L. var. *simplicifolia* Cham. 单叶蔓荆 / 200
Vitex trifolia L. 蔓荆 / 200

W

Wistaria sinensis Sweet 紫藤 / 99
Woodwardia unigemmata (Makino) Nakai 单芽狗脊蕨 / 359

Z

Zanthoxylum bungeanum Maxim. 花椒 / 421
Zanthoxylum dissitum Hemsl. 蚌壳花椒 / 425
Ziziphus jujuba Mill.var.*spinosa* (Bunge)Hu ex H.F.Chow 酸枣 / 319
Ziziphus jujuba Mill. 枣 / 316